Lise Bourbeau

DEIN KÖRPER SAGT: LIEBE DICH!

Die metaphysische Bedeutung von über 500 Gesundheitsproblemen mit ihren emotionalen, mentalen und spirituellen Ursachen

Aus dem Französischen übersetzt von
Christian Schweiger

IRISIANA

Titel der Originalausgabe: Ton corps dit: «Aime-toi!»

Erschienen bei: Les Èditions/Ècoute ton corps International
Québec, Canada

Die erste deutschsprachige Ausgabe erschien 1998
bei Windpferd Verlagsgesellschaft mbH.

2. Auflage 2025 Irisiana Verlag

einem Unternehmen der Penguin Random House Verlagsgruppe GmbH,
Neumarkter Straße 28, 81673 München
produktsicherheit@penguinrandomhouse.de
(Vorstehende Angaben sind zugleich Pflichtinformationen nach GPSR.)

Umschlaggestaltung: SERIFA
Druck und Bindung: GGP Media GmbH, Pößneck

MIX
Papier | Fördert gute Waldnutzung
FSC® C014496

Penguin Random House Verlagsgruppe FSC® N001967

Printed in Germany
ISBN 978-3-424-15466-5

Inhaltsverzeichnis

Übersicht der Gesundheitsprobleme von A–Z

4

Danksagung

18

Einleitung

19

Zusatzerklärungen zu den angeführten Gesundheitsproblemen

26

Metaphysische Bedeutung von Gesundheitsproblemen von A–Z

31

Schlüsselfragen für den tieferen Einblick in Krankheitsursachen

312

Die sieben Schritte zur wahren Vergebung

313

Über die Autorin

319

»Will jemand gesund sein,
so sollte man ihn zuerst fragen,
ob er bereit ist,
die Ursachen seiner Krankheit zu beseitigen.
Erst dann kann ihm geholfen werden.«

Hippokrates,
Vater der Medizin

Übersicht der Gesundheitsprobleme von A–Z

Abszess 32
Abtreibung
→ Schwangerschafts-unterbrechung 256
Achillessehne
→ Fersenschmerzen 93
Addison-Krankheit
→ Bronzekrankheit 69
Adenom 32
Adhärenzen
→ Verwachsungen 288
Adipositas
→ Fettleibigkeit 95
Adoleszentenkyphose
→ Scheuermann-Krankheit 240
Afterbereich (Erkrankungen im) 33
Agoraphobie → Platzangst 222
Aids 34
Akne 35
Allergien 37
Alopezie
→ Haarausfall 120
→ Haarausfall (teilweiser) 121
Alpträume 38
Altersschwachsinn
→ Wahnsinn 292
Alzheimersche Krankheit 39
Amnesie
→ Gedächtnisschwund 107
Amöbenruhr 40
Anämie 41
Andropause 41
Aneurysma
→ Arterienerweiterung 44
Angeborene Krankheiten 42
Angina
→ Mandelentzündung 182
Angina Pectoris
→ Brustenge 70
Angstzustände 42
Anorexie
→ Magersucht 181
Apnoe
→ Atemstocken 48
Appendizitis
→ Blinddarmentzündung 62
Armprobleme 42
Arteriektasie
→ Arterienerweiterung 44
Arterienerkrankungen 44
Arterienerweiterung 44
Arteriosklerose
→ Atherosklerose 49
Arthritis
→ Rheumatismus 232
→ Rheuma 233
Arthrose 46
Asthma 46
Astigmatismus 46
Atem (schlechter) 47
Atembeschwerden
→ Lungenleiden 174
Atemstocken 48
Atemwege (verlegte)
→ Erstickungsanfälle 92
Atemwegsentzündung
→ Bronchitis 68
Atherosklerose 49
Atmung (übersteigerte) 49
Aufstoßen 50

Augen (trockene)
→ Tränenfluss (mangelnder) 276
Augenprobleme 51
Aussatz
→ Lepra 169
Auswuchs 53
Autismus 53

Bänderriss 56
Bandwurmerkrankung 56
Bangigkeit
→ Beklemmungen 58
Basedowsche Krankheit 56
Bauchfellentzündung 56
Bauchschmerzen 57
Bauchspeicheldrüsenentzündung
→ Pankreatitis 217
Beklemmungen 58
Beleibtheit
→ Fettleibigkeit 95
Bellsches Zeichen
→ Gesichtslähmung 113
Benommenheit 59
Berufliche Erschöpfung
→ Burn-out 74
Besessenheit
→ Wahnsinn 292
Betäubung
→ Erstarrung 91
Bettnässen 59
Beule
→ Ödem 209
Bewusstlosigkeit
→ Ohnmacht 210
Bindehautentzündung 60
Blähungen 60
Bläschenausschlag
→ Herpes 130
Blasenleiden 61
Blasenentzündung
→ Zystitis 311
Blattern
→ Pocken 244
Blauer Fleck
→ Unfälle 278
→ Blutprobleme 65
Blicklähmung
→ Parinaud-Syndrom 218
Blinddarmentzündung 62
Blutarmut
→ Anämie 41
Blutdruck (hoher)
→ Bluthochdruck 63
Bluterbrechen 63
Bluterguss
→ Unfälle 278
→ Blutprobleme 65
Bluterkrankheit 63
Blutfett
→ Cholesterin 76
Bluthochdruck 63
Blutkörperchen (Probleme der) 64
Blutkrebs
→ Leukämie 170
Blutpfropfbildung
→ Thrombose 273
Blutplättchenmangel 65
Blutprobleme 65
Blutungen 66
Blutvergiftung 67
Brand 68
Brandwunden
→ Verbrennungen 284
Brightsche Krankheit 68
Bronchitis 68
Bronzekrankheit 69

Bruch 69
Brustdrüsenentzündung
→ Mastitis 184
Brustenge 70
Brusterkrankungen 70
Brustfellentzündung 72
Brustschmerzen 72
Brustwarzenkrebs
→ Paget-Krankheit 217
Buckel
→ Rückgratverkrümmung 238
Bulimie 73
Burn-out 74
Bursitis
→ Schleimbeutelentzündung 246

Candidiasis
→ Pilzerkrankungen 222
Cholera 76
Cholesterin 76
Colostoma
→ Kolostomie 158
Conn-Syndrom 76
Coryza
→ Schnupfen 251
Crohnsche Krankheit 76
Cushing-Syndrom 77

Darmprobleme 78
Darmwürmer
→ Parasiten 217
Darrsucht 79
Daumenballenatrophie 79
Daumenschmerzen
→ Fingerprobleme 97
Dehydrierung 79
Delir
→ Wahnsinn 292
Demenz
→ Alzheimersche Krankheit 39
Depression 80
Diabetes
→ Zuckerkrankheit 306
Diarrhoe
→ Durchfall 83
Dickdarmprobleme 82
Diphtherie 82
Distorsion
→ Verstauchung 286
Divertikulitis 82
Duodenitis
→ Zwölffingerdarm-entzündung 309
Durchbruch 83
Durchfall 83
Dyspepsie 84
Dyspnoe
→ Atemstocken 48

Eierstockleiden 85
Eileitererkankungen 86
Eileiterschwangerschaft 86
Eiterflechte
→ Grindflechte 116
Ejakulationsprobleme
→ Impotenz 145
Ekchymose 87
Ekzem 88
Ellenbogenschmerzen 88
Empfindungslosigkeit
→ Gliedmaßen (eingeschlafene) 115
Endokarditis 88
Endometriose 88
Englische Krankheit
→ Rachitis 229

Entzündungen 89
Enuresie
→ Bettnässen 59
Epidemie
→ die Zusatzerklärungen am Anfang dieses Buches 27
Epilepsie 90
Epiphysenerkrankungen
→ Zirbeldrüsen-erkrankungen 304
Epiphysitis
→ Scheuermann-Krankheit 240
Erbkrankheiten 91
Erbrechen 91
Erektionsprobleme
→ Peniserkrankungen 220
Erschöpfung
→ Burn-out 74
Erstarrung 91
Erstickungsanfälle 92
Ess- und Brechsucht 73
→ Bulimie 73
Extra-Uterin-Schwangerschaft
→ Eileiterschwangerschaft 86

Fallsucht
→ Epilepsie 90
Fehlgeburt
→ Schwangerschafts-unterbrechung 256
Fersenschmerzen 93
Fersensporn 93
Fettgeschwulst 94
Fettleibigkeit 95
Fibroses Kystom
→ Zystengeschwulst 310
Fieber 96
Fieberblasen
→ Herpes 130
Fingerprobleme 97
Fischschuppenkrankheit 99
Flechte (fressende)
→ Lupus 175
Fissur
→ Hautriss 130
Fistel 100
Fluor albus
→ Weißfluss 296
Flüssigkeitsmangel
→ Dehydrierung 79
Flüssigkeitsretention
→ Ödem 209
Friedreichsche Ataxie
→ Rückenmarkerkrankung (erbliche) 234
Frigidität 101
Furunkel 102
Fußbeschwerden 102

Gallenblasenerkrankungen 104
Gangivaerkrankungen
→ Zahnfleischschmerzen 300
Gangrän
→ Brand 68
Gastritis
→ Magenschleimhaut-entzündung 180
Gastroenteritis
→ Magen-Darm-Entzündung 178
Gebärmutterblutungen (außergewöhnliche) 104
Gebärmuttererkrankungen 104
Gebärmutterfibrom 105
Geburtsfehler 106
Gedächtnisschwund 107
Gehirnerschütterung 108

Gehirnstörung
→ Hirnprobleme 136
Geistesgestörtheit
→ Wahnsinn 292
Gelbsucht 108
Gelenkentzündung
→ Rheuma 232
→ Rheumatismus 233
Gelenkerkrankungen 108
Gelenkversteifung 109
Genitalbläschen 109
Gerstenkorn 110
Gesäßschmerzen 111
Geschlechtskrankheiten 111
Geschwulst
→ Tumor 277
Geschwür 112
Geschwür (fressendes)
→ Brand 68
Gesichtslähmung 113
Gesichtsleiden 113
Gesichtszucken
→ Nervenzucken 202
Gewebswassersucht
→ Ödem 209
Gewichtsprobleme
→ Fettleibigkeit 95
Gewichtsverlust
→ Magerkeit 180
→ Magersucht 181
Gicht 114
Gingivitis
→ Zahnfleischentzündung 300
Glatzköpfigkeit 115
Glaukom
→ Grüner Star 118
Gliedmaßen (eingeschlafene) 115
Grimmdarmentzündung 116
Grindflechte 116
Grippe 117
Grüner Star 118
Gürtelrose 119

H

Haarausfall 120
Haarausfall (teilweiser) 121
Haarprobleme 121
Halluzinationen
→ Wahnsinn 292
Halsentzündung
→ Mandelentzündung 182
Halsschmerzen 122
Hämatemesis
→ Bluterbrechen 63
Hämatom
→ Blutprobleme 65
→ Ekchymose 87
→ Unfälle 278
Hämophilie
→ Bluterkrankheit 63
Hämorrhagie
→ Blutungen 66
Hämorrhoiden 124
Handbeschwerden 125
Handgelenkbeschwerden 126
Harnausscheidung (verminderte)
→ Oligurie 214
Harnleiterentzündung 127
Harnröhrenentzündung 127
Harnvergiftung 128
Hasenscharte
→ Geburtsfehler 106
Hautausschlag
→ Ekzem 88
Hautkrebs (schwarzer)
→ Melanom 184
Hautprobleme 128

Hautriss 130
Hautröte
→ Hitzblattern 137
Hautschwiele
→ Hühnerauge 141
Hauttuberkulose
→ Lupus 175
Hautverdickung
→ Zellulitis 303
Heiserkeit
→ Laryngitis 166
Hepatitis 130
Hernie
→ Bruch 69
Herpes 130
Herpes genitalis
→ Genitalbläschen 109
Herpes Zoster
→ Gürtelrose 119
Herzbeutelentzündung 131
Herzentzündung
→ Pankarditis 217
Herzklopfen 131
Herzmuskelschwäche 132
Herzprobleme 132
Herzrhythmusstörung
→ Herzprobleme 132
Heuschnupfen 133
Hexenschuss 134
Hirnanhangsdrüse (Erkrankungen der)
→ Hypophysenprobleme 143
Hirnatrophie (erbliche) 134
Hirnhautentzündung 135
Hirnprobleme 136
Hitzblattern 137
Hitzewallungen 138
HIV (HI-Virus)
→ Aids 34
Hodenbeschwerden 138
Hodgkinsche Erkrankung 139
Hohlkreuz 139
Hornhautentzündung 140
Hornhautgeschwür 140
Hüftbeschwerden 140
Hühnerauge 141
Husten 142
Hydrozephalus
→ Wasserkopf 294
Hyperglykämie
→ Zuckerkrankheit 306
Hyperkeratose
→ Fischschuppenkrankheit 99
Hypertension
→ Bluthochdruck 63
Hyperthyreose 143
Hyperventilation
→ Atmung (übersteigerte) 49
Hypoglykämie
→ Unterzucker 281
Hypophysenprobleme 143
Hypothyreose 144
Hypotonie
→ Niedriger Blutdruck 205

Ichthyose
→ Fischschuppenkrankheit 99
Ikterus
→ Gelbsucht 108
Ileitis terminalis
→ Crohnsche Krankheit 76
Impetigo
→ Grindflechte 116
Impotenz 145
Infarkt 146
Infektion 146

Innenohrerkrankung
→ Menière-Syndrom 184
Insomnie
→ Schlaflosigkeit 244
Ischialgie 147

Juckreiz 149

Kahlköpfigkeit
→ Glatzköpfigkeit 115
Kälte (geschlechtliche)
→ Frigidität 101
Kältegefühl 150
Karies 150
Karpaltunnel-Syndrom 151
Katarakt 151
Katatoner Stupor 152
Kehlkopfdiphtherie
→ Krupp 163
Kehlkopfentzündung
→ Laryngitis 166
Keratitis
→ Hornhautentzündung 140
Keratose
→ Verhornung 286
Keuchhusten 152
Kieferhöhlenentzündung
→ Stirnhöhlenentzündung 271
Kieferprobleme 152
Kinderkrankheiten 153
Kinderlähmung 154
Kniebeschwerden 155
Knöchelbeschwerden 156
Knochenbrüche 156
Knochenleiden 156
Knochenschwund
→ Knochenleiden 156
Knötchen 157
Koliken 157
Kolostomie 158
Koma 158
Komedo
→ Pickel 221
Konvulsionen
→ Schüttelkrämpfe 254
Kopfgrind
→ Schorf 252
Kopfschmerzen 159
Körperfülle
→ Fettleibigkeit 95
Korpulenz
→ Fettleibigkeit 95
Krampfadern 160
Krämpfe 161
Krätze
→ Räude 230
Krebs 162
Kreislaufbeschwerden
→ Arterienerkrankungen 44
Kreuzschmerzen
→ Hexenschuss 134
→ Rückenschmerzen 235
Kribbeln
→ Gliedmaßen (eingeschl.) 115
Kropf 163
Krupp 163
Kupferfinnen 163
Kurzsichtigkeit 164
Kyphose
→ Rückgratverkrümmung 238

Labyrintherkrankung
→ Menière-Syndrom 184
Lähmung 165
Laryngitis 166
Läuse 167

Lebererkrankungen 167
Legasthenie 168
Lendenschmerzen
→ Hexenschuss 134
→ Rückenschmerzen 235
Lepra 169
Leseschwäche
→ Legasthenie 168
Leukämie 170
Leukopenie 170
Leukorrhoe
→ Weißfluss 296
Lidschmerzen 171
Lipom
→ Fettgeschwulst 94
Lippenprobleme 171
Lordose
→ Hohlkreuz 139
Luftmangel
→ Atemstocken 48
Luftnot
→ Lungenleiden 174
Luftschlucken 172
Lumbalgie
→ Hexenschuss 134
→ Rückenschmerzen 235
Lungenembolie 172
Lungenemphysem 173
Lungenentzündung 173
Lungenleiden 174
Lupus 175
Lymphdrüsenkrebs
→ Hodgkinsche Erkrankung 139
Lymphdrüsenschwellung 176
Lymphknotenvergrößerung
→ Lymphdrüsenschwellung 176
Lymphogranulomatose
→ Hodgkinsche Krankheit 139
Lymphsystem
(Erkrankungen des) 177

Madenwürmer 178
Magen-Darm-Entzündung 178
Magengeschwür 178
Magenprobleme 178
Magenschleimhaut-
entzündung 180
Magerkeit 180
Magersucht 181
Maisvergiftung
→ Pellagra 220
Malaria 182
Mandelentzündung 182
Manie
→ Wahnsinn 292
Manisch-depressive Psychose
→ Depression 80
→ Psychose 227
→ Wahnsinn 292
Marfan-Syndrom 183
Masern 183
Mastdarmerkrankungen 184
Mastitis 184
Mastoiditis
→ Warzenfortsatz-
entzündung 294
Melanom 184
Menière-Syndrom 184
Meningitis
→ Hirnhautentzündung 135
Menopause
→ Wechseljahre 295
Menorrhagie
→ Regelblutungen
(verlängerte) 230
Menstruationsbeschwerden 185

Metrorrhagien
→ Gebärmutterblutungen (außergewöhnliche) 104
Migräne 186
Milzerkrankungen 187
Missbildungen
→ Geburtsfehler 106
Mondsüchtigkeit
→ Schlafwandeln 245
Mononukleose
→ Pfeiffersches Drüsenfieber 221
Morbus Bowen
→ Paget-Krankheit 217
Morbus Crohn
→ Crohnsche Krankheit 76
Morbus Cushing
→ Cushing-Syndrom 77
Müdigkeit 188
Multiple Sklerose 189
Mumps 190
Mundbereich (Probleme im) 191
Muskeldystrophie
→ Muskelschwäche 193
Muskelprobleme 192
Muskelschmerzen
→ Myalgien 194
Muskelschwäche 193
Myalgien 194
Myokardie
→ Herzmuskelschwäche 132
Myopie
→ Kurzsichtigkeit 164

Nackenschmerzen 195
Nagelbettentzündung 196
Nagelgeschwür 196
Nagelhäutchen 196
Nagelprobleme 196
Narkolepsie
→ Schlafzwang 245
Narbenbildung (schlechte) 197
Nasenbluten 198
Nasenprobleme 199
Nausea
→ Übelkeit 278
Nebennierenrindenerkrankung 200
Nephritis 201
Nephrose 201
Nervenschmerzen 202
Nervenzucken 202
Nesselfieber 203
Netzhautentzündung
→ Augenprobleme 51
→ Hinweis zu Entzündungen 28
Neuralgie
→ Nervenschmerzen 202
Neurosen 203
Niedriger Blutdruck 205
Nierenleiden 206
Nierensteine
→ Nierenleiden 206
→ Steine 268
Niesen 207

Oberschenkelbeschwerden 209
Obesitas
→ Fettleibigkeit 95
Obstipation
→ Verstopfung 287
Ödem 209
Ohnmacht 210
Ohrenleiden 211
Ohrensausen 213
Oligurie 214

Onyxis
→ Nagelbettentzündung 196
Ophthalmoplegie
→ Parinaud-Syndrom 218
Ophthalmoxerose
→ Tränenfluss (mangelnder) 276
Organsenkung 214
Orgasmus (ausbleibender) 215
Oslersche Krankheit 216
Ösophagitis
→ Speiseröhrenentzündung 266
Osteodistrophie
→ Paget-Knochenkrankheit 217
Osteoporose
→ Knochenleiden 156
Otalgie
→ Ohrenleiden 211
→ Otitis 216
Otitis 216
Oxyuriasis
→ Madenwürmer 178

Paget-Knochenkrankheit 217
Paget-Krankheit 217
Panaritis
→ Nagelgeschwür 196
Pankarditis 217
Pankreatitis 217
Paralyse
→ Lähmung 165
Paranoia
→ Wahnsinn 292
Parasiten 217
Parese 218
Parinaud-Syndrom 218
Parkinsonsche Krankheit 219
Parotitis
→ Mumps 190
Pellagra 220
Peniserkrankungen 220
Perforation
→ Durchbruch 83
Perikarditis
→ Herzbeutelentzündung 131
Peritonitis
→ Bauchfellentzündung 56
Pfeiffersches Drüsenfieber 221
Pharyngitis
→ Rachenentzündung 229
Phlebitis
→ Venenentzündung 284
Pickel 221
Pilzerkrankungen 222
Platzangst 222
Pleuritis
→ Brustfellentzündung 72
Pneumonie
→ Lungenentzündung 173
Pocken 224
Poliomyelitis
→ Kinderlähmung 154
Polypen 225
Pottsche Erkrankung
→ Wirbeltuberkulose 299
Prämenstruelles Syndrom
→ Menstruationsbeschwerden 185
Prellungen 226
Presbyopie 226
Prostataleiden 226
Pruritus
→ Juckreiz 149
Psoriasis
→ Schuppenflechte 254
Psychose 227

Rabies
→ Tollwut 274
Rachenentzündung 229
Rachitis 229
Räude 230
Regelbeschwerden
→ Menstruations-beschwerden 185
Regelblutungen (starke und verlängerte) 230
Reisekrankheit 231
Retinitis
→ Augenprobleme 51
→ Hinweis zu Entzündungen 28
Rett-Syndrom
→ Hirnatrophie (erbliche) 134
Rhachitis
→ Rachitis 229
Rheuma 232
Rheumatismus 233
Rhinitis 233
Rippenbruch 234
Rippenfellentzündung
→ Brustfellentzündung 72
Roger-Krankheit 234
Roseola 234
Röteln 234
Rubeola
→ Röteln 234
Rückenmarkerkrankung (erbliche) 234
Rückenschmerzen 235
Rückgratverkrümmung 238
Rülpsen 239

Salpingitis 240
Scharlach 240
Scheckhaut 240
Scheidenentzündung 240
Scheidenerkrankungen
→ Vaginalleiden 283
Scheuermann-Krankheit 240
Schiefhals 241
Schielen 241
Schilddrüsenerkrankungen 242
Schizophrenie
→ Psychose 227
Schlaflosigkeit 244
Schlafstörungen
→ Alpträume 38
→ Bettnässen 59
→ Schlaflosigkeit 244
→ Schlafwandeln 245
→ Schlafzwang 245
Schlafwandeln 245
Schlafzwang 245
Schleimbeutelentzündung 246
Schluckauf 247
Schlummersucht
→ Schlafzwang 245
Schmarotzerkrankheiten
→ Parasiten 217
Schlüsselbein (Probleme am) 248
Schmerz (plötzlicher) 249
Schnarchen 250
Schnittwunden 251
Schnupfen 251
Schorf 252
Schüller-Krankheit 252
Schulterblattbeschwerden 252
Schulterschmerzen 252
Schuppen 254
Schuppenflechte 254
Schüttelkrämpfe 254
Schwäche 255

Schwachsinn
→ Wahnsinn 292
Schwangerschaftsprobleme 256
Schwangerschaftsstreifen
→ Striemen 272
Schwangerschafts-
unterbrechung 256
Schwellung
→ Ödem 209
Schwindel 258
Schwindelanfälle 259
Schwitzen 260
Seekrankheit
→ Reisekrankheit 231
Sehnenentzündung 261
Sehstörungen
→ Astigmatismus 46
Selbstmord(-versuche) 262
Senilität
→ Vergreisung 285
Septikämie
→ Blutvergiftung 67
Silikose
→ Staublungenkrankheit 268
Sinusitis
→ Stirnhöhlenentzündung 271
Sklerodermie
→ Darrsucht 79
Skoliose 264
Skorbut 264
Sodbrennen 265
Somnambulismus
→ Schlafwandeln 245
Spasmophilie 265
Speicheldrüsenentzündung
→ Mumps 190
Speicheldrüsenerkrankungen 265
Speiseröhrenbeschwerden 266
Speiseröhrenentzündung 266
Splenitis 267
Spondylitis
→ Wirbeltuberkulose 299
Sprachverlust 267
Star (grauer oder grüner)
→ Katarakt 151
Staublungenkrankheit 268
Steine (Nieren-, Blasen-, Gallen-) 268
Steißbeinprobleme 269
Stenokardie
→ Brustenge 70
Sterilität
→ Unfruchtbarkeit 280
Stiche (Insekten-) 270
Stimmlosigkeit 270
Stimmverlust
→ Laryngitis 166
Stirnhöhlenentzündung 271
Stottern 271
Strabismus
→ Schielen 241
Stress
→ Burn-out 74
Striae
→ Striemen 272
Striemen 272
Stupor
→ Erstarrung 91
Suffokation
→ Erstickungsanfälle 92
Suizid
→ Selbstmord(-versuche) 262
Synkope
→ Ohnmacht 210
Syphilis 272

Tachykardie 273
Taubheit
→ Ohrenleiden 211
Tendinitis
→ Sehnenentzündung 261
Teniase
→ Bandwurmerkrankung 56
(Kindliche) Tetanie
→ Spasmophilie 265
Tetanus 273
Thrombose 273
Thymusdrüse
(Erkrankungen der) 274
Thrombozytopenie
→ Blutplättchenmangel 65
Tic
→ Nervenzucken 202
Tollwut 274
Tonsillitis
→ Mandelentzündung 182
Tortikcollis
→ Schiefhals 241
Tourette-Syndrom 275
Tränenfluss (mangelnder) 276
Transpiration
→ Schwitzen 260
Tuberkulose 277
Tuberkulose Wirbelentzündung
→ Wirbeltuberkulose 299
Tumor 277
Typhus 277

Übelkeit 278
Übelkeit in Fahrzeugen
→ Reisekrankheit 231
Überanstrengung
→ Burn-out 74
Ulkus
→ Geschwür 112
Unfälle 278
Unfruchtbarkeit 280
Unterzucker 281
Urämie
→ Harnvergiftung 128
Ureteritis
→ Harnleiterentzündung 127
Urethritis
→ Harnröhrenentzündung 127
Urtikaria
→ Nesselfieber 203
Uteruserkrankungen
→ Gebärmutter-
erkrankungen 104
Uterusfibrom
→ Gebärmutterfibrom 105

Vaginalleiden 283
Vaginitis
→ Scheidenentzündung 240
Variola
→ Pocken 224
Varizellen
→ Windpocken 298
Varizen
→ Krampfadern 160
Venenentzündung 284
Venenprobleme 284
Venerische Erkrankungen
→ Geschlechtskrankheiten 111
Ventrikelseptumdefekt
→ Roger-Krankheit 234
Verblödung
→ Wahnsinn 292
Verbrennungen 284

Verdauungsprobleme 285
Verdauungsstörungen 285
Vergreisung 285
Verhornung 286
Verkalkung
→ Atherosklerose 49
Verletzungen
→ Unfälle 278
Verrenkung
→ Verstauchung 286
Verstauchung 286
Verstopfung 287
Vertigo
→ Schwindel 258
Verwachsungen 288
Viruserkrankungen 289
Vitamin-B2-Mangel
→ Pellagra 220
Vitamin-C-Mangel
→ Skorbut 264
Vitiligo
→ Scheckhaut 240

Wadenbeinbeschwerden 291
Wadenschmerzen 292
Wahnsinn 292
Wahnvorstellungen
→ Psychose 227
Wangenbeschwerden 293
Wangenröte
→ Kupferfinnen 163
Warzen 293
Warzenfortsatzentzündung 294
Wasserkopf 294
Wassermangel
→ Dehydrierung 79
Wechseljahre 295
Weißfluss 296
Weitsichtigkeit
→ Presbyopie 226
Weitsichtigkeit (Alters-) 297
Windpocken 298
Wintermüdigkeit 298
Wirbel (verschobene/r) 299
Wirbelsäulenprobleme
→ Rückenschmerzen 235
Wirbeltuberkulose 299
Wundstarrkrampf
→ Tetanus 273
Wurmerkrankungen
→ Parasiten 217

Zahnbelag 300
Zähneknirschen
→ Zahnprobleme 301
Zahnfleischentzündung 300
Zahnfleischschmerzen 300
Zahnprobleme 301
Zehenprobleme 302
Zellulitis 303
Ziegenpeter
→ Mumps 190
Zirbeldrüsenerkrankung 304
Zirrhose 305
Zittern 306
Zoster
→ Gürtelrose 119
Zuckerkrankheit 306
Zungenbeschwerden 308
Zwangsvorstellungen 308
Zwölffingerdarmentzündung 309
Zwölffingerdarmgeschwür 309
Zyste 309
Zystengeschwulst 310
Zystitis 311

Danksagung

Ich danke all jenen, die mich die Metaphysik gelehrt haben; allen voran Louise Hay, die die erste Metaphysikerin war, die mich auf diese wunderbare Entdeckungsreise führte.

Mein Dank gilt auch der ganzen Belegschaft von Écoute Ton Corps, die nun schon seit Jahren mit mir arbeitet und viel dazu beigetragen hat, meine Techniken zur Entschlüsselung der Krankheiten zu verbessern.

Bei Monica Bourbeau Shields, Odette Pelletier, Bernard Combes und Laurette Cyr möchte ich mich für die Hilfe bei der Bearbeitung und Herstellung dieses Buches bedanken.

Ein herzliches Dankeschön geht auch an Dr. Luc Lupien, dem ebenfalls viel an Gesundheit liegt und der mir bei der Definition der hier beschriebenen physischen Aspekte beistand.

Schließlich bin ich auch allen Teilnehmern der »Écoute Ton Corps«-Seminare enorm dankbar. Sie haben mir durch die Heilungen, die sie durch die Erkenntnis ihrer persönlichen Botschaft erreichten, vieles entschlüsselt, was hier in diesem Buch zu lesen ist.

In Liebe

Lise Bourbeau

Einleitung

Nach nunmehr fünfzehnjähriger Forschung und zahlreichen Erfahrungen im Bereich der Metaphysik, fasse ich den Entschluss, ein neues Buch zu diesem Thema zu schreiben.

Ich ziehe den Begriff der *Metaphysik* dem der *Psychosomatik* aus folgendem Grund vor:

Zwar hat die moderne Schulmedizin erkannt, dass mindestens 75 % aller Krankheiten psychosomatischen Ursprungs sind, d. h. auf eine emotionale oder geistige Ursache zurückgehen, doch stört viele der Begriff »psychosomatisch«. Sie fühlen sich angegriffen, wenn es heißt, ihre Krankheit hätte psychosomatische Ursachen, weil sie meinen, sie sei deswegen erfunden, abnormal oder zeuge von geistiger Verwirrung. Daher kommen für diese Menschen auch nur rein physische Ursachen für ihre Krankheit in Betracht.

Deshalb ziehe ich es vor, Gesundheitsprobleme vom metaphysischen Standpunkt aus zu untersuchen, d. h. mehr als nur ihren rein körperlichen Aspekt zu betrachten.

Wir hören nie auf zu lernen. Auch ich verändere mich stetig, und die Dinge werden immer klarer. Je mehr ich anderen beibringe, desto mehr lerne ich selbst dabei. Alles, was ich in den letzten fünfzehn Jahren dazugelernt habe, ist derart faszinierend, dass ich es mit Euch teilen möchte.

Dieses Werk versteht sich als Lexikon, als Nachschlagewerk, das den Lesern ermöglichen soll, die tiefen Ursachen einer Krankheit schnell und ohne Schwierigkeiten zu erkennen.

Versucht sich uns unser Körper durch Unwohlsein oder ein Gesundheitsproblem mitzuteilen, so will er uns dadurch zeigen, dass wir in einer Weise denken, die uns selbst schadet. Ist uns diese negative Denkweise auch nicht unbedingt bewusst, so schadet sie doch unserem ganzen Wesen. Werden wir nun krank, so ist das ein Zeichen dafür, dass wir diese negativen Überzeugungen oder Anschauungen schleunigst loswerden sollten. Der Körper zeigt uns so, dass wir an unsere physische, emotionale und geistige Grenze gelangt sind.

Es wird Dir auffallen, dass ich Dich – wie in all meinen anderen Büchern auch – duze. Das soll Dir helfen, Dich leichter mit dem zu identifizieren, was Du hier zur Bedeutung Deiner Gesundheitsprobleme finden wirst.

Hast Du Dich noch nie mit Metaphysik beschäftigt, so mag Dir meine Methode vereinfachend erscheinen. Vielleicht stellst Du Dir die Frage: »*Woher stammen diese Erkenntnisse? Warum soll ich glauben, was in diesem Buch steht?*«

Natürlich ist Deine Reaktion gerechtfertigt. Deshalb würde ich Dir auch empfehlen, nichts von all dem, was Du hier lesen wirst, auf Anhieb zu glauben. Doch solltest Du Dich andererseits auch nicht von vornherein gegen alles sperren. So hast Du die Möglichkeit einer offenen Lektüre zwischen beiden Extremen: »*Kann ich hier etwas Wahres oder Nützliches finden?*« Bevor die Schulmedizin ihre heutige Absolutherrschaft antrat, kam der Metaphysik eine wesentlich bedeutendere Rolle zu. Die Psychoanalyse belebte sie von Neuem. Freud erkannte den engen Zusammenhang zwischen Körper und Geist wieder. Sein Schüler C. G. Jung schrieb vor mehr als 50 Jahren: »*Ganz so wie das Bewußte und Unbewußte stets zueinander in Beziehung stehen, so findet auch eine stete Wechselwirkung zwischen Körper und Geist statt.*« Seither trugen Forscher wie Wilhelm Reich, John Pierrakos, Fritz Pearls, Louise Hay und viele andere zur Renaissance der Metaphysik bei.

Leider geht die Medizin (oft aber auch die Naturheilkunde) davon aus, dass Krankheiten unserem Glück im Wege stehen, und bekämpfen sie deshalb. Versuchen wir jedoch, die Symptome verschwinden zu lassen, ohne dabei auf ihre tieferen (also nicht nur rein körperlichen) Ursachen einzugehen, so ist das, als ob wir ein Warnlicht aus dem Auto entfernten, weil es leuchtet. Suchen wir nicht nach dem eigentlichen Problem, welches das Licht anzeigt, so werden ernstere Probleme nicht auf sich warten lassen.

Zu meiner größten Freude konnte ich feststellen, dass eine Krankheit vielmehr ein Geschenk ist, um unser Wesen wieder ins Gleichgewicht zu bringen. So ist der Körper auch nicht die eigentliche Krankheitsursache. Alleine kann er gar nichts. Sein Leben kommt aus der Seele, dem Geist. Der Körper ist ganz einfach das äußere Abbild unseres Innenlebens. Ein kranker Körper versucht demnach etwas auszugleichen, denn der natürliche Zustand ist die Gesundheit. Dasselbe gilt natürlich auch für den emotionalen und mentalen Körper.

Du hast hier also nichts zu verlieren, sondern kannst höchstens eine Ursache und/oder Lösung für Deine Gesundheitsprobleme finden. Ich will Dir nicht vorenthalten, dass sich Dein Ego vielleicht dagegen sträuben wird, eine solche Lösung zu finden, da diese Suche zugleich bedeutet, Dich selbst infrage zu stellen und Deine Anschauungen zu revidieren. Da sind wir auch schon beim Thema »Ich«.

WAS IST DAS ICH? Deinen Erinnerungen kam im Laufe der Jahre immer größerer Stellenwert zu, sodass sie schließlich stark genug wurden, Dein ganzes Wesen zu beherrschen. Ich will Dir das so erklären: Du erinnerst Dich daran, wie Du ein bestimmtes Ereignis erlebt hast. Bestimmte Ereignisse merkst Du Dir, da sie besonders glücklich oder schwierig waren. Aus diesen Erinnerungen hast Du Schlüsse gezogen, die in der Folge zu Überzeugungen wurden. Diese versuchen nun, Dir weiteres Leid zu ersparen bzw. Glückserfahrungen zu wiederholen.

Solche Erinnerungen haben eine gewisse Eigenständigkeit in Deinem Inneren erworben und wollen erhalten bleiben. Sie nähren sich von der Energie, die Du Ihnen immer dann zur Verfügung stellst, wenn sie Dein Leben beherrschen. Ja wir könnten sogar fast sagen, sie können sich mitteilen wie wir selbst. Sie sind die unzähligen kleinen Stimmen, die Du in Dir hörst.

Du solltest jedoch nie vergessen, dass Du richtig zu handeln meintest, wenn Du an etwas glaubtest. Du gingst ja davon aus, dass Dir Deine Überzeugungen bei der Suche nach Deinem persönlichen Glück helfen würden. Nun nutzen uns aber heute nur die wenigsten dieser Ansichten, die wir seit unserer Kindheit angehäuft haben. Sicher diente Dir die eine oder andere schon einmal, doch sind die meisten schon längst überflüssig.

Nehmen wir zum Beispiel einen Jungen, der Schwierigkeiten beim Lesenlernen hat und dem von den Eltern oder Lehrern ständig vorgehalten wird: »*Du bist zu nichts gut, Du bist zu zerstreut. Du wirst es nie zu etwas bringen.*« Hat der Junge unter dieser Erfahrung gelitten, was wahrscheinlich ist, so wird er sein ganzes Leben daran glauben. Eine innere Stimme wird ihm jedes Mal, wenn er etwas Neues lernen oder bewerkstelligen will, zuflüstern, dass er eigentlich ein Taugenichts ist. Dieser Teil seines Wesens (diese Ansicht) ist überzeugt davon, ihm weiteres Leid zu ersparen, indem er versucht, ihn schlichtweg davon abzuhalten, irgendetwas zu unternehmen.

Auch als Erwachsener wird dieser Junge noch alles daransetzen, um sich nicht noch einmal vorwerfen lassen zu müssen, ein Taugenichts zu sein. Die Überzeugung, die inzwischen fester Bestandteil seines Ichs geworden ist, wird alle möglichen Entschuldigungen finden, um bloß nichts unternehmen zu müssen: »*Das interessiert mich nicht*« oder »*Ich hab's mir anders überlegt*« oder »*Dazu ist es noch zu früh*« *usw.* Ganz offensichtlich bringt diese Denkweise dem nunmehr erwachsenen Mann keinerlei Nutzen mehr.

Das Ich besteht nun aus Hunderten solcher Ansichten, die wir uns bewusst machen sollten, damit sie uns nicht daran hindern, unsere Wünsche zu verwirklichen. Denn nur so können wir zu einem gesunden ***Ich bin*** gelangen.

Der Hauptgrund all unserer Krankheiten lässt sich in wenige Worte zusammenfassen: DIE ÜBERMACHT UNSERES ICHS. Bestimmt das Ego unser Leben, so können wir nicht so sein, wie wir sein wollen, da wir uns unsere Wünsche dadurch selbst verbauen und dadurch den Körperteil blockieren, durch den diese Wünsche zum Ausdruck gelangen sollten.

Hier ein Beispiel: Eine junge Frau kam einmal zu mir und klagte über eine Sehnenscheidenentzündung am rechten Arm. Auf meine Frage, woran sie diese Schmerzen hinderten, antwortete sie mir, dass sie wegen dieser Armprobleme nicht mehr Tennis spielen könne. Sie hätte mir ja auch antworten können, dass sie deshalb ihr Kind nicht mehr in die Arme nehmen oder ihren Haushalt nicht mehr führen konnte. (So lassen sich die Ursachen einer Krankheit leichter finden, wenn wir uns bewusst werden, woran sie uns hindert.) Aus der Antwort der jungen Frau schloss ich, dass eine bestimmte geistige Haltung oder Überzeugung ihr das Tennisspielen verleiden wollte. Ich fragte sie deshalb, mit welcher Absicht und welchem Wunsch sie anfing, Tennis zu spielen. Hierauf antwortete sie mir, dass sie sich etwas amüsieren wollte, da sie ohnehin dazu neige, das Leben mit einem Geschäftsmann und zwei Kindern zu Hause zu ernst zu nehmen.

Dann erzählte sie mir, dass sie sich eigentlich von drei anderen Frauen zum Tennis überreden hatte lassen, um allwöchentlich gegeneinander Doppel spielen zu können. So war das Spiel, welches eigentlich Spaß hätte sein sollen, zum Wettkampf geworden. Bei jedem Fehler hatte ihre Partnerin sie verstehen lassen, dass sie besser hätte spielen sollen. Erst die Sehnenentzündung ließ sie nun erkennen, dass sie bisher keinen Mucks zu sagen gewagt hatte, um den anderen nicht zu missfallen. Überdies untersagte ihr ihre innere Überzeugung, nur zum Spaß zu spielen. Da wurde ihr plötzlich auch klar, dass sie diese Anschauung auch mit ihrer Mutter teilte, die immer sehr streng mit sich selbst gewesen war. Es gab immer so viel zu tun, dass keine Zeit zum Spiel mehr blieb.

Aus diesem Beispiel sollte nun aber auch klar werden, dass die Sehnenentzündung dieser Frau keineswegs mitteilen wollte, mit dem Tennisspiel aufzuhören, sondern vielmehr ihr VERSTÄNDNIS des Spiels zu ÄNDERN. Nur allzu häufig glauben wir, dass ein Schmerz ein Zeichen dafür ist, dieses oder jenes zu tun oder nicht zu tun. Die Frau in meinem Beispiel hätte sich ja auch ohne Weiteres sagen können: *»Meine Armschmerzen bedeuten sicher, dass ich mit dem Tennisspielen aufhören sollte.«* ACHTUNG! Solche Gedanken sind Fallen des Ichs, um die eigentlichen Anschauungen zu tarnen. Warum? ***Weil das Ich davon überzeugt ist, dass alles, was es glaubt, nur zu Deinem Besten ist.***

Ich schlage Dir daher vor, Dein Problem ganz besonders genau unter die Lupe zu nehmen, wenn die Krankheit **rein körperlich** zu sein scheint. Hier ein paar Beispiele:

- Eine Vitaminmangelkrankheit, die sofort verschwindet, wenn die betroffene Person die Vitamine bekommt.
- Jemand bricht sich bei einem Sturz einen Arm.
- Jemand isst zu viel Schokolade und bekommt Bauchweh.
- Jemand macht physische Anstrengungen und leidet noch nach Tagen an Muskelkater.

Es ist sehr verlockend, in solchen Fällen von rein physischen Ursachen auszugehen. Doch da wir den Körper nie von der Gefühlswelt und dem Geist trennen können, rate ich Dir, Dich nicht abermals von Deinem Ich beeinflussen zu lassen, das mit allen Mitteln erreichen will, dass Du den Fehler äußeren Faktoren zuschreibst. Ich will noch einmal unterstreichen, dass das Ich sich gegen die Verantwortung an der Krankheit sträubt, weil die Überzeugung (ein Teil des Egos), die hinter einem Unfall oder einem Gesundheitsproblem steckt, recht zu haben meint und sich nicht entdecken lassen will.

Sei Dir im Klaren darüber, dass das ***Ich*** *das menschliche Leben nicht lenken kann. Es ist nicht imstande, die wahren Bedürfnisse eines Menschen zu erkennen, da es sich auf die Erinnerungen der Vergangenheit stützt. Das Ego ist nicht mehr als eine Schöpfung des menschlichen Intellekts.*

Das Ich will leben, doch kann es sich nur nähren und Dich beherrschen, wenn Du zulässt, dass Deine Ansichten Dein Leben lenken. Auf all diese Punkte ging ich bereits ausführlicher in meinen anderen Büchern ein.

Da allen Menschen ein Ich innewohnt, bin ich nur um so mehr davon überzeugt, dass alle Krankheiten ausnahmslos mit unserem emotionalen und mentalen Körper in Verbindung stehen.

Geht man davon aus, dass Krankheiten allein physischen Ursprungs sind wie eine Wunde nach einem Unfall, eine Verdauungsstörung, Zahnschmerzen usw., so hieße das, den Menschen von seinen beiden anderen Körpern zu trennen. Unsere stoffliche Hülle besteht aus drei Körpern, die sich in keinem Fall voneinander trennen lassen. Um diese Verbindungen besser zu verstehen, genügt es, sich vor Augen zu führen, wie deutlich sich bestimmte Gedanken oder Emotionen an unserem Körper ablesen lassen. So beschleunigt sich z. B. unser Herzrhythmus, wenn wir Angst haben oder bestimmte Gefühle erleben. Die Ursache ist hierbei mehr als rein physisch.

Die häufigsten Krankheitsursachen sind negative Haltungen und Emotionen, Schuldgefühle, der Versuch die Aufmerksamkeit anderer auf sich zu lenken oder durch die Krankheit unangenehmen Situationen zu entgehen. Außerdem gibt es leicht beeinflussbare Menschen, die oft an Krankheiten leiden, die durch gängige Überzeugungen, wie »*im Luftzug erkältet man sich*«, bewirkt werden. Solche Menschen werden sich auch leicht eine sogenannte ansteckende Krankheit *holen*.

Wie der Titel dieses Buches bereits andeutet, versucht jede Krankheit, Dich dazu zu bringen, Dich selbst zu lieben. Wie ich zu diesem Schluss kam? Nur wenn wir uns selbst lieben, lassen wir unser Herz und nicht unser Ich unser Leben führen.

Sich lieben heißt, sich das Recht zuzugestehen, seine eigenen Erfahrungen zu leben. Andere lieben heißt, ihnen dasselbe Recht zuzugestehen, ihre eigenen Erfahrungen zu machen.

Das heißt, Du sollst Dir gestatten, ein Mensch zu sein; ein Mensch mit all seinen Ängsten, Ansichten, Grenzen, Wünschen, Stärken und Schwächen; kurz, Dir zugestehen, SO ZU SEIN, WIE DU JETZT BIST. All das sollte ohne moralisches Urteil von Gut und Böse, Richtig oder Falsch geschehen, sondern lediglich als Erfahrung erlebt werden, bei der wir uns immer bewusst sind, dass jede unserer Entscheidungen angenehme oder unangenehme Folgen nach sich zieht.

Das ist nun auch der Grund, weshalb sich dieses Werk als Mittel versteht, zum natürlichen Zustand unseres Körpers, d. h. zu Gesundheit, Glück, Liebe und Harmonie zurückzugelangen.

Hast Du einmal die geistige Sperre entdeckt, die Dich so blockiert, dass sie ein Gesundheitsproblem erzeugt, so heißt es als Nächstes, bedingungslos zu akzeptieren, was Du bist, noch bevor irgendein tieferer Wandel geschehen soll. Deshalb habe ich bei jedem Gesundheitsproblem noch weitere Fragen angefügt, die es Dir ermöglichen sollen, tiefere Einsicht darin zu gewinnen.

Dein Körper wird sich Deiner Wandlung mit Freuden anpassen. Erinnere Dich, dass Dein physischer Körper lediglich das Spiegelbild Deines Innenlebens ist. Oft höre ich Leute in meinen Seminaren sagen, dass es ihnen nicht einleuchtet, warum eine Krankheit nicht sofort verschwindet, nachdem sie ihre Nachricht verstanden haben. Es genügt jedoch nicht, eine Situation oder einen Mitmenschen zu verstehen oder zu akzeptieren. AM WICHTIGSTEN IST ES, SICH SELBST ZU AKZEPTIEREN, D. H. SICH SELBST ZU VERZEIHEN. Darauf will ich am Ende dieses Buches noch genauer eingehen.

Suchst und findest Du die Ursache Deines Problems, so muss das nicht unbedingt heißen, dass Du deshalb keinen Arzt mehr aufsuchen solltest. Du kannst Dir auf der physischen Ebene helfen lassen, während Du selbst versuchst, auf der emotionalen, mentalen und spirituellen Ebene vorwärtszukommen. Tatsächlich mag es vielen leichter fallen, ihre Innenwelt zu erforschen, wenn sie nicht an äußeren Schmerzen leiden.

Vielleicht hast Du das Glück, einen Arzt zu finden, der davon überzeugt ist, dass der Mensch nicht nur über einen physischen Körper verfügt, sondern auch in feinstofflichen Ebenen existiert, die großen Einfluss auf ihn haben. Es freut mich zu sehen, dass immer mehr westliche Ärzte diese Verbindung zwischen Körper und Geist erkannt haben. Die östliche Medizin hat sie nie aus den Augen verloren. Zahlreiche Ärzte schrieben dort Abhandlungen zum metaphysischen Aspekt von Krankheiten.

Auch in der sogenannten Alternativmedizin gibt es eine große Auswahl von Ärzten. Eine ausgezeichnete Gelegenheit also, Dein Unterscheidungsvermögen und die Kraft Deiner Wahl zu testen. Schließlich reden wir hier ja von Deinem Körper; und Dir kommt die alleinige Verantwortung darin zu, Dich um ihn zu kümmern und ihn bei bester Gesundheit zu halten.

Nun musst Du Dich nur noch öffnen und akzeptieren, dass die metaphysische Sicht von Gesundheitsproblemen einen Teil der neuen Errungenschaften darstellt, die das Wassermannzeitalter (die Energie des dritten Jahrtausends) mit sich bringt und die sich auf alle Bereiche erstrecken werden. Wir stehen an der Schwelle zwischen einer vom Intellekt dominierten Welt und einer Welt der Spiritualität, d. h. einer Welt, in der das *SEIN* seinen gebührenden Stellenwert wiedererhalten wird. Menschen, die sich weigern, diesen grundlegenden Wandel zu akzeptieren, wird es immer schwerer fallen, glücklich und gesund zu sein und sich dem Leben zu stellen.

So solltest Du dieses Buch lesen:

1. Gehe in der folgenden, alphabetischen Liste zum Gesundheitsproblem, an dem Du gerade leidest und lies seine Bedeutung.
2. Merke Dir oder mache Notizen zu dem, was Dich davon am meisten betrifft.
3. Lies genau und beantworte die Fragen im Anhang dieses Buches, um die Ursachen Deiner Krankheit präziser ermitteln zu können.
4. Nimm Dir Zeit, langsam zu lesen und das Schlusswort, den wichtigsten Teil, nachzuempfinden, um den inneren und äußeren Wandel zum Wohlbefinden in die Wege zu leiten.
5. Außerdem schlage ich Dir vor, die folgenden Zusatzerklärungen genau zu lesen.

Zusatzerklärungen zu den behandelten Gesundheitsproblemen

Wie lässt sich eine angeborene Krankheit metaphysisch erklären?
Eine angeborene Krankheit deutet darauf hin, dass die betroffene Person mit etwas in dieses Leben geboren wurde, das sie in ihrem Vorleben nicht geregelt hatte. Jedes Erdenleben einer Seele kann mit einem Tag im Leben eines Menschen verglichen werden. Hast Du Dich eines Tages verletzt und die Wunde ist nicht am selben Tag verheilt, wirst Du am nächsten Tag mit derselben Wunde aufwachen und Dich um sie kümmern müssen.

Sehr oft akzeptieren Menschen, die an einer angeborenen Krankheit leiden, diese besser als ihre Umwelt. Sie sollten sich fragen, was sie aufgrund dieser Krankheit nicht tun oder sein können und werden so ihre Botschaft verstehen. Auch hier verweise ich auf die Fragen am Ende des Buches. Was die Eltern solcher Menschen betrifft, so ist es sehr wichtig, dass sie sich nicht an der Krankheit ihres Kindes schuldig fühlen, denn diese Wahl hat es selbst vor der Geburt oder im Embryonalstadium getroffen.

Wie lässt sich eine Erbkrankheit metaphysisch erklären?
Leidet ein Mensch an einer erblichen Krankheit, so bedeutet das, dass er die Denk- und Lebensweise des kranken Elternteils geerbt hat, auch wenn hier in Wahrheit nicht wirklich von »Erbschaft« die Rede sein kann. Er hat sich diesen Vater oder diese Mutter gewählt, da er dieselbe Lebenslehre zu lernen hat wie der kranke Elternteil. Wird dieser Umstand nicht akzeptiert, so äußert sich das in der Regel durch Schuldgefühle bei den Eltern, die das Kind automatisch anklagt. Doch wird das Kind den Vater bzw. die Mutter nicht nur anklagen, sondern auch alles daran setzen, um bloß nicht so zu werden wie jene/r, wodurch sich beide Seiten nur noch unwohler in ihrer Haut fühlen.

Ein Mensch, der an einer Erbkrankheit leidet, soll durch sie die Botschaft erhalten, dass er diese Wahl zu akzeptieren hat, da das Universum ihm dadurch eine wunderbare Gelegenheit bietet, ein großes Stück auf dem Weg seiner spirituellen Entwicklung zurückzulegen. Solange das nicht in Liebe akzeptiert wurde, wird die Krankheit sich von einer Generation auf die nächste übertragen.

Was geschieht, wenn Tausende von Menschen an einer Epidemie erkranken oder sterben? Haben sie alle dasselbe zu lernen?
Seit Anbeginn der Zeit befielen Seuchen die Menschheit. Metaphysisch gesehen gehen wir davon aus, dass die Ausdehnung einer Epidemie in direktem Bezug zum Volksglauben steht, der sie unterhält. Alle von der Seuche betroffenen Menschen müssen verstehen lernen, dass sie sich selbst schaden, indem sie sich von der Denkweise der anderen beeinflussen lassen.

Diese Erklärung gilt vor allem für Epidemien, die Tausende Menschen im Zeitraum weniger Wochen oder Monate dahinrafft.

Meiner Ansicht nach treten heute mehrere Krankheiten seuchenartig auf: Millionen von Menschen erkranken an Krebs, AIDS, Diabetes, Muskeldystrophie, Herzkrankheiten, Asthma u.a., und die Zahlen nehmen trotz der Bemühungen und Entdeckungen der wissenschaftlichen Forschung und der Pharmakonzerne stetig zu. Daraus sollten wir schließen, dass den Menschen hier eine andere Aufgabe gestellt ist. Bei dieser anderen Aufgabe handelt es sich nun um nichts anderes, als sich selbst zu lieben und wahrhaft zu verzeihen. Die Schritte zu diesem Verzeihen will ich am Ende dieses Buches behandeln.

Weshalb treten so viele Krankheiten erst in fortgeschrittenem Alter auf, wo Du behauptest, dass sie auf eine Überzeugung zurückzuführen sind, die uns seit unserer Kindheit beeinflusst?
Eine Krankheit stellt sich ein, wenn ein Mensch seine physische Grenze erreicht hat. Jedem Körper oder Geist, jeden Gefühlen sind nun aber andere Grenzen gesetzt. Wir werden mit diesen Grenzen geboren.

Wann diese erreicht werden, hängt ganz davon ab, wie oft die Person denselben (inneren) Schmerz erleben musste und welche Energiereserve ihr zur Verfügung steht. Je stärker die Energiereserve, desto später wird sie die Grenze ihres Körpers erreichen. Diese Körpergrenze jedoch wird erst erreicht, wenn die emotionalen und mentalen Grenzen bereits überschritten sind.

Nehmen wir das Beispiel eines Kindes, das ungerecht behandelt wurde. Jede neue Erfahrung des Unrechts wird den früher erlebten Schmerz wachrütteln und vergrößern. Die Krankheit wird dann ans Tageslicht treten, wenn dieser Mensch erneut eine Erfahrung der Ungerechtigkeit erlebt, die das Fass sozusagen zum Überlaufen bringt.

Ist es möglich, auch ohne diese Bewusstwerdung der Krankheitsursachen wieder gesund zu werden?

Natürlich, oft sogar! Es ist durchaus möglich, dass der Vorgang des Akzeptierens oder inneren Verzeihens völlig unbewusst geschieht. Da der Mensch im Durchschnitt nur 10 % seines Lebens bewusst lebt, ist es normal, dass wir all diese Blockaden, Emotionen, Rachegelüste oder Hassgefühle völlig unbewusst erleben. Daher ist es ebenso möglich, anderen zu verzeihen oder nichts mehr nachzutragen, ohne dass wir es überhaupt merken. In diesem Fall ist die Heilung definitiv. Es kann jedoch auch eine Art Heilung eintreten, die ich mental nennen will, d. h. dass der Kranke so stark an seinen Arzt, seine Medikamente, seine Behandlung, ans positive Denken, an seine Gebete usw. glaubt, dass eine Heilung eintritt, die jedoch nur vorübergehend sein kann. Das Problem wird wieder auftauchen, sobald ein neuer Auslöser die alte, innere Wunde öffnet, die noch nicht verheilt bzw. vergeben war.

Was bestimmt, ob jemand schwer oder gar sterbenskrank wird oder aber mit bloßem Unwohlsein davonkommt?

Der erste, bestimmende Faktor ist, wie schwer der Schmerz in der Jugend wog, d. h. wie das Kind den schmerzhaften Vorfall interpretierte und aufnahm. Auch der Umstand, solche Vorfälle alleine durchgemacht zu haben und dass das Kind niemanden hatte, dem es seine Gefühle dazu mitteilen konnte, ist ein weiterer ausschlaggebender Faktor für eine spätere Krankheit. Daher sind auch Menschen, die sich innere Verletzungen nicht anmerken lassen wollen, besonders für schwere Krankheiten anfällig. Die häufigsten solcher innerer, oft ins Unbewusste abgeschobenen Wunden sind Zurückweisung, Vernachlässigung, Erniedrigung, Verrat und Ungerechtigkeit.

Was hat es mit Entzündungen auf sich?

Als ich mich mit den Schriften des deutschen Arztes Dr. Gerd Hamer beschäftigte, las ich mit großem Interesse das Ergebnis seiner Forschungen in einem Bereich, den er Neue Medizin nennt.

Dr. Hamer geht davon aus, dass sich Entzündungen (wie Bronchitis oder Arthritis enden sie oft auf -itis) nach der Lösung eines biologischen Konflikts einstellen. Er sagt, dass der Körper sich in »Vagatonie«, d. h. in die Heilungsphase begibt, sobald ein Konflikt beseitigt oder gelöst wird. Genau zu diesem Zeitpunkt kommt es nun zu einer ansteckenden oder entzündlichen Krankheit. Nehmen wir z. B. einen Mann, der seinen Chef nicht mehr aushält und deshalb Urlaub nimmt. Kaum gelangt er an den Urlaubsort, bricht eine Stirnhöhlenentzündung aus.

(Bei einem biologischen Konflikt handelt es sich um einen gewaltigen Schock, dem wir uns hilflos ausgesetzt fühlen und den wir alleine durchleben. Es ist dies ein Schock, der die betroffene Person völlig unerwartet trifft. Die normalen Konflikte des Alltags haben bei Weitem keine so verheerenden Auswirkungen, da wir uns auf sie vorbereiten können.)

Hat der Körper diesen Heilungsprozess begonnen, so sollte uns das keineswegs daran hindern, uns von der Medizin helfen zu lassen. Doch schlage ich vor, in all unseren Tiefen nachzuforschen, ob der Konflikt auch wirklich (in Liebe und Verzeihung) gelöst ist oder ob es sich da nicht eher um eine vorübergehende Lösung handelt.

Weiterhin geht Dr. Hamer davon aus, dass ungefähr die Hälfte der etwa 1.000 bekannten Krankheiten »heiß«, die andere Hälfte »kalt« ist. Diese heißen Krankheiten (wie z. B. eben Entzündungen) zeigen an, dass der Konflikt überstanden ist und der Körper sich wieder ins Lot bringt. Er geht davon aus, dass Krankheiten in zwei Phasen ablaufen. So sind etwa 500 Krankheiten zunächst »kalt« (Phase des aktiven Konflikts) und werden dann »heiß« (Heilphase nach der Konfliktbeseitigung).

Beim Menschen wie beim Tier kommt dem Schmerz eine ganz bestimmte, biologische Rolle zu. Der betroffene Körperteil, manchmal der gesamte Organismus werden lahmgelegt, um dem Heilungsprozess die besten Chancen zu geben.

Doch auch während der aktiven (»kalten«) Konfliktphase können Schmerzen auftreten, wie das z. B. bei einem Magengeschwür oder bei Herzenge der Fall ist. Die in der »heißen« Phase auftretenden Schmerzen werden durch Entzündungen, Infektionen, Ödeme oder Narbenbildung verursacht.

Ich finde die Entdeckungen Dr. Hamers wie auch die anderer Ärzte, wie Dr. Siegel oder Dr. Simonton, höchstinteressant, da sie uns dazu anspornen, uns neuen Horizonten zu öffnen. Ich kann nicht versichern, dass all dies wahr ist, doch wie sollten wir schon wissen, wer über die ganze Wahrheit verfügt? Insofern ist es sicher weiser, in Dir selbst nachzuforschen, um Deine persönliche Wahrheit zu finden.

Ich kenne einige Ärzte, die nach den Gesetzen der Neuen Medizin von Dr. Hamer arbeiten und dabei ausgezeichnete Ergebnisse erzielen. Ihnen ist zur Zufriedenheit und zum Wohlbefinden ihrer Patienten eine Synthese aus traditioneller und neuer Medizin geglückt. Was Du glaubst oder nicht, steht allein Dir offen. Ein begonnener Heilungsprozess sollte Dich also nicht daran hindern, die Medizin zurate zu ziehen. Doch denke immer daran, dass es Deine Aufgabe ist, Dich um Deinen emotionalen, mentalen und spirituellen Körper zu kümmern, während ein Arzt versuchen wird, Deinen physischen Körper zu heilen.

Den Arbeiten Dr. Hamers möchte ich lediglich hinzufügen, dass wir eher versuchen sollten, einen Konflikt zu lösen, als ihn lediglich zu beseitigen. So ist das oben genannte Problem des Mannes mit der Stirnhöhlenentzündung nur vorläufig gelöst, solange er seinen Chef meidet. Um den Konflikt wirklich zu lösen, muss er die am Ende dieses Buches beschriebenen Etappen des Verzeihens durchmachen. Nur so kann er die ständigen Rückfälle von Sinusitis vermeiden. Es ist also wichtig, zwischen *Konfliktbeseitigung* und *Konfliktlösung* zu unterscheiden.

Metaphysische Bedeutung der Gesundheitsprobleme von A–Z

Abszess

PHYSISCHE BLOCKADE

Bei einem Abszess sammelt sich Eiter an einer bestimmten Körperstelle. Man unterscheidet zwischen heißen und kalten Abszessen. Bei den weitaus häufigeren heißen Abszessen entwickelt sich der Eiterstau rasch und geht Hand in Hand mit vier Entzündungserscheinungen: Geschwulst, Röte, Hitze und Schmerz. Der kalte Abszess zeichnet sich durch eine langsame Ansammlung von Flüssigkeit ohne Entzündung aus.

EMOTIONALE BLOCKADE

Ein Abszess weist auf einen Zorn hin, der schon lange verdrängt wurde und der innere Verzweiflung und ein Gefühl der Machtlosigkeit und der Erfolglosigkeit erzeugt. Die Lebensfreude wird in Traurigkeit und Wut ertränkt. Dieses Problem ist überdies sehr schmerzhaft und deutet darauf hin, dass der verdrängte Zorn zugleich Schuldgefühle hervorruft. Die Körperstelle, an der sich der Abszess befindet, gibt Aufschlüsse darüber, worauf sich diese Wut bezieht. Ist ein Bein davon betroffen, so richtet sich der Zorn gegen die Richtung, in die das Leben läuft, gegen die Zukunft, oder er bezieht sich auf einen Ort, an den sich die betroffene Person begeben muss.

MENTALE BLOCKADE

Deine Gedanken sind vergleichbar mit Deiner Umwelt. Machst Du nicht sauber, werden sich Schmutz und Krankheit einfinden. Es ist Deine Aufgabe, Deine Gedankenwelt auszumisten. Wäre es möglich, dass Du Dir oder anderen gegenüber ungesunde Gedanken hegst? Hättest Du in Deinem Zorn manchmal Lust dazu, andere zu verletzen, und hast Du diese Gedanken so lange verdrängt, dass sie sich jetzt nicht mehr zurückhalten lassen? Wahrscheinlich schämst Du Dich auch insgeheim über diese tief in Dir verborgene Angst. Siehe dazu auch S. 28.

SPIRITUELLE BLOCKADE

Die Fragen am Ende des Buches sollen Dir weitere Aufschlüsse zu Deinem Gesundheitsproblem geben und klären helfen, durch welche spirituelle Blockade Du Dir selbst wichtige Bedürfnisse vorenthältst.

Adenom

Ein Adenom ist ein gutartiger Tumor. Siehe GESCHWULST.

(Erkrankungen im) Afterbereich

PHYSISCHE BLOCKADE

Der After ist die Ausgangsöffnung des Verdauungsapparats. An dieser Stelle kann es zu gut- oder bösartigen GESCHWÜREN, BLUTUNGEN, ABSZESSEN, SCHMERZEN oder auch zu JUCKREIZ kommen.

EMOTIONALE BLOCKADE

Da der After das Ende des gesamten Verdauungsapparates ist, symbolisiert er auch auf der metaphysischen Ebene das Ende einer Idee, einer Beziehung oder eines wie auch immer gearteten Prozesses. Hast Du Schmerzen im Afterbereich, so deutet das darauf hin, dass Du etwas nicht zu Ende bringst, weil Du Dich schuldig fühlst. Du willst etwas auf sich beruhen lassen und nicht weiter Aufhebens davon machen. Gehen Deine Beschwerden so weit, dass Du nicht mehr ohne Schmerzen sitzen kannst, so drängt es Dich, etwas abzuschließen.

Juckreiz in dieser Zone deutet auf den unbefriedigten Wunsch hin, etwas vollenden oder abschließen zu wollen.

Zu einem Geschwür im Afterbereich siehe ABSZESS, unter Berücksichtigung des Umstandes, dass sich die dortigen Angaben auf den Abschluss einer Sache beziehen.

Blutungen in diesem Bereich haben eine ähnliche Bedeutung, doch gehen Erkrankungen im Afterbereich mit einer Lebensunlust einher, die mit Zorn oder Frustration zusammenhängt.

MENTALE BLOCKADE

Du musst unbedingt lernen, die Vergangenheit nicht zurückhalten zu wollen, und Dir erlauben, etwas zu beenden, um etwas Neues zu beginnen und darin Freude, Liebe und Harmonie zu erfahren. Außerdem ist es wichtig, dass Du erkennst, dass Du von niemandem abhängst, um Entscheidungen zu treffen. Nimm Dir Zeit zum Gespräch mit dieser kleinen Stimme in Deinem Kopf, die Dich immer an Dir selbst zweifeln lässt. Sag ihr, dass Du Dich jetzt um Dich selbst kümmern kannst und zu eigenen Entschlüssen fähig bist, da Du bereit bist, die Konsequenzen dafür zu tragen.

SPIRITUELLE BLOCKADE

Die Fragen am Ende des Buches sollen Dir weitere Aufschlüsse zu Deinem Gesundheitsproblem geben und klären helfen, durch welche spirituelle Blockade Du Dir selbst wichtige Bedürfnisse vorenthältst.

Aids

Physische Blockade

Die Abkürzung Aids bedeutet **A**cquired **I**mmuno**d**eficiency **S**yndrome und steht für eine Gruppe 25 verschiedener Krankheitssymptome. Mittlerweile wurde so manches Buch zu dieser Krankheit geschrieben, die Gegenstand weitläufiger Kontroversen ist. Und tatsächlich genügt es, dass ein seropositiver Mensch an Krebs, Gicht, Wucherungen, Lungenentzündung, Durchfall, Schwachsinn, Pilzen, Tuberkulose, Herpes oder den verschiedensten Nervenleiden erkrankt, um als Aids-Patient abgestempelt zu werden. Der wirkliche Unterschied zu einem »normal« (d. h. seronegativ) kranken Menschen, liegt jedoch allein in unserer Wahrnehmung der Krankheit.

Insofern ist es von größter Bedeutung, sich darüber klar zu werden, dass Seropositivität noch lange nicht bedeutet, an Aids erkrankt zu sein. Das Blut seropositiver Menschen weist lediglich HIV(**H**uman **I**mmunodeficiency **V**irus)-Antikörper auf. Heute wissen wir, dass es bei 99 % der seropositiven Menschen nie zu Aids-Symptomen kommt.

Emotionale Blockade

Aids steht in direktem Zusammenhang mit der Liebe, die wir uns selbst entgegenbringen. So erkranken vor allem Menschen an Aids, die sich nicht mögen oder aber ihr Geschlecht nicht akzeptieren. Sie würden lieber dem anderen Geschlecht angehören. So kommt es auch häufig bei homosexuellen oder heterosexuellen Menschen zu Aids. Auch in Afrika, Asien und Indien erkrankt vor allem die heterosexuelle Bevölkerung durch Prostitution und Sex ohne jegliche Schutzmaßnahmen an Aids. Auch kommen immer mehr Aids-kranke Kinder zur Welt.

Oft wird davon ausgegangen, dass es sich hier um eine Sexualkrankheit handelt, doch ist Aids eher die Krankheit derer, die ihren Mangel an Eigenliebe auf der sexuellen Ebene auszugleichen suchen, um sich dadurch der Illusion hingeben zu können, von den anderen geliebt und akzeptiert zu werden. Dadurch geraten sie in große Abhängigkeit. Sie entwerten sich dadurch selbst, da sie sich schuldig fühlen und von sich selbst enttäuscht sind. Durch die Krankheit bestrafen sie sich selbst, indem sie sich damit ihrer Sexualität berauben – dem einzigen Mittel, durch das sie das Gefühl haben, geliebt zu werden.

Mentale Blockade

Aids ist nicht lebensgefährlich, wenn Du davon überzeugt bist, dass Du Dein Leben verdienst. Du setzt zu hohe Erwartungen in die Liebe der anderen und fühlst Dich deshalb enttäuscht und ungerecht behandelt. Du willst geliebt werden, weil Du Dich selbst nicht schätzt und nicht einsehen willst, was für ein außergewöhnlicher Mensch Du bist.

Dein Körper sendet Dir die Nachricht, dass es höchste Zeit ist, Dich so lieben zu lernen, wie Du bist; mit Deinem großen Herzen voller Liebe. Es ist durchaus bemerkenswert, dass Aids-Kranke über ein so großes Herz verfügen, dass es scheint, sie könnten die ganze Welt problemlos darin beherbergen. Versuche doch, diese Liebe auch Dir selbst zukommen zu lassen und Dich so zu schätzen, wie Du bist. Das betrifft nun aber auch Dein Geschlecht, das Du bereits vor Deiner Geburt gewählt hast. Tief in Deiner Seele liegt ein wichtiger Grund für Deine Existenz als Mann oder Frau in diesem Leben verborgen. Mag der Umstand, dass Du als Junge oder Mädchen geboren wurdest, anderen (wie z. B. Deinen Eltern) auch missfallen haben, so heißt das noch lange nicht, dass Du im anderen Geschlecht ein besserer Mensch gewesen wärst. Auch sie haben etwas dabei zu lernen und bestimmte Erfahrungen mit Deiner Wahl zu machen. Für Dich ist es wichtig, Dich um Deine eigene Entwicklung zu kümmern und in Liebe zu wachsen, denn die Liebe ist der einzige Existenzgrund des Menschen.

Spirituelle Blockade

Die Fragen am Ende des Buches sollen Dir weitere Aufschlüsse zu Deinem Gesundheitsproblem geben und klären helfen, durch welche spirituelle Blockade Du Dir selbst wichtige Bedürfnisse vorenthältst.

Akne

Physische Blockade

Diese Hauterkrankung beschränkt sich in der Regel auf das Gesicht. Sie setzt meist mit der Pubertät ein und geht auch oft mit ihr zu Ende, kann jedoch bis in die späten Dreißiger dauern. Gewöhnliche Akne heilt in wenigen Jahren, ohne Narben zu hinterlassen. Knötchenakne hingegen dauert wesentlich länger und hat meist recht negative kosmetische Auswirkungen, da hässliche Narben bleiben.

Emotionale Blockade

Wir können daraus schließen, dass Akne ein Mittel darstellt, die Mitmenschen abzustoßen und sich nicht zu sehr, vor allem aber nicht zu nahe ansehen zu lassen. Dieses Hautproblem befällt sensible und verschlossene Menschen, die sich selbst nicht lieben und schätzen können. Das ist auch der Grund dafür, weshalb besonders Jugendliche davon betroffen sind, die zu hohe Ansprüche an sich stellen und sich oft für sich selbst schämen. Anstatt sich zurückzuziehen, versuchen sie, die anderen durch ihr Hautproblem von sich fernzuhalten.

Dieses Problem ist auch typisch für die Jugendlichen, die versuchen eine bestimmte Rolle zu leben, um ihre Eltern zufriedenzustellen. Siehe dazu auch HAUTPROBLEME.

MENTALE BLOCKADE

Leidest Du als Jugendlicher an Akne, so solltest Du Dir die Zeit nehmen, das Bild zu überdenken, das Du von Dir selbst hast. Versuche zu erkennen, welche Geisteshaltung Dich daran hindert, Du selbst zu sein und Deine Individualität zum Ausdruck zu bringen. Entweder glaubst Du, so sein zu müssen wie Dein gleichgeschlechtliches Elternteil oder aber Du reagierst so heftig, dass Du mit allen möglichen Mitteln versuchst, anders zu sein. In beiden Fällen bist Du nicht Du selbst. Wie sehen Dich die anderen? Haben sie dasselbe Bild von Dir wie Du selbst?

Hast Du die Pubertät bereits hinter Dir und leidest noch immer an Akne, dann schlage ich Dir vor, in Gedanken in Deine Jugend zurückzugehen und nachzuforschen, was zu dieser Zeit geschehen ist. Dieses bleibende Hautproblem will Dir zeigen, dass Du noch immer an Deinen Jugendproblemen leidest und dass es höchste Zeit ist, Dein Selbstbild zu revidieren.

Bricht die Akne aus, wenn Du schon erwachsen bist, so ist es sehr leicht möglich, dass Du Schmerzen aus Deiner Pubertät verdrängt hast, um nicht zu leiden. Dabei kann es sich besonders um Erlebnisse handeln, die Deine Individualität angriffen. Versuche Dich daran zu erinnern, was geschah, kurz bevor die Akne ausbrach. Was könnte dieses Problem wachgerüttelt haben, das Du während Deiner Pubertät zu schlucken suchtest? Dein Körper versucht Dir zu helfen, um Dich von diesen alten Wunden zu befreien, die zwar tief in Dir versteckt sind, die Du nun aber nicht mehr verdrängen kannst. Ein solcher Verdrängungsprozess braucht sehr viel Energie. Dein Körper versucht Dir mitzuteilen, dass Du Dir mehr Achtung entgegenbringen und die Schönheit erkennen solltest, die in Dir schlummert.

SPIRITUELLE BLOCKADE

Die Fragen am Ende des Buches sollen Dir weitere Aufschlüsse zu Deinem Gesundheitsproblem geben und klären helfen, durch welche spirituelle Blockade Du Dir selbst wichtige Bedürfnisse vorenthältst.

Allergien

Physische Blockade

Eine Allergie ist eine Überreaktion des Organismus gegen einen Fremdkörper, die sich in der Regel erst nach dem ersten Kontakt mit dieser Substanz einstellt. Es kann dabei zu mehr oder weniger starken Reaktionen kommen, die weitaus deutlicher ausfallen als die des ersten Kontakts. Eine Allergie ist also eine Überempfindlichkeit des Immunsystems.

Emotionale Blockade

Jemand, der an einer Allergie leidet, lehnt einen anderen Menschen ab, den er nicht mehr ertragen kann. Es ist schwer für ihn, sich an diese bestimmte Person bzw. Situation anzupassen. Es handelt sich hier um Menschen, die sich allzu leicht von den anderen beeindrucken lassen; vor allem von denen, die sie selbst beeindrucken wollen. Sehr oft sind sie leicht erregbar und wollen ihren Mitmenschen unbedingt gefallen (Asthma).

Allergiker leben in innerem Widerspruch. Eine Seite ihrer selbst liebt etwas, was eine andere Seite ihnen verbietet. Dasselbe gilt für ihre Mitmenschen. So lieben sie jemanden sehr und hängen doch von ihm ab. Einerseits möchten sie gern in der Nähe dieses Menschen sein, andererseits würden sie sich jedoch gern von dieser Abhängigkeit befreien. So fangen sie an, alles Mögliche an der geliebten Person auszusetzen. Sehr oft hatten ihre Eltern in vielen Bereichen sehr gegensätzliche Ansichten.

Ein Allergiker kann mit seiner Allergie jedoch auch die Aufmerksamkeit der anderen auf sich ziehen, besonders dann, wenn sich die Allergie durch Atemnot äußert, die den Beistand anderer erfordert, um sie zu überstehen.

Mentale Blockade

Leidest Du an einer Allergie, so versuche festzustellen, welcher Situation oder Person Du feindlich gesinnt bist und deren Einverständnis du aber auf der anderen Seite zugleich suchst. Es handelt sich dabei meist um einen Menschen, der Dir nahe steht. Du meinst, dass dieser Dich um so mehr liebt, je mehr Du seinen Erwartungen entsprichst. Du solltest Dir eingestehen, dass Du vom Gutdünken und Wohlwollen dieses Menschen abhängig bist. Höre auf zu glauben, dass Du Dich unterwerfen musst, um geliebt zu werden.

Es ist interessant zu sehen, dass manche Menschen wie aus heiterem Himmel allergisch auf Dinge reagieren, die sie eigentlich lieben, und z. B. plötzlich keine Milchprodukte mehr vertragen, die sie eigentlich lieben. Leidest Du an Lebensmittelallergien, so kann es sein, dass es Dir schwerfällt, Dir das zuzugestehen, was Dir im Leben Spaß macht.

Wäre es nicht viel einfacher und angenehmer, wenn Du lernen würdest, dass Du die Aufmerksamkeit Deiner Mitmenschen auf Dich ziehen kannst, auch ohne Dich krank zu machen? Dass man sie Dir in der Vergangenheit geschenkt hat, wenn Du krank warst, heißt noch lange nicht, dass dies Dein einziges Mittel ist, sie zu gewinnen.

Reagierst Du allergisch auf Staub oder Tiere, dann fühlst Du Dich schnell angegriffen. Warum glaubst Du, dass Dir andere etwas anhaben wollen? Ich schlage Dir vor, Deine eigenen Gedanken zur Aggressivität genauer unter die Lupe zu nehmen. In der Regel ist die Angst, die wir vor anderen haben, ein Echo dessen, was in uns selbst vor sich geht.

Anstatt Deine Allergie auf äußere Faktoren zurückzuführen, schlage ich Dir vor, einmal genau zu untersuchen, was in den 24 Stunden vor Deiner allergischen Reaktion geschah. Es ist in Deinem eigenen Interesse festzustellen, welche Person Dir unerträglich ist. Da Du die anderen nicht ändern kannst, bleibt Dir nur übrig zu lernen, mit den Augen des Herzens zu sehen.

Spirituelle Blockade

Die Fragen am Ende des Buches sollen Dir weitere Aufschlüsse zu Deinem Gesundheitsproblem geben und klären helfen, durch welche spirituelle Blockade Du Dir selbst wichtige Bedürfnisse vorenthältst.

Alpträume

Physische Blockade

Als Alp bezeichnet man einen mehr oder weniger unangenehmen Traum, aus dem wir in der Regel ziemlich plötzlich und aufgelöst erwachen und der eine schwer erträgliche Erinnerung zurücklässt.

Emotionale Blockade

In einem Alptraum stehen wir große Ängste durch, Ängste, die wir auch im Alltag erfahren, deren wir uns jedoch nicht bewusst sind oder bewusst sein wollen, weil wir uns davor fürchten, uns mit ihnen auseinandersetzen zu müssen. Der Traum ist insofern lediglich eine Fortsetzung des Wachzustands, in dem verdrängte Dinge wieder zum Vorschein kommen können. Haben wir eine bestimmte Grenze überschritten, erlaubt uns der Traum, die verdrängten Gefühle freizusetzen. Träume sind – ganz wie Krankheiten und Gesundheitsprobleme – immer dazu da, uns zu helfen, uns bestimmter Dinge bewusst zu werden.

Mentale Blockade

Leidest Du häufig an Alpträumen, so will Dir Deine Psyche helfen, Deine Wünsche besser zum Ausdruck zu bringen. Vor allem aber will sie Dir klarmachen, dass Du damit aufhören musst, immer zu glauben, dass Du es nicht schaffen kannst. Träumst Du zum Beispiel davon, verfolgt zu werden, und stehst dabei Todesängste durch, so ist das ein klares Zeichen dafür, dass Du auch in Deinem täglichen Leben das Gefühl hast, von einer Person, Sache oder Idee verfolgt zu werden. In Wirklichkeit drängt es Dich dazu, Dich dieser Situation mit all Deiner Kraft entgegenzustellen, doch bist Du von der Vorstellung besessen, so etwas nie schaffen zu können. Bringst Du es fertig, Dich in Deinem Traum umzuwenden, um Dich dem Verfolger zu stellen und ihn zu fragen, was er von Dir will, wird Dir diese Tapferkeit des Traums auch in Deinem Wachzustand helfen. Je öfter ein Alptraum wiederkehrt, desto dringlicher musst Du Dich mit dem auseinandersetzen, was Dich bedrückt. So wird wieder Friede in Deinen Geist einkehren.

Spirituelle Blockade

Die Fragen am Ende des Buches sollen Dir weitere Aufschlüsse zu Deinem Gesundheitsproblem geben und klären helfen, durch welche spirituelle Blockade Du Dir selbst wichtige Bedürfnisse vorenthältst.

Alzheimersche Krankheit

Physische Blockade

Diese Krankheit kommt meist erst in fortgeschrittenem Alter zum Vorschein und ist durch zunehmenden Gedächtnisschwund gekennzeichnet. Menschen, die an dieser Krankheit leiden, erinnern sich oft noch gut an weiter zurückliegende Ereignisse, während es ihnen wesentlich schwerer fällt, sich jüngerer Geschehnisse zu entsinnen. Es handelt sich dabei um eine Form des Gedächtnisschwunds, bei dem der Kranke die verschiedenen Ereignisse, die sich im Laufe der Zeit zutragen, einfach wieder vergisst, weil er sie nicht speichern kann.

Emotionale Blockade

Diese Krankheit ist ein Mittel, der gegenwärtigen Wirklichkeit zu entkommen. Ein an »Alzheimer« erkrankter Mensch neigte zeit seines Lebens dazu, sich um alles zu kümmern. Er hatte ein ausgezeichnetes Gedächtnis, dessen er sich jedoch nicht immer bediente, und wusste auf alles eine Antwort. Er erinnerte sich an viele Einzelheiten, die anderen kaum oder gar nicht wichtig schienen. Ja er rühmte sich sogar seines guten Gedächtnisses und war stolz darauf. Andererseits fühlte er sich anderen gegenüber immer verpflichtet und machte ihnen im Gegenzug Vorwürfe dafür, sich nicht genug oder zumindest nicht auf die gewünschte Weise um ihn zu kümmern. Heute erlaubt ihm die Krankheit, sich all seiner Verantwortung zu entziehen und seine Mitmenschen – vor allem die, die sich um ihn kümmern – dennoch zu kontrollieren.

MENTALE BLOCKADE

Leider liegt der an Alzheimer erkrankten Person nur selten selbst etwas daran, gesund zu werden. Das wünschen sich eher ihre Mitmenschen. Sie selbst hingegen glaubt, dies sei das einzige Mittel, sich an ihrer Umwelt zu rächen. Lange litt sie schweigend an einer Situation und jetzt hat sie eine ausgezeichnete Entschuldigung, ganz nach ihrem Gutdünken zu leben.

Leidest Du an dieser Krankheit und liest gerade diese Zeilen, so ist es wichtig, dass Du erkennst, dass sich die anderen auch ohne Krankheit um Dich kümmern werden. Erkenne, dass Du auch dann geliebt werden kannst und ein bedeutender Mensch bleibst, wenn Du Dich nicht mehr um alles kümmern und Dich vor allem nicht mehr an alles erinnern willst. Versuche in Wort zu fassen, was Du jetzt erlebst *und* was Du früher erlebt hast. Sieh doch, was für schöne Jahre Dir noch bevorstehen, wenn Du Dich dazu entschließt, sie wirklich zu leben.

Liest Du diesen Text für jemand anderen, so schlage ich Dir vor, ihn dieses Kapitel selbst lesen zu lassen.

SPIRITUELLE BLOCKADE

Die Fragen am Ende des Buches sollen Dir weitere Aufschlüsse zu Deinem Gesundheitsproblem geben und klären helfen, durch welche spirituelle Blockade Du Dir selbst wichtige Bedürfnisse vorenthältst.

Amöbenruhr

Diese Krankheit ist eine Entzündung des Dickdarms mit unregelmäßig einsetzendem Durchfall. Siehe DARMPROBLEME und DURCHFALL.

Anämie

Physische Blockade

In den meisten Fällen ist eine Anämie mit dem Sinken der roten Blutkörperchen gleichzusetzen. Diese dienen dazu, den Sauerstoff (O_2) zu den Zellen zu bringen und einen Teil des Kohlenstoffs (CO_2) abzutransportieren. Zeichen von Blutarmut sind: bleiche Haut und Schleimhäute, beschleunigte Atmung und extreme Müdigkeit. Außerdem kann es zu Kopfschmerzen, Schwindel oder Ohrensausen kommen (Zeichen einer schlechten Durchblutung des Gehirns).

Emotionale Blockade

Metaphysisch gesehen steht das Blut für die Freude am Leben. Einem blutarmen Menschen mangelt es also an Lebensfreude. Es kann ihm so schwerfallen, seine Inkarnation zu akzeptieren, dass er jegliche Lust am Leben verliert. Er lässt sich schnell entmutigen und hat keine Beziehung mehr zu seinen Wünschen und Bedürfnissen. Er fühlt, wie er langsam vergeht.

Mentale Blockade

Leidest Du an Anämie, so musst Du Dich wieder damit vertraut machen, Dein Leben selbst in die Hand zu nehmen, ohne von anderen abhängig zu sein. Versuche, Dir der negativen Gedanken bewusst zu werden, die Dich daran hindern, Dir Dein Leben schön zu gestalten. Lass dieses kleine Kind raus, das in Deinem Inneren steckt und spielen sowie das Leben nicht allzu ernst nehmen möchte.

Spirituelle Blockade

Die Fragen am Ende des Buches sollen Dir weitere Aufschlüsse zu Deinem Gesundheitsproblem geben und klären helfen, durch welche spirituelle Blockade Du Dir selbst wichtige Bedürfnisse vorenthältst.

Andropause

Dies ist ein völlig natürliches Phänomen und bezieht sich auf das Nachlassen der Sexualtätigkeit. Es tritt bei Männern etwa um das sechzigste Lebensjahr ein. Siehe Wechseljahre.

Angeborene Krankheiten

Der Ursprung angeborener Krankheiten geht auf das Embryonalstadium zurück. Sie sind daher bereits bei der Geburt vorhanden. Siehe dazu die *Zusatzerklärungen* im ersten Teil dieses Buches.

Angstzustände

Angstzustände sind oft unbegründet. Sind sie es doch, so würde die Ursache dafür bei anderen Menschen keine solche Reaktion hervorrufen. Dieser Zustand ist typisch für jemanden, der vor einem Hindernis zurückweicht. Er kämpft nicht, weil er keinerlei Vertrauen in seine Fähigkeiten hat.

Ich konnte nun schon seit Langem feststellen, dass viele Menschen, die über Angstzustände klagen, eigentlich an verschiedenen Formen von Platzangst leiden. Ich möchte daher auf das Kapitel PLATZANGST verweisen.

Armprobleme

PHYSISCHE BLOCKADE

Die Arme sind die mit am meisten benutzten Gliedmaßen, da sie mehrere Funktionen haben. Wir brauchen sie, um Dinge zu nehmen, andere zu umarmen, zu spielen, zu arbeiten, kurz, um zu handeln. Armschmerzen können sich also auf verschiedene Dinge beziehen.

EMOTIONALE BLOCKADE

Probleme an den Armen sind typisch für Menschen, die an ihren Fähigkeiten und am Nutzen ihrer Arbeit zweifeln. Sie fühlen sich traurig und niedergeschlagen, was sie dazu bringt, sich in sich selbst zurückzuziehen und sich in ihrer Situation selbst zu bemitleiden.

Aber auch jemand, dem es schwerfällt, die in die Arme zu nehmen, die er liebt, und deswegen ein schlechtes Gewissen hat, kann an Armschmerzen leiden. Er sollte nachsehen, was ihn wirklich daran hindert.

Andere wiederum haben Probleme mit ihren Armen, da sie sich nicht imstande sehen, anderen zu helfen. Hierbei sei angemerkt, dass der rechte Arm mit dem Geben, der linke Arm mit dem Nehmen in Verbindung steht.

Armschmerzen können aber auch bei Menschen auftreten, die eigentlich in der Lage wären, sich einer neuen Situation zu stellen, sich jedoch zu stark von ihrem Umfeld oder ihren Gedanken beeinflussen lassen und deshalb nicht zur Tat schreiten.

Da die Arme auf unserer Herzensebene liegen, sollten wir sie eher dazu gebrauchen, unsere Liebe mitzuteilen, als das Gefühl zu haben, mit ihnen die Last der Welt tragen und uns um die anderen kümmern oder sie beschützen zu müssen. Die Arme befinden sich nicht zufällig an dieser Stelle. Wir sollten einen Menschen oder eine Situation freudig umarmen und in Liebe arbeiten. Unser Herz sehnt sich nach nichts anderem.

Mentale Blockade

Zweifelst Du an Dir und an Deinen Fähigkeiten, dann lässt Du Dich von dieser kleinen Stimme aus der Bahn werfen, die da in Deinem Kopf sitzt und versucht, Dich davon zu überzeugen, dass Du nicht gut oder kompetent genug bist, um das zu bewerkstelligen, was Du Dir wünschst. Es kann auch sein, dass Du meinst, Dir fehlten die ausreichenden Kenntnisse dazu.

Hast Du Angst, der *rechte Arm* eines anderen zu werden? Hast Du überprüft, ob Deine Bedenken gerechtfertigt sind? Wie auch immer die Botschaften Deines zweifelnden Ichs lauten mögen, Du musst Dich dazu entschließen, zuversichtlich zur Tat zu schreiten, und kannst ruhig davon ausgehen, dass Du über alles Nötige verfügst, was Du brauchst, um dabei ans gewünschte Ziel zu gelangen. Nur Deine eigenen Zweifel können Dich davon abhalten. Wäre es besser, nicht zu handeln, dann hättest Du keine Schmerzen in den Armen. Sie sind vielmehr dazu da, Dich verstehen zu lassen, dass Deine Denkweise Dir schadet. Welche Qualitäten würdest Du an jemandem wie Dir finden, wenn Du ihm beim Arbeiten zusähest? Du kannst viel Energie gewinnen, indem Du lernst, Dich ein wenig zu bewundern anstatt ständig an Dir zu zweifeln.

Gehen die Probleme, die Du mit Deinen Armen hast, eher darauf zurück, dass es Dir schwerfällt, anderen Deine Zuneigung und Liebe zu zeigen, indem Du sie umarmst, dann soll Dich die Botschaft Deines Körpers dazu bewegen, eine neue Erfahrung zu machen, in der Du den ersten Schritt wagst. Das soll natürlich nicht heißen, dass Du nun alles und jeden ständig umarmen sollst, sondern vielmehr, dass Du überdenken solltest, wie Du Deinen Mitmenschen Deine Zuneigung zeigst. Du musst nicht mehr glauben, dass Du gefühlskalt bist.

Konzentrieren sich die Schmerzen auf den Ellenbogen, so siehe Ellenbogenschmerzen

Spirituelle Blockade

Die Fragen am Ende des Buches sollen Dir weitere Aufschlüsse zu Deinem Gesundheitsproblem geben und klären helfen, durch welche spirituelle Blockade Du Dir selbst wichtige Bedürfnisse vorenthältst.

Arterienerkrankungen

PHYSISCHE BLOCKADE

Die Arterien sind die Blutgefäße, die das vom Herzen kommende Blut in das Gewebe des Organismus bringen, während die Venen das Blut aus allen Körperteilen wieder zum Herzen zurückführen. Verschiedene Faktoren können das richtige Funktionieren der Arterien beeinträchtigen.

EMOTIONALE BLOCKADE

Die Arterien sind die Wege, auf denen die Lebenskraft sowohl physisch als auch symbolisch gesehen durch den Körper läuft. Menschen, die Probleme mit den Arterien haben, nehmen das Leben oft zu ernst. In einem oder mehreren Bereichen fehlt es ihnen an Umgänglichkeit und Kommunikation. Das kann sich auf sozialen Umgang oder aber auch auf positive Gedanken beziehen. Sie tun sich schwer, ihr Herz sprechen zu lassen und schrecken vor Situationen zurück, die ihnen Freude und Fröhlichkeit bereiten könnten.

MENTALE BLOCKADE

Es ist Zeit, dass Du aufhörst, Dir alles so zu Herzen zu nehmen. Nimm Dir Zeit, in Dich zu hören, was Dir wirklich Freude machen würde. Du musst keineswegs zwischen den Freuden der Sinne und des Geistes, d. h. Deinen Wünschen und Deinen spirituellen Werten hin- und herschwanken. Gewähre Dir all diese Vergnügen, auch wenn Du ganz klein beginnst. Du musst lernen, jede Art der Freude regelmäßig und nicht nur zu bestimmten Augenblicken fließen zu lassen. Das Leben ist zu wichtig, um es so ernst zu nehmen.

SPIRITUELLE BLOCKADE

Die Fragen am Ende des Buches sollen Dir weitere Aufschlüsse zu Deinem Gesundheitsproblem geben und klären helfen, durch welche spirituelle Blockade Du Dir selbst wichtige Bedürfnisse vorenthältst.

Arterienerweiterung

PHYSISCHE BLOCKADE

Ein sogenanntes Aneurysma ist eine sackförmige Erweiterung eines direkt mit einer Arterie in Verbindung stehenden Blutgefäßes, das von einer Membran abgeschlossen ist und sich mit Blut füllt.

Es besteht große Gefahr, dass dieses Blutgefäß platzt oder einreißt. Oft deutet sich eine Arterienerweiterung durch Schmerzen im Brustbereich, Husten oder Schwierigkeiten beim Schlucken an. Befindet sich diese Arteriektasie im Bauchbereich, geht sie meist mit Verdauungsproblemen und direkt lokalisierbaren Bauchschmerzen einher. Ein Gehirnaneurysma gilt in der Regel als eine Spätfolge einer angeborenen Missbildung. Zu angeborenen Krankheiten siehe S. 26.

Emotionale Blockade

Dieses Problem kann nach einem großen Schmerz auftreten, der oft in Zusammenhang mit der Familie steht und die Freude am gewohnten Kontakt beeinträchtigt. Ein an einer Arterienerweiterung leidender Mensch leitet eine Trennung ein oder möchte sie einleiten, obwohl sie ihm das Herz bricht. Unbewusst fühlt er sich für diese Entscheidung schuldig. Er hat all diese Schmerzen in sich aufgestaut und ist nun an seine Grenze gelangt. Die Entscheidung zur Trennung wird in dem Augenblick getroffen, in dem er das Gefühl hat, nicht mehr weiter zu können. Er hat sich in seiner eigenen Reaktion verfangen.

Mentale Blockade

Leidest Du an einem Aneurysma, so ist dies ein dringendes Zeichen dafür, dass Du aufhören musst, Dein inneres Leid aufzustauen, und unbedingt anfangen musst, Dich mit den betroffenen Personen auszusprechen, anstatt alles für Dich zu behalten. Vielleicht schämst Du Dich, Deine große Sensibilität zur Schau zu stellen, doch hast Du nun keine andere Wahl mehr: Entweder bringst Du sie zum Ausdruck oder sie bringt Dich um. Außerdem möchte ich Dir raten, an Deiner Dickköpfigkeit zu arbeiten. Sie drängt Dich zu radikalen Entschlüssen, die Dir selbst schaden. Dein Herz sehnt sich nach dem Gegenteil. Lass Dich nicht von negativen Gedanken überwältigen. Sie kommen von Deinem Leid. Hast Du es einmal geschafft, es in Worte zu fassen, wirst Du die Freude am Kontakt zu Deinen Nächsten wiederfinden.

Spirituelle Blockade

Die Fragen am Ende des Buches sollen Dir weitere Aufschlüsse zu Deinem Gesundheitsproblem geben und klären helfen, durch welche spirituelle Blockade Du Dir selbst wichtige Bedürfnisse vorenthältst.

Arthrose

Physische Blockade

Diese chronische Gelenkerkrankung unterscheidet sich von der Arthritis dadurch, dass sie keine Zeichen einer Entzündung aufweist. An Arthrose erkrankte Menschen leiden vor allem in der Früh beim Aufstehen und brauchen eine Weile, bevor sich das kranke Gelenk bewegen lässt. Doch auch dann bleibt sein Bewegungsraum meist eingeschränkt. Bei bestimmten Bewegungen kann das Gelenk knacken.

Emotionale Blockade

Arthrose und Arthritis sind sich sehr ähnlich. Bei der Arthrose richtet sich der Zorn jedoch nicht wie beim Rheuma gegen sich selbst, sondern gegen eine andere Person, der etwas nachgetragen wird. Der Arthrosepatient übernimmt nicht die Verantwortung für sich selbst, sondern zieht es vor, einen anderen für sein Unglück anzuklagen. Er unterhält ständig das Gefühl des Unrechts. Es ist wichtig, dass er lernt, mehr Mitgefühl für seine Mitmenschen aufzubringen und mehr Enthusiasmus in sein Leben fließen zu lassen. Zur Folgerung hieraus siehe Rheumatismus.

Asthma

Asthma ist eine periodisch wiederkehrende Krankheit. Es kommt zu Atemnot, da das Ausatmen schwer und mühsam, das Einatmen jedoch leicht und schnell geht. Das Pfeifen des Atems ist nicht nur mit dem Stethoskop, sondern mit bloßem Ohr hörbar. Zwischen den Anfällen ist die Atmung normal, und in der Brust ist kein außerordentliches Geräusch wahrnehmbar. Ich verweise hier auf Allergien und Atembeschwerden, da es sich hier um eine Form von chronischer Allergie handelt.

Astigmatismus

Physische Blockade

Astigmatismus wird durch eine abnormale Krümmung der Augenoberfläche verursacht, welche die Sicht verzerrt.

Emotionale Blockade

Astigmatismus verrät Schwierigkeiten, das Innenleben mit dem Leben in der Gesellschaft zu vereinen. Besonders Menschen, welche die Dinge anders für sich selbst als für ihre Umwelt sehen, leiden daran. Sie tun sich schwer, Ereignisse objektiv zu betrachten. Wenn sich ihre Denkweise von der ihrer Mitmenschen unterscheidet, kommt es zu inneren Konflikten. Es fällt ihnen schwerer, Änderungen von anderen als von sich selbst anzunehmen. Sehen sie ihre Pläne von anderen durchkreuzt, sind sie kaum imstande, solchen Änderungen Gutes abzugewinnen. Wären diese neuen Umstände jedoch ihren eigenen Ideen entsprungen, hätten sie keinerlei Probleme, sie zu akzeptieren. Sie fühlen sich schnell vor den Kopf gestoßen.

Mentale Blockade

Wovor hast Du Angst, wenn Du die Dinge objektiver und ab und zu auch mit den Augen der anderen betrachtest? Vielleicht hast Du schon in jungen Jahren den Entschluss gefasst, Dich nicht mehr von Deinen Mitmenschen beeinflussen zu lassen und in Zukunft das Leben auf Deine Weise zu betrachten. Vielleicht war diese Entscheidung zu jenem Augenblick Deines Lebens richtig, doch ist sie es jetzt sicher nicht mehr, zumindest nicht immer. Gestehe auch anderen das Recht auf eine eigene Meinung zu, auch wenn diese sich nicht mit Deiner deckt. Das sollte Dich in Deinen Augen keinesfalls entwerten. Du wirst sehen, dass sich so mancher Konflikt mit Deinem Umfeld dadurch lösen lässt und Dein innerer Friede so bewahrt wird. Siehe auch Augenprobleme.

Spirituelle Blockade

Die Fragen am Ende des Buches sollen Dir weitere Aufschlüsse zu Deinem Gesundheitsproblem geben und klären helfen, durch welche spirituelle Blockade Du Dir selbst wichtige Bedürfnisse vorenthältst.

(Schlechter) Atem

Physische Blockade

Normalerweise ist der Atem praktisch geruchlos. Schlechter Atem kann auf Verdauungsprobleme, Karies und andere Gesundheitsprobleme zurückzuführen sein. In diesem Fall solltest Du unter den fraglichen Punkten nachlesen. Die folgende Beschreibung bezieht sich hauptsächlich auf Menschen, deren schlechter Atem auf keine unmittelbare Krankheit zurückgeht.

Emotionale Blockade

Schlechter Atem scheint aus den Untiefen der betroffenen Person zu kommen und lässt darauf schließen, dass sie an tiefem Kummer leidet und Hass, Rachsucht oder Wut gegen jemanden in sich aufstaut, der sie einmal verletzt hat. Solch negative Gedanken, derer sie sich oft schämt und die sie zu verdrängen sucht, lassen sie langsam innerlich absterben. So trägt der schlechte Atem dazu bei, sich andere Menschen vom Leibe zu halten, obwohl die betroffene Person eigentlich gerade solche zwischenmenschlichen Kontakte bräuchte.

Mentale Blockade

Zweifelst Du am Geruch Deines Atems, so bitte einfach jemanden um eine ehrliche Meinung. Stelle dann fest, ob es sich dabei nicht auch um ein bestimmtes Gesundheitsproblem handeln könnte. Wenn nein, so sollst Du hier eine sehr wichtige Nachricht erhalten, die Dir helfen kann, ein Problem zu lösen, das an Deinem Inneren zu nagen beginnt. Kein Schmerz kann groß genug sein, um nicht durch wahres Verzeihen geheilt werden zu können. Du brauchst dieses Gefühl der Machtlosigkeit und des Schams nicht mehr weiter zu unterhalten. Akzeptiere Dich als liebenswerten Menschen und entdecke dieses große Herz wieder, das in Dir steckt. Die Schritte des Verzeihens werden am Ende dieses Buchs beschrieben.

Spirituelle Blockade

Die Fragen am Ende des Buches sollen Dir weitere Aufschlüsse zu Deinem Gesundheitsproblem geben und klären helfen, durch welche spirituelle Blockade Du Dir selbst wichtige Bedürfnisse vorenthältst.

Atemstocken

Physische Blockade

Die sogenannte Apnoe bezeichnet unwillkürliches Aussetzen der Atmung. Ganz offensichtlich kann die Atmung nur eine begrenzte Zeit stocken, da dies sonst durch fehlende Sauerstoffzufuhr und Zurückhalten des Kohlenstoffs zum Ersticken führen würde. Häufig sind sich Menschen des Problems anfangs gar nicht bewusst.

Emotionale Blockade

Häufige Atemstockungen führen zu Beklemmungen, da die betroffene Person Angst davor hat, das nächste Aussetzen der Atmung könnte zu lang sein und sie erstickt. Zuerst muss festgestellt werden, in welchen Situationen die Atemstockungen eintreten. Da dies meist in der Ruhephase der Fall ist, können wir darauf schließen, dass diese Person den Lebenskreislauf (Sauerstoff) blockiert und nicht zur Ruhe (Kohlenstoff) kommen kann.

Mentale Blockade
Besonders wenn Du an solcher Apnoe während des Schlafs oder in Ruhephasen leidest, möchte ich Dir ans Herz legen, Deine Einstellung gegenüber der Rast genauer unter die Lupe zu nehmen. Wäre es möglich, dass Du das Gefühl hast, dass Du nicht mehr lebst, wenn Du Dich ausruhst? Hast Du vielleicht Schwierigkeiten aufzuhören und auszuspannen? Treten die Atemstockungen während der Arbeit auf, stelle Dir dieselben Fragen bezüglich Deiner Einstellung zur Arbeit.

Spirituelle Blockade
Die Fragen am Ende des Buches sollen Dir weitere Aufschlüsse zu Deinem Gesundheitsproblem geben und klären helfen, durch welche spirituelle Blockade Du Dir selbst wichtige Bedürfnisse vorenthältst.

Atherosklerose

Diese Krankheit betrifft die Wände der großen und mittleren Arterien. Cholesterinablagerungen und eine Veränderung der Struktur des elastischen Bindegewebes bewirken eine Verhärtung der Arterie. Die Arterienverkalkung kann zu Stenokardie, der sogenannten Brustenge, und so zu Herzinfarkt führen. Auch Arterienerweiterung kann eine Folge von Atherosklerose sein. Männer sind fünfmal öfter davon betroffen als Frauen. Siehe auch Arterienerkankungen und Herzprobleme.
Diese Krankheit wird von einem Stau an Kummer, Kritik und Mangel an Lebensfreude verursacht, der für eine innere Verhärtung verantwortlich ist.

(Übersteigerte) Atmung

Physische Blockade
Zur sogenannten Hyperventilation kommt es, wenn mehr Luft ein- als ausgeatmet wird. So gelangt überdurchschnittlich viel Sauerstoff in den Körper. Oft werden die Symptome einer übersteigerten Atmung mit denen eines Herzinfarkts verglichen.

Emotionale Blockade
Zu übersteigerter Atmung kommt es bei Angst vor Kontrollverlust. Der betroffene Mensch hält sich zu sehr zurück und lässt sein Leben nicht frei laufen. Er hat Angst vor dem Unbekannten und traut sich selbst zu wenig zu.

Mentale Blockade
Neigst Du häufig zu übersteigerter Atmung, so solltest Du versuchen, Dich so wenig wie möglich Situationen auszusetzen, die Dir zu viel

abverlangen. Akzeptiere Deine Ängste und Grenzen. Nähere Dich dem Unbekannten und neuen Erfahrungen langsam und schrittweise. Es geht hier keineswegs darum, Dich allen neuen Erfahrungen gegenüber zu sperren, da Du Dir so nur Deine eigenen Wünsche vorenthalten würdest. Du solltest vielmehr versuchen, nicht zu schnell auf all dies zuzugehen, um alles auf einen Schlag zu erfahren.

SPIRITUELLE BLOCKADE
Die Fragen am Ende des Buches sollen Dir weitere Aufschlüsse zu Deinem Gesundheitsproblem geben und klären helfen, durch welche spirituelle Blockade Du Dir selbst wichtige Bedürfnisse vorenthältst.

Aufstoßen

PHYSISCHE BLOCKADE
Beim Aufstoßen kommt der Inhalt der Speiseröhre oder des Magens wieder zurück in den Mund.

EMOTIONALE BLOCKADE
Meist zeigt hier der Körper lediglich, dass er das Zugeführte nicht benötigte. Doch kann das Aufstoßen auch mit der Zurückweisung eines eben gehörten oder gesehenen Umstandes zu tun haben.

MENTALE BLOCKADE
Ist das Aufstoßen ein Zeichen, dass wir ein äußeres Ereignis zurückweisen, so gibt uns der Körper die Nachricht, unsere Angst vor der Zurückweisung zu hinterfragen, die durch diesen Umstand wieder wachgerüttelt wurde. Diese Angst steht wahrscheinlich in Zusammenhang mit Deiner Mutter, die durch die Nahrung symbolisiert wird. Entspricht diese Angst heute noch Deiner Wirklichkeit?

SPIRITUELLE BLOCKADE
Die Fragen am Ende des Buches sollen Dir weitere Aufschlüsse zu Deinem Gesundheitsproblem geben und klären helfen, durch welche spirituelle Blockade Du Dir selbst wichtige Bedürfnisse vorenthältst.

Augenprobleme

PHYSISCHE BLOCKADE

Die Augen sind unser Sehorgan. Es kann hier zu den verschiedensten Problemen kommen. Die meisten beeinträchtigen mehr oder weniger unsere natürliche Sehfähigkeit. Das geht von leichter Kurzsichtigkeit zu völliger Erblindung. Siehe neben den folgenden Ausführungen also auch unter dem konkreten Schlagwort nach.

EMOTIONALE BLOCKADE

Jedes Gesundheitsproblem, das unsere Sicht einschränkt, lässt darauf schließen, dass wir unsere Augen lieber von einer Tatsache abwenden, als zu riskieren, etwas oder jemanden durch unsere Reaktion zu verlieren. Dies ist eine Art Selbstschutz. Manche haben es auch satt, alles überwachen zu »müssen« und versuchen, sich durch ein Augenproblem aus der Affäre zu ziehen. Hier einige selbstredende Ausdrücke:

- *Ich traue meinen Augen nicht!*
- *Etwas springt ins Auge.*
- *Das nehme ich mit geschlossenen Augen.*
- *Das kann ich mit verschlossenen Augen.*
- *Mit einem blauen Auge davonkommen.*
- *Keine Augen im Kopf haben.*
- *Ein blindes Huhn sein.*

Schon allein der Umstand, sich ständig solcher Ausdrücke zu bedienen, kann unsere Sicht beeinträchtigen.

Verursachen die Augenprobleme eine schlechte Nahsicht, so ist dies ein Zeichen, dass die betroffene Person etwas in ihrer Nähe (wie z. B. ihren alternden Körper) oder aber bestimmte Ereignisse in ihrem aktuellen Leben nicht wahrhaben will. Was sie sieht, macht ihr Angst. Diese Angst hindert sie daran zu sehen, was wirklich vorgeht, und verzerrt ihre Sicht der Wirklichkeit. Es fällt ihr leichter, die genauen Details zu ignorieren. Das verleiht ihr eine Art Scheinfriede, da sie das Gefühl hat, nicht gestört zu werden und von den Problemen losgelöst zu sein. Siehe dazu auch WEITSICHTIGKEIT.

Kommt es durch die Augenprobleme zu einer schlechten Fernsicht, so soll der betroffene Mensch die Nachricht erhalten, dass er sich unnötige und unrealistische Sorgen bezüglich seiner oder seiner Nächsten Zukunft macht. Seine Fantasie malt ihm die schlimmsten Situationen aus, sodass er große Ängste durchstehen muss. Er kann es aber auch satt haben, in die Zukunft zu blicken, da er bittere Enttäuschungen durchlebte oder einfach, weil er faul und träge ist. Siehe dazu auch KURZSICHTIGKEIT.

Das linke Auge symbolisiert unser Selbstbild, das in engem Zusammenhang mit unserer Mutter steht, da unsere linke Körperhälfte unserem weiblichen Prinzip entspricht. Dieses Selbstbild wurde also weitgehend von den Dingen beeinflusst, die wir von unserer Mutter gelernt oder übernommen haben.

Das rechte Auge steht für alles, was wir in unserer Umwelt wahrnehmen. Diese Sichtweise der Außenwelt stammt größtenteils von Deinem Vater. Denn die rechte Körperhälfte entspricht dem männlichen Prinzip.

MENTALE BLOCKADE

Es ist höchste Zeit, dass Du erkennst, dass Dein Leben um keinen Deut besser werden wird, wenn Du die Augen vor der Wirklichkeit verschließt. Anstatt zu fürchten, Du könntest etwas oder jemanden verlieren, solltest Du der Gegenwart *in die Augen sehen* und die Aufgaben erledigen, wenn sie sich einstellen.

Glaubst Du, dass Du keine Fehler mehr machen darfst, wenn Du zu gut siehst, so schadet Dir diese Einstellung heute. ***Ohne Fehler keine Erfahrungen, und ohne Erfahrungen keine Entwicklung.***

Es heißt, die Augen seien die Spiegel der Seele. Daraus geht schon hervor, dass jedes Augenleid eine wichtige Nachricht unseres Innenlebens verbirgt und uns ein Zeichen sein soll, dass wir nicht auf dem richtigen Weg sind, unseren Lebensplan zu verwirklichen. Akzeptiere den Gedanken, dass eine schlechte Sicht weder normal noch vererbt ist. Nur fest eingefahrene Überzeugungen können stark genug sein, Deine Sehkraft auf diese Weise zu beeinflussen. Da es sich bei Augenproblemen jedoch immer um eine sehr subtile Nachricht handelt, ist diesen Überzeugungen nicht immer leicht auf den Leib zu rücken. Ich lege Dir daher die Fragen am Ende dieses Buches ans Herz, um erkennen zu können, welche Überzeugungen Dein Sehvermögen in Mitleidenschaft ziehen.

Bedienst Du Dich oft eines oder mehrerer der oben genannten Ausdrücke, so versuche die Angst zu entschlüsseln, die Dir innewohnt, wenn Du sie benutzt. Denn auch so kannst Du die Ansichten erkennen, die Deinen Augen schaden.

SPIRITUELLE BLOCKADE

Die Fragen am Ende des Buches sollen Dir weitere Aufschlüsse zu Deinem Gesundheitsproblem geben und klären helfen, durch welche spirituelle Blockade Du Dir selbst wichtige Bedürfnisse vorenthältst.

Auswuchs

PHYSISCHE BLOCKADE
Bei einem Auswuchs handelt es sich um ein gutartiges Hautgeschwulst.

EMOTIONALE BLOCKADE
Jede Form von Auswuchs stellt Gewebe dar, welches der Körper eigentlich nicht braucht. Es soll dem betroffenen Menschen ein Zeichen sein, dass er schon zu lange an einem bestimmten Kummer leidet. Er hindert sich so daran, seine Gegenwart voll auszuleben, da er sich ständig in der Vergangenheit befindet und über seinen Gram grübelt. Da Auswüchse jedoch außerdem ein ästhetisches Problem darstellen, ist es ein Zeichen dafür, dass er nicht fähig ist, seine innere Schönheit anzuerkennen. Lies unter den betroffenen Körperteilen nach, um festzustellen, auf welchen Bereich sich diese Problematik bezieht.

MENTALE BLOCKADE
Dein Körper sagt Dir, dass es Zeit ist, die Schönheit zu sehen, die in Dir steckt. Außerdem musst Du Dich dazu entscheiden, nach Deinen heutigen Bedürfnissen zu leben, anstatt immer an Deiner Vergangenheit herumzukauen. Du kannst aufhören zu glauben, dass Du ein schlechter Mensch bist, wenn Du das tust, was Du willst. Wende die Seite und fasse den Entschluss, Dir und den anderen zu verzeihen und schlage Deine eigene Richtung ein. (Siehe die Etappen des Verzeihens am Ende des Buches.) Außerdem rate ich Dir, unter HAUTPROBLEMEN und gegebenenfalls auch unter WARZEN nachzulesen.

SPIRITUELLE BLOCKADE
Die Fragen am Ende des Buches sollen Dir weitere Aufschlüsse zu Deinem Gesundheitsproblem geben und klären helfen, durch welche spirituelle Blockade Du Dir selbst wichtige Bedürfnisse vorenthältst.

Autismus

PHYSISCHE BLOCKADE
Dieser aus der Psychiatrie stammende Begriff charakterisiert einen Bruch mit der Wirklichkeit. Der Kranke zieht sich völlig in seine Innenwelt zurück. Zu typischen Symptomen des Autismus gehören Schweigen, affektive Enthaltsamkeit, Nahrungsverweigerung, das Fehlen des Wortes *Ich* im Sprachgebrauch und Schwierigkeiten, anderen in die Augen zu sehen.

Emotionale Blockade

Nach dem heutigen Stand der Wissenschaft gehen die Ursachen des Autismus in die Zeit vor dem achten Lebensmonat zurück. Ich glaube, dass das autistische Kind eine sehr starke karmische Bindung an seine Mutter hat. Das Kind wählt (unbewusst) den Autismus, um der Realität zu entkommen. Es ist wahrscheinlich, dass das Kind in einem früheren Leben eine sehr schwere Erfahrung mit seiner Mutter durchlebt hat und jetzt versucht, sich auf diese Weise zu rächen, indem es jegliche Zärtlichkeit und Nahrung von ihr zurückweist.

Liest Du diese Zeilen als Mutter eines autistischen Kindes, schlage ich Dir vor, Deinem Kind diese Stelle vorzulesen, egal wie alt es ist, denn seine Seele kann es verstehen.

Mentale Blockade

Das autistische Kind muss akzeptieren, dass es sich entschlossen hat, auf diese Welt zu kommen, um bestimmte Erfahrungen zu machen. Es liegt in seinem eigenen Interesse zu erkennen, dass es über alles verfügt, was es benötigt, um dieses Leben zu leben, und dass es sich nur dann selbst überwinden und weiterentwickeln kann, wenn es diese Erfahrungen lebt. Die Eltern eines autistischen Kindes sollten lernen, keine Schuldgefühle deshalb zu haben und die Krankheit zu akzeptieren, denn den Autismus hat allein das Kind gewählt, und er ist Teil der Erfahrungen, die das Kind zu durchleben hat. Nur das Kind kann eines Tages den Entschluss fassen, mit dieser Problematik zu brechen. Will es die Erfahrung der Flucht sein ganzes Leben leben oder will es von dieser Inkarnation profitieren, um auch andere Erfahrungen zu machen?

Die Eltern können dabei eine ausschlaggebende Rolle spielen, indem sie dem Kind bedingungslose Liebe entgegenbringen. Das bedeutet aber auch, dass sie dem Kind Entscheidungsfreiheit lassen, besonders hinsichtlich der Frage, ob es diesen Zustand ändern möchte oder nicht. Weiterhin ist es wichtig, dass die nahen Mitmenschen dieses Kindes es an ihrem Innenleben und an den Schwierigkeiten teilhaben lassen, die sie mit seiner Wahl haben, ohne ihm jedoch dabei Schuldgefühle aufzuhalsen. Jeder, der mit einem autistischen Kind konfrontiert ist, hat aus dieser Erfahrung etwas zu lernen. Um welche Lektion es sich dabei genau handelt, erkennt man am leichtesten, wenn man genau beobachtet, was einem dabei am schwersten fällt. Der Erwachsene, der diese Zeilen für ein autistisches Kind liest, kann es daran teilhaben lassen. Es wird den Text gefühlsmäßig verstehen.

Spirituelle Blockade

Die Fragen am Ende des Buches sollen Dir weitere Aufschlüsse zu Deinem Gesundheitsproblem geben und klären helfen, durch welche spirituelle Blockade Du Dir selbst wichtige Bedürfnisse vorenthältst.

Bänderriss

Die Bänder haben die Aufgabe, die Gelenkknochen anatomisch korrekt zusammenzuhalten. Deshalb sind sie nicht nur elastisch, sondern auch sehr belastungsfähig. Doch haben auch sie ihre Grenzen, jenseits derer sie sich dehnen oder reißen. Ein Bänderriss ist insofern eine Extremform der VERSTAUCHUNG. Siehe unter diesem Punkt nach und verbinde die dortigen Informationen mit den Ausführungen unter dem betroffenen Gelenk.

Bandwurmerkrankung

Bandwürmer sind vereinzelte Darmschmarotzer der Tenia-Würmer. Siehe PARASITEN. Das augenblickliche Leben der betroffenen Person wird völlig von einem Problem beherrscht. Sie ist sehr von sich selbst eingenommen und wird dadurch zum Einzelgänger. Für andere ist da kein Platz mehr.

Basedowsche Krankheit

Diese Krankheit wird durch eine Hyperthyreose, eine Überfunktion der Schilddrüse, verursacht, zu der außerdem ein Kropf und eine sogenannte Exophthalmie (Heraustreten des Augapfels und Rückzug des oberen Lids) kommen. Siehe KROPF und SCHILDDRÜSENERKRANKUNGEN.

Bauchfellentzündung

PHYSISCHE BLOCKADE

Das Bauchfell ist eine Membran, die den Bauchraum abschließt. Entzündet sich diese, kommt es zu heftigen und dauernden Schmerzen, die Messerstichen gleichen. Diese Schmerzen sind zunächst noch lokalisierbar, breiten sich aber bald über den gesamten Bauchraum aus. Es kann zu Erbrechen, Darmproblemen, beschleunigtem Puls (Tachykardie) und Fieber kommen. Die Bauchmuskeln härten und verkrampfen sich.

EMOTIONALE BLOCKADE

Diese Erkrankung deutet auf verdrängten Zorn und Schuldgefühle hin. Die betroffene Person erlebt ein bestimmtes Ereignis als vehemente Aggression, staut jedoch alles, vor allem ihren Zorn, in sich auf. Solche Menschen sind so starr und steif, dass sie sich selbst daran hindern, Situationen gefühlsmäßig anzugehen und zu lösen. Sie machen sich lieber vor, dass alles sich schon klären wird, und lassen sich bis zum bitteren Ende nicht anmerken, wie sehr sie die Situation betrifft.

Sie wollen tapfer und mutig sein und gestehen sich ihre eigenen Ängste deshalb nicht ein. Ihre Schuldgefühle und Wut richten sich gegen sie selbst, weil sie sich Vorwürfe machen, diese für sie unerträgliche Situation nicht ändern zu können.

MENTALE BLOCKADE

Diese Krankheit will Dir sagen, dass Du Dir gegenüber toleranter sein und lernen solltest, Deine Grenzen zu respektieren. Du brauchst nicht mehr zu glauben, dass Du als Schwächling angesehen wirst, wenn Du Deine Ängste eingestehst. Dein Körper meint, es wäre an der Zeit, Deine Verletzbarkeit zu zeigen und Dir nicht mehr so viel abzuverlangen. Du musst Dich nicht mehr bestrafen und Dir wehtun, indem Du vorgibst, alles zu können. Du bist ein Mensch, und nur wenn Du diesen Zustand als solchen akzeptierst, wirst Du Dir helfen lassen und diese Situation leichter überstehen können. Siehe außerdem S. 28.

SPIRITUELLE BLOCKADE

Die Fragen am Ende des Buches sollen Dir weitere Aufschlüsse zu Deinem Gesundheitsproblem geben und klären helfen, durch welche spirituelle Blockade Du Dir selbst wichtige Bedürfnisse vorenthältst.

Bauchschmerzen

PHYSISCHE BLOCKADE

Der Bauch ist der vordere Teil der Bauchhöhle, in der die Därme liegen. Die folgenden Ausführungen beziehen sich auf Bauchschmerzen ohne offensichtliche Ursache, die auf keine bestimmte Krankheit zurückzuführen sind.

EMOTIONALE BLOCKADE

Liegen die Schmerzen im oberen Bauchbereich, d. h. in der Gegend des Sonnengeflechts, so kümmert sich die betroffene Person zu sehr um die anderen. Ja, sie steht sogar Ängste für ihre Mitmenschen durch.

Schmerzt der Bauch unterhalb des Nabels, so lautet die Nachricht des Körpers, dass die betroffene Person sich zu große Sorgen um ihre augenblickliche Situation macht. Sie fürchtet, andere könnten sie zunichtemachen, um ihre Absichten durchzusetzen.

Mentale Blockade

Schmerzen im oberen Bauchbereich sollen Dir zu verstehen geben, dass es keineswegs Deine Lebensaufgabe ist, Dich um das Glück Deiner Mitmenschen zu kümmern. Du kannst sehr wohl Mitgefühl für sie empfinden, doch verlangt niemand von Dir, Dich für sie krank zu machen. Du musst lernen, dass jeder seine eigenen Erfahrungen machen muss. Hilf nur, wenn man Dich darum bittet, und auch dann nur, insofern es im Bereich Deiner Möglichkeiten steht.

Bei Schmerzen im unteren Bauchbereich versucht Dein Körper, Dir mitzuteilen, dass es unsinnig ist zu glauben, dass Du durch übermäßige Sorgen Probleme, Ereignisse oder Personen aus dem Weg schaffen kannst, die Dir Angst machen. Das wird Dir viel eher gelingen, wenn Du versuchst loszulassen, weil Du schwierige Situationen nur auf diese Weise wirklich gelassen angehen kannst. Deine Sorgen bringen Dich aus dem seelischen Gleichgewicht, und Deine Entscheidungen basieren eher auf Deinen Ängsten als auf Deinen wahren Bedürfnissen. Werde Dir klar darüber, dass die Ängste, die sich hinter Deinen Bauchschmerzen verbergen, heute keinerlei Gültigkeit mehr für Dich besitzen.

Spirituelle Blockade

Die Fragen am Ende des Buches sollen Dir weitere Aufschlüsse zu Deinem Gesundheitsproblem geben und klären helfen, durch welche spirituelle Blockade Du Dir selbst wichtige Bedürfnisse vorenthältst.

Beklemmungen

Physische Blockade

Beklemmung ist eine Form der Angst ohne unmittelbaren Grund. Die daran leidende Person lebt in der schmerzvollen Erwartung einer ungewissen und unvorhersehbaren Gefahr.

Emotionale Blockade

Beklemmungen hindern den betroffenen Menschen daran, den Augenblick zu leben. Ständig macht er sich Sorgen. Er bezieht sich oft auf die Vergangenheit und auf all das, was er oder andere gelernt und erlebt haben. Er hat eine blühende Fantasie und verbringt viel Zeit damit, sich völlig unwahrscheinliche Dinge vorzustellen. Er hält ständig Ausschau nach Zeichen, die beweisen, dass seine Sorgen berechtigt waren.

MENTALE BLOCKADE
Jedes Mal, wenn Du eine Ängstlichkeitskrise herankommen fühlst, solltest Du Dir im Klaren darüber sein, dass Deine Fantasie überhand nimmt und Dich daran hindert, die Gegenwart zu genießen. Erkenne, dass Du niemandem etwas beweisen musst. Wie alle anderen auch bist Du, was Du bist, mit all Deinen Fehlern und Qualitäten. Lass Dich vom Unbekannten überraschen und vertraue auf Deine Intuition, die Dich zu führen weiß, wenn Du ihr nur Gelegenheit dazu gibst. Außerdem ist es in Deinem eigenen Interesse, Deinen Mitmenschen mehr Vertrauen entgegenzubringen. Erlaube ihnen, Dir auf ihre Weise zu helfen. Beklemmungen können aber auch eine Form der PLATZANGST darstellen. In diesem Fall solltest Du auch unter jenem Kapitel nachlesen.

SPIRITUELLE BLOCKADE
Die Fragen am Ende des Buches sollen Dir weitere Aufschlüsse zu Deinem Gesundheitsproblem geben und klären helfen, durch welche spirituelle Blockade Du Dir selbst wichtige Bedürfnisse vorenthältst.

Benommenheit

Benommenheit äußert sich auf körperlicher wie auch psychischer Ebene. Siehe deshalb auch (EINGESCHLAFENE) GLIEDMASSEN. Die betroffene Person fühlt sich niedergeschlagen, während ihr Körper ihr sagt, dass sie aktiv sein sollte.

Bettnässen

PHYSISCHE BLOCKADE
Bei der sogenannten Enuresie handelt es sich um unabsichtliches oder unbewusstes Urinieren, das meist nachts eintritt und Kinder betrifft, die bereits imstande sein sollten, sich zu kontrollieren (d. h. nach drei Jahren). Es geht hier keineswegs um Kinder, die gelegentlich, wie z. B. nach einem Alptraum oder einer starken Emotion, bettnässen.

EMOTIONALE BLOCKADE
Macht ein Kind nachts ins Bett, so heißt das, dass es sich untertags zu sehr zurückhalten musste und sich nachts nicht mehr kontrollieren kann. Dieses Kind hat Angst vor der Autorität, vor allem der des Vaters oder der Person, welche die Vaterrolle übernommen hat. Das heißt keineswegs, dass dieses Kind physische Angst vor dem Vater hat. Es fürchtet vielmehr, ihm zu missfallen und seinen Erwartungen nicht

entsprechen zu können. Die Schande, ihm zu missfallen, entspricht der, die es erlebt, wenn es ins Bett macht.

MENTALE BLOCKADE
Leidet Dein Kind an diesem Problem, so ist es wichtig, ihm die obige Passage vorzulesen und Dir darüber klar zu werden, dass dieses Kind mehr Ermutigung braucht. Da es ohnehin schon zu hohe Anforderungen an sich selbst stellt, wird es ihm helfen, dieses Problem durch Selbstvertrauen zu überwinden, wenn es häufig gelobt wird und verstehen lernt, dass es über Talente verfügt und seine Eltern es auch trotz seiner Fehler und Irrtümer lieben. Außerdem sollte das Kind selbst überprüfen, ob seine Eltern (besonders der Vater) tatsächlich so viel von ihm erwarten, wie es glaubt.

SPIRITUELLE BLOCKADE
Die Fragen am Ende des Buches sollen Dir weitere Aufschlüsse zu Deinem Gesundheitsproblem geben und klären helfen, durch welche spirituelle Blockade Du Dir selbst wichtige Bedürfnisse vorenthältst.

Bindehautentzündung

Die Bindehaut ist das Häutchen, welches das innere Lid mit dem Augapfel verbindet. Ist sie entzündet, kommt es zu dreierlei Symptomen: Zuerst bereitet es Schwierigkeiten, in der Früh die Augen zu öffnen, da die Wimpern durch die Augenflüssigkeit verklebt sind, dann schwellen die Lider an, und schließlich schwillt das Auge selbst an und rötet sich. Es handelt sich hier um eine oberflächliche Erkrankung, welche die Sicht nicht direkt in Mitleidenschaft zieht.

Siehe AUGENPROBLEME. Die betroffene Person wurde zornig über etwas, was sie sah, und verschließt sich jetzt, um es nicht noch einmal sehen zu müssen. Sie sollte versuchen, mit den Augen des Herzens zu sehen, anstatt das Gesehene als gut oder böse zu beurteilen. Ihre Augen wollen, dass die betroffene Person ihren natürlichen Enthusiasmus wiedererlangt. Siehe auch S. 28.

Blähungen

PHYSISCHE BLOCKADE
Zu Blähungen kommt es, wenn der Magen und die Därme bei der Verdauung zu viele Gase produzieren, die den Bauch blähen und so Schmerzen bereiten können. Das kann zu Aufstoßen, aber auch zu Koliken und lokalisierbaren Krämpfen führen.

EMOTIONALE BLOCKADE
Da viele Gase auf das Verschlucken von Luft beim Essen oder Reden zurückgehen, sind sie generell ein Zeichen dafür, dass die betroffene Person sich fürchtet, es könnte ihr an etwas mangeln. Diese Sorge sammelt sich, bis es nicht mehr geht, und muss sich dann Freiheit verschaffen.

MENTALE BLOCKADE
Deine Gase sind ein Zeichen dafür, dass Du Dir zu große Sorgen machst. Deine Angst vor dem Mangel ist unbegründet. Werde Dir all der Dinge bewusst, die Du bereits besitzt, anstatt Dir vor Augen zu führen, was Du alles verlieren könntest. Lass los und versuch nicht, Deine Güter mit Gewalt zurückzuhalten. Siehe eventuell auch AUFSTOSSEN.

SPIRITUELLE BLOCKADE
Die Fragen am Ende des Buches sollen Dir weitere Aufschlüsse zu Deinem Gesundheitsproblem geben und klären helfen, durch welche spirituelle Blockade Du Dir selbst wichtige Bedürfnisse vorenthältst.

Blasenleiden

Der Harnleiter bringt den Urin von den Nieren in die Blase, wo dieser bis zur Ausscheidung aufbewahrt wird. Die häufigsten Blasenprobleme betreffen das BETTNÄSSEN (ein rein »mechanisches« Problem), ENTZÜNDUNGEN, INFEKTIONEN, TUMOREN und KREBS. Schlage also außerdem auch unter dem betreffenden Stichwort sowie unter NIERENLEIDEN nach.

Da alle Körperflüssigkeiten in Zusammenhang mit dem Emotionskörper stehen, der aus all unseren Wünschen und Sehnsüchten besteht, haben Blasenleiden mit der Fähigkeit (bzw. Unfähigkeit) zu tun, die Erfüllung unserer Wünsche geduldig abzuwarten. Sprechen wir nicht auch von *flüssigem Geld*? Glaubst Du vielleicht, nicht erfolgreich genug zu sein, weil Du nicht so *flüssig* bist, wie Du es gerne hättest?

Verhindert das Blasenproblem das Wasserlassen, so versucht die betroffene Person, ihre Sehnsüchte zu sehr zu kontrollieren und hat Angst davor, ihre Wünsche zum Ausdruck zu bringen. Kann sie aufgrund des Blasenleidens jedoch ihren Urin nicht mehr halten, so verliert sie die Kontrolle über sich selbst. Es wäre ihr am liebsten, all ihre Erwartungen würden sofort erfüllt. Es fehlt ihr an Unterscheidungsvermögen.

Blinddarmentzündung

Physische Blockade

Bei der sogenannten Appendizitis handelt es sich eigentlich um eine Entzündung des Wurmfortsatzes. Dies ruft Schmerzen im ganzen Unterleib hervor, die begleitet werden von Verdauungsstörungen, Übelkeit, Erbrechen, Unterbrechung der Verdauung, Ausbleiben des Stuhlgangs und Nahrungsmittelintoleranz. Eine verschleppte Blinddarmentzündung kann zu ernsthaften Komplikationen, wie zu einer Bauchfellentzündung, führen.

Emotionale Blockade

Wie bei allen anderen entzündlichen Krankheiten *(-itis)* kommt es zur Blinddarmentzündung, wenn der Patient Wut in sich hineinfrisst, da er zu unsicher ist und zu sehr von den anderen abhängt, um sich das Recht zur Redefreiheit einzugestehen. Er hat Angst vor der Autorität oder irgendeiner *»Scheiß«*person und traut sich das nicht zum Ausdruck zu bringen, um sich so dieses Drucks zu entledigen. Er hat das Gefühl der Ausweglosigkeit. Dieses Gefühl steht in enger Beziehung zu einem Ereignis, das sich unmittelbar vor dem Auftreten der ersten Symptome zugetragen hat.

Mentale Blockade

Hinsichtlich der Tatsache, dass dieses Gesundheitsproblem zu ernsten Komplikationen führen kann, handelt es sich um eine dringliche Nachricht Deines Körpers, der Dir mitzuteilen sucht, dass Du keinen Augenblick länger warten solltest, Dein Innenleben zum Ausdruck zu bringen. Du hältst Dich schon zu lange zurück. Staust Du all dies weiter in Dir auf, wirst Du Dich selbst zum Bersten bringen. Dein Körper sagt Dir nicht unbedingt, dass Du der Situation entfliehen sollst, die für diesen Zorn und diese Angst verantwortlich ist, sondern vielmehr, dass Du diese Situation in Liebe leben und sowohl Deine Grenzen als auch die der anderen in Betracht ziehen solltest. Siehe dazu auch S. 28.

Spirituelle Blockade

Die Fragen am Ende des Buches sollen Dir weitere Aufschlüsse zu Deinem Gesundheitsproblem geben und klären helfen, durch welche spirituelle Blockade Du Dir selbst wichtige Bedürfnisse vorenthältst.

Bluterbrechen

Siehe Innere BLUTUNGEN. Den dortigen Ausführungen ist hinzuzufügen, dass der betroffene Mensch sich nicht mehr unter Kontrolle hat. Er muss irgendetwas dringendst loswerden, da er an seine emotionalen Grenzen gelangt ist.

Bluterkrankheit

Die Bluterkrankheit ist eine Erbkrankheit, welche die Blutgerinnung beeinträchtigt. Jede Verletzung oder Blutung ist gefährlich, da der Blutfluss nicht von alleine aufhört. Nur Männer werden von der Bluterkrankheit betroffen, auch wenn sie von den Müttern übermittelt wird. Ich schlage Dir vor, die Erklärungen zu den ERBKRANKHEITEN am Anfang dieses Buches nachzulesen. Siehe außerdem BLUTUNGEN. Die sogenannten »Bluter« haben etwas mit ihrer Mutter zu klären, der sie viel zu viel Stellenwert und Einfluss in ihrem Leben einräumen. Ich will damit nicht sagen, dass dieser Einfluss unbedingt negativ ist, doch muss der Bluterkranke lernen, seine Lebensfreude nach seinen eigenen Bedürfnissen und nicht nach denen seiner Mutter zu gestalten. Auch sollte er seine feminine Seiten besser und positiver zum Ausdruck kommen lassen.

Bluthochdruck

PHYSISCHE BLOCKADE

Was wir in der Umgangssprache hohen Blutdruck nennen, bezieht sich auf einen überdurchschnittlichen Druck in den Arterien. Er kann daher die Gefäße des Herzens, des Gehirns, der Nieren und auch der Augen in Mitleidenschaft ziehen.

EMOTIONALE BLOCKADE

Der Name dieses Gesundheitsproblems zeigt eigentlich schon sehr deutlich, womit wir es hier zu tun haben. Die Überempfindlichkeit des betroffenen Menschen lässt ihn unter ständigem Druck leben. So gerät er immer wieder in Situationen, die ihn an ungelöste Probleme und unverarbeiteten Kummer erinnern. Seine rege Geistestätigkeit verursacht viele Emotionen, die ihn dazu bringen, viele Situationen zu dramatisieren. Wir haben es hier mit einem sehr feinfühligen Menschen zu tun, der sich wünschen würde, all seine Mitmenschen glücklich zu sehen, sich jedoch selbst großem Druck aussetzt, um die Mittel zu finden, das zu bewerkstelligen.

Mentale Blockade
Dieser Bluthochdruck sollte Dich verstehen lassen, dass Du nicht auf dieser Erde bist, um die Probleme anderer zu lösen. Das soll nicht heißen, dass Du Deine Freunde jetzt von heute auf morgen im Stich lassen sollst, doch ist es von hier noch ein weiter Schritt zu dem Punkt, wo Du Dich für ihr persönliches Glück verantwortlich fühlen solltest. Du solltest unbedingt Deine Vorstellung von Verantwortung überdenken, um eine Prise Salz in Dein Leben zu streuen. Das wird Dir eine ebenso große wie nutzlose Last vom Herzen nehmen, die Dich daran hindert, Freude an der Gegenwart zu haben.

Spirituelle Blockade
Die Fragen am Ende des Buches sollen Dir weitere Aufschlüsse zu Deinem Gesundheitsproblem geben und klären helfen, durch welche spirituelle Blockade Du Dir selbst wichtige Bedürfnisse vorenthältst.

(Probleme der) Blutkörperchen

Physische Blockade
Weiße Blutkörperchen sind Zellen, die nicht nur im Blut, sondern auch in den meisten Geweben vorkommen und ein Abwehrsystem des Körpers darstellen. Die roten Blutkörperchen haben die Aufgabe, das Hämoglobin zu binden, das mittels des Blutkreislaufs den Sauerstoff von der Lunge in den gesamten Körper transportiert.

Emotionale Blockade
Probleme mit den weißen Blutkörperchen lassen darauf schließen, dass der betroffene Mensch Schwierigkeiten hat, sich zu verteidigen. Er wagt nicht, sich selbst zu behaupten. Ein Überschuss an weißen Blutkörperchen hingegen ist ein Zeichen für kampflustige Menschen. Sie fühlen sich leicht angegriffen, während Menschen, denen es an weißen Blutkörperchen mangelt, zur sofortigen Aufgabe neigen.

Ein Mangel an roten Blutkörperchen führt in der Regel zu Anämie. Lies daher unter diesem Punkt nach.

Mentale Blockade
Fehlt es Dir an weißen Blutkörperchen, so ist es höchste Zeit, dass Du das Vertrauen in Dich selbst, Deine Fähigkeiten und Begabungen zurückgewinnst. Nur Du allein kannst das bewirken. Deine Überzeugungen entsprechen nicht unbedingt der Wirklichkeit. Gelingt es Dir nicht, an Dich selbst zu glauben, so solltest Du Deine Mitmenschen

fragen, was sie von Dir halten. Sonst wirst Du Dich immer mehr entmutigen lassen, und das Leben wird Dir zur Last werden. Durch ein solches Problem ruft Dir Dein Herz zu: *»Hilfe, ich brauche Freude in meinem Leben!«* Deine Gaben liegen Dir zu Füßen und warten nur darauf, benutzt zu werden.

Hast Du zu viele weiße Blutkörperchen, so brauchst Du nicht mehr zu glauben, dass Du kämpfen musst, damit andere Dich anerkennen und lieben. Steter Kampf ist erschöpfend. Du erhältst hier eine wichtige Botschaft, die Dir mitzuteilen sucht, dass Du das Bild Deines Selbst revidieren und an Deine eigenen Werte glauben solltest, bevor Du Dich entmutigen lässt und sich Dein Problem verschlimmert.

Spirituelle Blockade

Die Fragen am Ende des Buches sollen Dir weitere Aufschlüsse zu Deinem Gesundheitsproblem geben und klären helfen, durch welche spirituelle Blockade Du Dir selbst wichtige Bedürfnisse vorenthältst.

Blutplättchenmangel

Blutplättchen sind zwei bis drei Mikronen große, sehr verschiedenförmige Zellen ohne Kern, die Blutungen stillen, indem sie das Blut zum Gerinnen bringen können. Verringert sich der Anteil an Blutplättchen, ist der Blutverlust bei Verletzungen dementsprechend höher. Siehe Blutung.

Blutprobleme

Physische Blockade

Das Blut besteht aus Zellen, die in einer Flüssigkeit, dem sogenannten Blutplasma, treiben. Dieses ist gleichermaßen der Hausverwalter unseres Körpers: Es bringt die Nährstoffe von der Lunge (Sauerstoff), von den Därmen (Nahrungselemente) und von den verschiedenen Organen (wie z. B. bestimmte Umwandlungsprodukte der Leber) ins Gewebe. Darüber hinaus befördert es den Abfall der Zelltätigkeit ab, um ihn ausscheiden zu lassen. Es kommt ihm außerdem auch eine gewisse Nachrichtenfunktion zu, da über den Blutkreislauf die verschiedenen Hormone in den gesamten Körper gelangen. Die folgenden Ausführungen beziehen sich auf alle Probleme, welche die Qualität und die verschiedenen Aufgaben des Blutes beeinträchtigen.

Emotionale Blockade

Ein Verwalter ist dafür zuständig, alles an die richtige Stelle zu schaffen. Menschen mit Blutproblemen haben Schwierigkeiten, ihr Leben nach ihren eigenen Bedürfnissen einzurichten. Wirklich Mensch sein heißt, die verschiedenen Erfahrungen des Lebens ausgeglichen und positiv zu akzeptieren. Personen, die das Gefühl haben, die Kontrolle über ihr Leben zu verlieren, neigen dazu, bestimmte Ereignisse zu dramatisieren, was sie daran hindert, ein globales Bild der Dinge zu bekommen. Sie machen sich über alles Sorgen, sind viel zu emotionsgeladen und sperren sich so gegen ihr Feingefühl. Solche Menschen müssen lernen, sich selbst zu akzeptieren. Diese Form der bedingungslosen Liebe ist das beste Heilmittel bei Bluterkrankungen.

Aber auch *kalte* Menschen sperren sich gegen ihre Empfindsamkeit und verdrängen so ihre wahren Gefühle. Bei anderen werden Blutkrankheiten durch einen Verlust der Lebensfreude verursacht.

Mentale Blockade

Betrachtest Du die große Bedeutung, die dem Blut in unserem Organismus zukommt, wirst Du verstehen, wie wichtig es ist, Dein Leben in Freude und Annahme Deiner selbst zu führen. Dieses Problem fordert Dich dazu auf, auf andere Weise an Dich zu glauben. Du bist wesentlich mehr, als Du meinst. Werde Dir Deiner Werte, Deiner wahren Bedürfnisse und schließlich auch der Tatsache bewusst, dass nur Du allein Dein Leben führen kannst.

Statt zu glauben, dass Du allein nicht dazu fähig und auf die Hilfe der anderen angewiesen bist, solltest Du Dir eine Liste all Deiner Fähigkeiten und Talente erstellen und zudem aufschreiben, was Du in Deinem Leben bereits alles fertiggebracht hast. So wirst Du langsam wieder lernen, Deine wahren Bedürfnisse zu berücksichtigen, indem Du Dir darüber klar wirst, dass Du die wichtigste Person in Deinem Leben bist. In diesem Erdenleben bist Du allein für Deine eigene Entwicklung und nicht der der anderen zuständig.

Spirituelle Blockade

Die Fragen am Ende des Buches sollen Dir weitere Aufschlüsse zu Deinem Gesundheitsproblem geben und klären helfen, durch welche spirituelle Blockade Du Dir selbst wichtige Bedürfnisse vorenthältst.

Blutungen

Physische Blockade

Bei Blutungen oder Hämorrhagien vergießt sich das Blut außerhalb der Blutgefäße. Es gibt innere und äußere Blutungen, wobei Erstere meist gefährlicher sind.

Emotionale Blockade

Das Blut versinnbildlicht in der Metaphysik die Liebe zum Leben, die Lebensfreude. Verliert jemand also Blut, so ist dies ein Zeichen dafür, dass eine innere Haltung gerade seine Lebensfreude infrage stellt. Da es bei äußeren Blutungen meist plötzlich und unter Einfluss äußerer Gewalt zu Blutungen kommt, können wir schließen, dass sich die fragliche Person schon seit einiger Zeit in einem bestimmten Bereich zurückgehalten hat. Meist hinderte sie sich daran, anderen ihre Niedergeschlagenheit und Beklemmung zu zeigen.

Plötzlich gibt jedoch dieser Emotionsdamm nach, da die fragliche Person ihre Grenzen erreicht hat und sich nicht mehr zurückhalten kann. Um festzustellen, in welchem Bereich es ihr an Lebensfreude fehlt, genügt es, den betroffenen Körperteil zu betrachten und seine genaue Aufgabe zu untersuchen.

Dies trifft größtenteils auch auf Innere Blutungen zu. Besonders Menschen, die in Stille leiden und dies niemandem zeigen wollen, leiden an inneren Hämorrhagien. Sie vergraben ihre Schmerzen in ihr Innerstes, weil sie glauben, niemanden zu haben, dem sie sich anvertrauen könnten bzw. der ihnen helfen könnte.

Mentale Blockade

Blutungen sollen Dich dazu veranlassen, Deine Ansichten im entsprechenden Bereich zu überdenken. Sie machen Dich darauf aufmerksam, dass Du Dein Leben zu ernst nimmst und dass es höchste Zeit wäre, dass Du Dinge tust, die Dir Spaß machen und die Dich froh stimmen, anstatt Deine Energie in etwas zu investieren, das Dir Deine Kraft raubt. Du kannst auch lernen, alles, was Du sonst so ernst nimmst, von einer leichteren, fröhlicheren Seite zu sehen. Das ist nur eine Frage der Wahrnehmung und inneren Haltung. Siehe gegebenenfalls auch unter Unfälle, falls die Blutung durch einen solchen verursacht wurde.

Spirituelle Blockade

Die Fragen am Ende des Buches sollen Dir weitere Aufschlüsse zu Deinem Gesundheitsproblem geben und klären helfen, durch welche spirituelle Blockade Du Dir selbst wichtige Bedürfnisse vorenthältst.

Blutvergiftung

Eine Blutvergiftung ist eine meist ernsthafte Infektion, die durch das massive Eindringen von Bakterien in die Blutbahn über einen bestimmten Infektionsherd verursacht wird. Siehe Blutprobleme und Fieber.

Brand

Das griechische Wort *»gaggraina«* bedeutet so viel wie »Fäulnis«, weshalb der sogenannte Brand auch als Gangrän bezeichnet wird. Er beginnt nach dem Absterben oder Abfaulen von Gewebe und ist ein kleiner schwärzlicher und schmerzhafter Bereich. Nach mehreren Tagen fällt das abgestorbene Gewebe in Schuppen ab. Die Hauptursachen von Brand sind Arterienentzündungen, durch die bestimmte Arterien blockiert werden, oder aber auch Verletzungen, durch die das Gefäßsystem in Mitleidenschaft gezogen wird. Siehe ARTERIENERKRANKUNGEN, wobei es sich hier um eine sehr ernst zu nehmende und dringende Nachricht handelt. Der betroffene Mensch hat so wenig Freude am Leben, dass er versucht, sich selbst zu zerstören. Diese Selbstzerstörung kommt von innen heraus, weil er meint, nichts Gutes zu verdienen.

Brightsche Krankheit

Bei dieser Krankheit handelt es sich um eine Niereninsuffizienz, die u. a. hohen Blutdruck und erhöhte Harnsäurewerte im Blut verursacht. Diese Krankheit wird auch Nephritis genannt. Siehe NIERENLEIDEN, BLUTHOCHDRUCK und NEPHRITIS.

Bronchitis

PHYSISCHE BLOCKADE

Die großen Bronchien haben die Aufgabe, die Luft zur Lunge zu führen, während den kleinen Bronchien eine feinere Rolle zukommt: Indem sie sich zusammenziehen oder ausdehnen, können sie einen mehr oder weniger großen Bereich der Lunge versorgen oder aber auch vernachlässigen. Eine Bronchitis ist eine Entzündung der Bronchialschleimhaut.

EMOTIONALE BLOCKADE

Metaphysisch gesehen stehen die Bronchien in Beziehung zur Familie. So kann es zu einer Bronchitis kommen, wenn die betroffene Person Familienschwierigkeiten (Streit und Zwist) durchmacht und sich dagegen auflehnt. Sie ist zornig und fühlt ihre Grenzen, ihren Bereich bedroht. Vielleicht wünscht sie sich auch sehnlichst, die Beziehung zu einem bestimmten Familienmitglied zu brechen, wagt dies aber nicht aus Angst vor Schuldgefühlen. So kommt es zu keinerlei Form offener Missbilligung. Sie fühlt sich matt und niedergeschlagen. Sie hat nicht, was sie will, traut sich aber auch nicht, es zu sagen. Sie sollte versuchen, ihren Platz in der Familie zu behaupten und nicht darauf zu warten, bis er ihr einmal gnädigst eingeräumt wird.

MENTALE BLOCKADE

Betrifft Dich diese Krankheit, ist es Zeit, dass Du Dein Leben froher und einfacher gestaltest, anstatt Dir alles, was da in Deiner Familie passiert, so zu Herzen zu nehmen. Du musst wissen, dass es keine Familie gibt, in der sich alle immer einig sind. Die anderen Familienmitglieder können nicht alle Deiner Ansicht sein. Anstatt Dich von all dem entmutigen zu lassen, solltest Du versuchen, so zu leben, wie Du es für richtig hältst, ohne Dich von den Wünschen und Überzeugungen der anderen beeinflussen zu lassen. Anstatt zu glauben, nicht aufmukken zu dürfen, solltest Du gerade das tun: aufmucken, d. h. reagieren, ohne Dich schuldig zu fühlen, und so Deinen Platz, Deinen Bereich behaupten. Dasselbe Recht steht Dir wie auch allen anderen zu. (Vgl. dazu auch S. 28).

SPIRITUELLE BLOCKADE

Die Fragen am Ende des Buches sollen Dir weitere Aufschlüsse zu Deinem Gesundheitsproblem geben und klären helfen, durch welche spirituelle Blockade Du Dir selbst wichtige Bedürfnisse vorenthältst.

Bronzekrankheit

Bei dieser Krankheit schütten die Nebennierenrinden nicht genug Hormone aus, die für die Hautpigmente zuständig sind. Ich verweise Dich daher auf die NEBENNIERENRINDENERKRANKUNG, und schlage Dir außerdem noch vor, unter HAUTPROBLEMEN nachzulesen. Da man bei dieser Krankheit überdies oft auch zu UNTERZUCKER neigt, sollte auch dieser Punkt in Betracht gezogen werden.

Bruch

PHYSISCHE BLOCKADE

Ein Bruch bzw. eine Hernie ist ein abnormales Austreten der Eingeweide oder eines Darmteils außerhalb der Bauchhöhle. Meist betrifft das die Leistengegend.

Emotionale Blockade
Zu Leistenbrüchen kommt es vor allem bei Menschen, die das Gefühl haben, eingeengt zu sein. Sie wollen mit etwas *brechen*, doch hält ihre Angst vor materiellem Mangel sie von einer solchen Trennung ab.

Mentale Blockade
Anstatt Dich in einer unerwünschten Situation zu verfangen, solltest Du Dir Zeit nehmen zu überlegen, was Du eigentlich wirklich willst. Nur Deine innere Haltung hindert Dich daran, einen Ausweg zu finden, und lässt Dich glauben, dass Du selbst nicht dazu fähig bist. Tue einen Schritt nach dem anderen, und Du wirst ans Ziel gelangen.

Spirituelle Blockade
Die Fragen am Ende des Buches sollen Dir weitere Aufschlüsse zu Deinem Gesundheitsproblem geben und klären helfen, durch welche spirituelle Blockade Du Dir selbst wichtige Bedürfnisse vorenthältst.

Brustenge

Dieses Problem beruht auf mangelnder Sauerstoffzufuhr zum Myokardium, dem Hauptmuskel des Herzens. Der Herzmuskel verursacht in der Folge Schmerzen im Brustbereich. An Angina Pectoris leidende Menschen fühlen sich niedergeschlagen und bedrückt und klagen über Erstickungsgefühle. Starke Schmerzen können sich bis in die Schulter, den Hals, die Kiefer, den linken Arm und das Handgelenk fortsetzen. Siehe auch Herzprobleme, dem hinzugefügt werden muss, dass der Kranke Angst hat, ein neues Leid zu erleben, und daher seinen Elan bremst. Er wünscht sich, seiner Sorgen entledigt zu sein, da er das Gefühl hat, sein Leben erstickt ihn, und er kann ihm nicht entkommen.

Brusterkrankungen

Physische Blockade
In den Brüsten liegen die Milchdrüsen. Die häufigsten Probleme auf dieser Ebene sind Verhärtung, Schmerzen, Brustdrüsenentzündung, Zysten, Tumoren und Krebs.

Emotionale Blockade
Die Brüste stehen in direktem Zusammenhang mit der Art und Weise, wie wir unsere Kinder, unsere Familie, unseren Partner oder aber die Welt im Allgemeinen bemuttern. Probleme an der Brust deuten bei Frauen ebenso wie bei Männern auf eine gewisse Unsicherheit bezüg-

lich des Schutzes und der Ernährung derer hin, die wir zu versorgen haben. Wir bemuttern sie wie abhängige Kinder. Menschen mit Brusterkrankungen zwingen sich oft zur Mutterrolle, um dem Bild guter Eltern zu entsprechen. Andere wiederum sorgen sich zu sehr um Mitmenschen und vernachlässigen dabei ganz ihre eigenen Bedürfnisse. So machen sie den anderen unbewusst dafür Vorwürfe, keine Zeit mehr für sich selbst zu haben, da ihnen zu viel abverlangt wird. Meist bemuttern solche Menschen auf eine sehr bestimmende und kontrollierende Art.

Brusterkrankungen können auch darauf schließen lassen, dass die betroffene Person zu viel von sich selbst erwartet. Bei Rechtshändern steht die rechte Brust mit dem Partner, der Familie oder anderen nahen Mitmenschen in Verbindung, während die linke Brust ihre Kinder (auch ihr eigenes inneres Kind) versinnbildlicht. Für Linkshänder ist das umgekehrt.

Leidet eine Frau am ästhetischen Aspekt ihrer Brüste, so macht sie sich zu viele Sorgen um ihr Bild als Mutter. Sie muss sich das Recht zugestehen, so Mutter zu sein, wie sie ist, und dabei ihre eigenen Grenzen respektieren.

Mentale Blockade

Hast Du Probleme mit Deiner Mutterrolle, so sollst Du dadurch verstehen lernen, dass Du Deiner Mutter noch immer Dinge nachträgst, die Du ihr heute verzeihen solltest. Bereitet es Dir Schwierigkeiten, weil Du andere bemutterst, so hast Du dieses Problem höchstwahrscheinlich direkt von Deiner Mutter übernommen. Anstatt Dich zu etwas zu zwingen oder Dich über Dein Unglück zu beklagen, ist es höchste Zeit, dass Du verstehst, dass Du nicht nur auf diese Erde gekommen bist, um Deine Liebsten zu beschützen und gut zu ernähren.

Ersuchen sie Dich um Hilfe, die Deine Grenzen nicht übersteigt, d. h. im Rahmen Deiner Selbstachtung bleibt, dann kannst Du sie ruhig bemuttern, solltest dies aber aus Liebe und Freude verrichten. Kannst oder willst Du diese Hilfe gerade nicht leisten, so solltest Du Dir das Recht dazu einräumen, für den Augenblick abzusagen. Das heißt noch lange nicht, dass Deine augenblicklichen Grenzen immer so liegen werden. Dein Pflichtgefühl ist erdrückend, und Du verlangst zu viel von Dir. Du musst lernen, auch Deine Liebsten loszulassen. Werden Deine Kinder selbstständig, so reißt man sie Dir noch lange nicht von der Brust. Die Mutterliebe kann auch dann bestehen bleiben, wenn Du Dich nicht pausenlos dazu verpflichtet fühlst, sie zu bemuttern.

Spirituelle Blockade
Die Fragen am Ende des Buches sollen Dir weitere Aufschlüsse zu Deinem Gesundheitsproblem geben und klären helfen, durch welche spirituelle Blockade Du Dir selbst wichtige Bedürfnisse vorenthältst.

Brustfellentzündung

Das Brust- bzw. Rippenfell ist die seröse Hülle der Lunge. Kommt es hier zu einer akuten oder chronischen Entzündung, kommt es zu Brustschmerzen, die Seitenstechen ähneln, trockenen und schmerzhaften Hustenanfällen, Atembeschwerden, Fieber und beschleunigtem Herzschlag. Siehe Lungenleiden, wobei es sich hier um verdrängte Gefühle und Unzufriedenheit handelt. Der betroffenen Person würde guttun, sich einmal so richtig auszuweinen und ihre Emotionen zu zeigen.

Brustschmerzen

Physische Blockade
Die Brust reicht von den Schultern bis zum Bauch und schützt durch die Rippen vor allem Herz und Lunge. Folgende Beschreibungen beziehen sich ausschließlich auf Schmerzen in der Brust.

Emotionale Blockade
In der Metaphysik steht die Brust für die Familie. So können Brustschmerzen z. B. auf das unbefriedigte Bedürfnis zurückgehen, sich an die elterliche Brust zu schmiegen oder aber auf die Weigerung, jemanden an seine Brust zu nehmen. Manchmal leiden aber auch Menschen an Brustschmerzen, die sich »in die Brust werfen«, das Gefühl haben, für ihre Familie unentbehrlich zu sein, und sich zu sehr um andere kümmern. Alle Schmerzen gehen auf Schuldgefühle wegen Vorwürfen zurück, die sie sich selbst oder anderen machen. So können sie auch sich oder anderen vorwerfen, sich nicht genug um die anderen Familienmitglieder zu kümmern.

Mentale Blockade
Deine Brustschmerzen sollten Dir Anlass geben, Dir selbst etwas mehr Liebe entgegenzubringen, Dir das Recht zuzugestehen, so zu sein, wie Du bist, d. h. Dich mit all Deinen Fehlern, Schwächen und Grenzen zu akzeptieren. Dein Glück hängt nicht mehr von den anderen ab, da Du ihre Liebe nicht mehr brauchst, um Dich selbst schätzen zu können.

Spirituelle Blockade
Die Fragen am Ende des Buches sollen Dir weitere Aufschlüsse zu Deinem Gesundheitsproblem geben und klären helfen, durch welche spirituelle Blockade Du Dir selbst wichtige Bedürfnisse vorenthältst.

Bulimie

Physische Blockade
An Bulimie leidende Menschen überkommt regelmäßig das Gefühl unkontrollierbaren Hungers, der sie dazu führt, die Nahrung exzessiv und gehetzt hinunterzuschlingen.

Emotionale Blockade
Diese Krankheit ist wie die Magersucht ein affektives Problem. Der Esssüchtige würde seine Mutter am liebsten *fressen*. Während die Anorexie auf der Angst vor Zurückweisung basiert, steht die Bulimie in engem Zusammenhang mit der Angst vor dem Verlassenwerden. Das heißt, Menschen können esssüchtig werden, wenn sie versuchen, sich von ihrer Mutter zu trennen, doch plötzlich das Gefühl haben, sie nicht mehr entbehren zu können. Sie fallen ins andere Extrem und brauchen nun ihre Gegenwart um so mehr. Oft haben solche Menschen auch das Gefühl, dass ihre Mutter allen Platz in Anspruch nahm und sie so daran hinderte, ihren Vater zu lieben.

Da es sich bei der Bulimie um einen Kontrollverlust handelt, ist es eine logische Folgerung, dass die betroffene Person sich in der Liebe und Anerkennung ihrer Mutter gegenüber – vor allem der Frau in ihrer Mutter – viel zu sehr zurückhielt. Deshalb haben Männer wie Frauen, die an diesem Problem leiden, gleichermaßen Schwierigkeiten, ihre feminine Seite zu integrieren. Das ist besonders bei steifen Menschen der Fall, die ihre eigenen Bedürfnisse ignorieren und sich selbst daran hindern, ihre Wünsche zu verwirklichen.

Mentale Blockade
Leidest Du an Bulimie, so ist es sehr wahrscheinlich, dass Du in Deiner Jugend fandest, dass Deine Mutter entweder zu viel Platz in Anspruch nahm oder aber, dass Dir eine zu zentrale Rolle in ihrem Leben zukam. Ein Teil Deines Ichs will nichts mehr mit dieser Mutter zu tun haben, während ein anderer Teil Angst hat, verlassen zu werden, sie also braucht. In jedem Anfall von Bulimie will dieser zweite Teil auf einmal all die Zeit nachholen, die er versuchte, Deine Mutter zu ignorieren.

Außerdem hast Du Dich Deiner Mutter gegenüber wahrscheinlich einmal sehr geschämt. Es ist wichtig, dass Du versuchst, die Gründe für Deine Reaktionen zu erkunden und Dich ihr so weit wie möglich mitzuteilen. Du wirst sehen, dass sie das Problem aus der Beziehung mit ihrer eigenen Mutter kennt und dass sie Dich mehr liebt, als Du dachtest. Die Ursache des Problems liegt nicht in all dem, was zwischen Dir und Deiner Mutter geschehen ist, sondern darin, wie Du all das wahrgenommen hast.

SPIRITUELLE BLOCKADE
Die Fragen am Ende des Buches sollen Dir weitere Aufschlüsse zu Deinem Gesundheitsproblem geben und klären helfen, durch welche spirituelle Blockade Du Dir selbst wichtige Bedürfnisse vorenthältst.

Burn-out

PHYSISCHE BLOCKADE
Im Jargon der Mediziner und Therapeuten steht der sogenannte Burn-out für berufliche Erschöpfung. Anpassungsschwierigkeit, Depression und Beklemmung hindern den Betroffenen an der Arbeit. Zu den Symptomen gehören auch große Müdigkeit, Mangel an Lebensfreude und »wunschloses Unglück«. Der »ausgebrannte« Mensch hat das Gefühl, gegen eine Maschine, ein System oder etwas anzukämpfen, was ihn bei Weitem übertrifft. Dieses Problem tritt vor allem bei Firmenangestellten, Krankenpflegern, Lehrern und all jenen Berufen auf, die in größeren Systemen angeordnet sind. Oft wird Burn-out auch mit Depression verwechselt. Die Definitionen unter DEPRESSION machen den Unterschied deutlicher.

EMOTIONALE BLOCKADE
Nach meinen Beobachtungen kommt es zu Burn-out bei jenen, die etwas mit ihrem gleichgeschlechtlichen Elternteil zu regeln haben. In ihrer Jugend setzten sie alles daran, dieses Elternteil zu beeindrucken, doch blieb die gewünschte Anerkennung immer aus. Sie fühlten sich kontrolliert und machtlos. Solche Menschen haben es sich zur Gewohnheit gemacht, ihre Qualitäten durch Leistung unter Beweis stellen zu wollen, da sie nicht genug an ihre Werte glauben. Sie erliegen der Täuschung zwischen ***Tun*** und ***Sein***.

Sie haben den Ruf von »Rackerern«, doch haben sie selbst immer das Gefühl, dass ihre Dienste für selbstverständlich hingenommen werden. Sie haben hohe Erwartungen und fühlen sich im Stich gelassen, wenn niemand ihre Taten anerkennt. Schließlich lassen sie sich entmutigen und sagen sich: »*Wozu soll dann all das, was ich tue, eigentlich gut sein?*« Sie fühlen sich unfähig und machtlos, geben auf und lassen sich fallen. Sie können nichts mehr unternehmen, denn es fehlen ihnen sogar Wünsche und Sehnsüchte.

Mentale Blockade

Erkennst Du Dich in der obigen Beschreibung wieder, ist es wichtig, dass Du baldmöglichst damit beginnst zu erfahren, wer Du eigentlich ***bist.*** Mache Dir klar, dass Du selbst in Deiner Kindheit die Überzeugung geschaffen hast, dass Dein gleichgeschlechtliches Elternteil Dich mehr lieben würde, wenn Du viel leisten würdest. Nur Du allein kannst diese Vorstellung ändern. Niemand auf der Welt hat das Recht, mehr von Dir zu verlangen, als Du schaffen kannst – nicht einmal Du selbst. *Sich lieben heißt, seine Talente, aber auch seine Grenzen und Schwächen zu erkennen.* Hattest Du den Eindruck, Deine Eltern haben viel von Dir verlangt, so entspricht das nicht der Wahrheit. Sie waren nur dazu da, Dir zu zeigen, was Du selbst von Dir forderst. Dann hast Du das Ganze auf Dein gesamtes Leben übertragen. Deine Arbeitswelt hat das »fordernde« Elternteil ersetzt, und Du wolltest weiterhin für Deine Leistungen geliebt werden.

Du solltest Deine Arbeit von nun an nach bestem Wissen und Gewissen verrichten, Dir jedoch klar darüber werden, was Deine Vorgesetzten wirklich von Dir wollen, anstatt davon auszugehen, dass Du nichts Besseres tun kannst, als sie durch Deinen Arbeitseifer beeindrucken zu wollen. Außerdem hast Du das Recht, Nein zu sagen, wenn Dich gewisse Anforderungen übersteigen. Respektierst Du Deine eigenen Grenzen, wirst Du auch andere weniger kritisieren und glücklicher sein. Vergiss nicht, dass ein glücklicher Mensch seine Energie ständig erneuert. *Jemand, der an Burn-out leidet, ist nicht erschöpft, weil es ihm an Energie fehlt. Im Gegenteil, es fehlt ihm an Energie, weil er seine Fähigkeit zu lieben erschöpft hat.*

Spirituelle Blockade

Die Fragen am Ende des Buches sollen Dir weitere Aufschlüsse zu Deinem Gesundheitsproblem geben und klären helfen, durch welche spirituelle Blockade Du Dir selbst wichtige Bedürfnisse vorenthältst.

Cholera

Cholera wird durch das Eindringen bestimmter Bakterien in den Dünndarm verursacht. Durchfall setzt in solcher Stärke ein, dass es zu Flüssigkeitsmangel kommt und das Gleichgewicht der Ionen gestört wird. Siehe DARMPROBLEME. Die erkrankte Person muss aufhören, sich für böse und schädlich, für eine *wahre Pest* zu halten.

Cholesterin

Das Cholesterin ist ein für den Körper unentbehrliches Lipoid. Eines seiner Aufgaben ist der Schutz der Wände der Blutgefäße gegen die Abnutzung durch den steten Kreislauf des Blutes. In der Regel erzeugt die Leber die benötigte Menge. Der Überschuss an Cholesterin aus der Nahrung wird an die Gallenblase geschickt, die es an die Därme weiterleitet, damit es ausgeschieden werden kann. Ist dieser natürliche Vorgang gestört, kommt es zu überhöhten Blutfettwerten, die man Hypercholesterinämie nennt. Cholesterin kann sich an der Haut, den Sehnen an der Hornhaut des Auges, aber auch an den Wänden der Arterien ablagern, wo es den größten Schaden anrichten kann, da dies den gesamten Blutkreislauf in Mitleidenschaft zieht. Siehe KREISLAUFBESCHWERDEN, ARTERIENERKRANKUNGEN und ATHEROSKLEROSE.

Conn-Syndrom

Diese Krankheit ist eine Überfunktion der Nebennierenrinde, die zu viele Hormone ausschüttet. Siehe NEBENNIERENRINDENERKRANKUNG.

Crohnsche Krankheit

Die Crohnsche Krankheit, die auch ILEITIS genannt wird, ist eine Entzündung des letzten Teils des Dünndarms. Sie kann sich ganz plötzlich äußern und den Symptomen einer Blinddarmentzündung ähneln, doch ist der Beginn meist langsam und schleichend: Nach dauerndem oder aber auch unregelmäßigem Durchfall mit Bauchschmerzen wird die Krankheit langsam chronisch und kann zu mehreren Komplikationen führen. Siehe DARMPROBLEME und DURCHFALL. Außerdem soll der Kranke hier eine dringende Nachricht erhalten: Hör auf, Dich ständig zurückgewiesen zu fühlen und selbst alles zurückweisen zu wollen. Er fürchtet sich sehr, den Erwartungen derer, die er liebt, nicht gewachsen zu sein.

Cushing-Syndrom

Bei dieser Krankheit schüttet die Nebennierenrinde zu viel Kortisol-Hormon aus. Siehe NEBENNIERENRINDENERKRANKUNGEN.

Darmprobleme

Physische Blockade

Der Darmtrakt beginnt beim Zwölffingerdarm, setzt sich im Dünndarm und im Dickdarm fort und endet schließlich nach dem Mastdarm im After. Hier sollen vor allem Probleme des Dünndarms, der die Nährstoffe aufnimmt, und des Dickdarms besprochen werden, der bestimmte Nahrungsreste weiter zersetzt und ihnen Flüssigkeit entzieht, um den Stuhl zu festigen. In ihm stauen sich also die Nahrungsabfälle, die der Körper nicht mehr benötigt.

Im Dünndarm kann es zu Tumoren, Krebs, Divertikulitis, Durchfall und zur Crohnschen Krankheit kommen.

Der Dickdarm kann betroffen werden von Verstopfung, Durchfall, Koliken, Entzündung, Blähungen, Tumoren, Krebs, Krämpfen, Wurmerkrankungen oder Gastroenteritis. Siehe in jedem Fall auch unter dem entsprechenden Schlagwort nach.

Emotionale Blockade

Probleme im Dünndarm zeigen, dass der betroffene Mensch die Dinge und Situationen des Alltags, die gut für ihn sind, nicht aufnehmen kann. Er verliert sich zu sehr in Einzelheiten, anstatt Dinge in ihrer Gesamtheit zu betrachten. Es genügt, dass ihm eine Kleinigkeit missfällt, um das Ganze zu verwerfen. Ein kleines Problem, und er hat Angst, es könnte ihm an etwas fehlen.

Zu Problemen am Dickdarm kommt es bei Menschen, denen es schwerfällt, alte Ansichten und Überzeugungen loszulassen, die ihnen nichts mehr nutzen (Verstopfung) oder die Ideen anderer zu schnell verwerfen, obwohl sie ihnen von Nutzen sein könnten (Durchfall). Auch Widerrede können sie nur schwer verdauen. Anstatt die guten Seiten einer Sache oder Person zu sehen, die diese Angst vor dem Mangel in ihnen hervorruft, hört man sie schnell und oft »*Scheiße!*« fluchen.

Mentale Blockade

Deine Darmbeschwerden sind eine wichtige Nachricht, um Dir beizubringen, dass Du Dich eher an positiven Gedanken als an Ängsten und selbsterniedrigenden Ansichten nähren solltest. Du brauchst nicht mehr vom Mangel in der materiellen Welt überzeugt sein. Arbeite an Deinem Glauben. Habe Zuversicht in diese göttliche Kraft, die in Dir, aber auch im gesamten Universum vorhanden ist und sich um alles Lebende kümmert – auch um Dich. Lass das Alte los, um Platz für Neues zu schaffen. Siehe außerdem auch BAUCHSCHMERZEN.

SPIRITUELLE BLOCKADE

Die Fragen am Ende des Buches sollen Dir weitere Aufschlüsse zu Deinem Gesundheitsproblem geben und klären helfen, durch welche spirituelle Blockade Du Dir selbst wichtige Bedürfnisse vorenthältst.

Darrsucht

Darrsucht oder Sklerodermie ist eine Hautkrankheit, die vor allem Frauen betrifft. Die dünne Haut wirft keine Falten und scheint an den Knochen zu kleben. Die Augenlider sind tief zurückgesetzt und der Mund ist von schmalen Lippen umsäumt. Die Hände sind klein und glatt und bewegen sich etwas steif. Darrsucht kann sich auf den ganzen Körper ausbreiten und die Kranke in einer Art gepanzerten Körper einsperren.

Siehe MULTIPLE SKLEROSE und HAUTPROBLEME. Die betroffene Person soll durch diese Erkrankung die Nachricht erhalten, dass sie aufhören muss, sich hinter ihrem Harnisch zu verschanzen. Sie hat sich derart verhärtet, dass sie sich völlig von ihrer Gefühlswelt abgeschnitten hat. Sie möchte nach außen hin hart erscheinen, während die Zärtlichkeit, die in ihr steckt, schon die längste Zeit zum Ausdruck kommen möchte. Es liegt in ihrem eigenen Interesse, nicht so hohe Ansprüche an sich selbst zu stellen und sich ständig kontrollieren zu wollen.

Daumenballenatrophie

Da es sich hier um das sogenannte Karpaltunnel-Syndrom handelt, bei dem bestimmte Handknochen betroffen sind, siehe HANDGELENKBESCHWERDEN.

Dehydrierung

PHYSISCHE BLOCKADE

Zu Dehydrierung kommt es, wenn unser Körper mehr Wasser verliert, als er bekommt. Er kann das Wasser über den Urin, die Haut oder den Verdauungstrakt verlieren. Die Symptome eines solchen Flüssigkeitsmangels sind: Die Haut verliert ihre gewöhnliche Straffheit, die Augen höhlen sich, und es bilden sich starke Ringe unter ihnen, der Puls rast, und der Blutdruck ist niedrig.

Emotionale Blockade

Das Wasser steht in direktem Zusammenhang mit dem emotionalen Körper. Ein Mensch, der an Dehydrierung leidet, trennt sich von seinen Gefühlen, besonders den angenehmen. Er lässt sich durch äußere und innere Geschehnisse und vor allem durch seine eigenen Fixideen – eine Form der Besessenheit – leer pumpen. Er stärkt sich nicht genug selbst.

Mentale Blockade

Leidet Dein Körper an Wassermangel, so gibt er Dir eine dringliche Nachricht, denn das Wasser stellt nach der Luft das wichtigste Lebensbedürfnis dar. So solltest Du nicht nur lernen, untertags mehr Wasser zu trinken, sondern auch, Dich besser in Deiner Haut zu fühlen und Dir selbst positive Gefühle, ja Liebe entgegenzubringen. Siehe außerdem unter dem Schlagwort Besessenheit nach.

Spirituelle Blockade

Die Fragen am Ende des Buches sollen Dir weitere Aufschlüsse zu Deinem Gesundheitsproblem geben und klären helfen, durch welche spirituelle Blockade Du Dir selbst wichtige Bedürfnisse vorenthältst.

Depression

Physische Blockade

Die folgenden Ausführungen gelten für Menschen, die unter chronischen Depressionen leiden, und weniger für diejenigen, die vorübergehend niedergeschlagen sind oder durch eine Depression auf ein bestimmtes Ereignis reagieren, das sie nur schwer verkraften können. Für Letztere gilt eher die Beschreibung von Angstzuständen, Beklemmungen und eventuell auch Platzangst.

Die wichtigsten Symptome der Depression sind der Verlust jeglichen Interesses und der Freude an den gewohnten Aktivitäten, das Gefühl der Niedergeschlagenheit und der Verzweiflung, Müdigkeit, Energiemangel, Konzentrationsschwäche, Gleichgültigkeit, Desinteresse, Entmutigung, geistiges Wiederkäuen und Verschlossenheit. In der Regel wollen sich depressive Menschen nicht helfen lassen, da sie es vorziehen, dass sich die anderen ändern. Sie schlafen schlecht, auch wenn sie Schlaftabletten nehmen. Sie reden wenig und neigen zur Weltflucht. Sie können sogar Selbstmordgedanken haben. Oft wird Depression auch mit Burn-out verwechselt. Für Details verweise ich auf die dortigen Angaben.

Emotionale Blockade

Die Depression ist ein Mittel, um sich nicht mehr dem – besonders affektiven – äußeren Druck (*Pression*) aussetzen zu müssen. Der depressive Mensch hält es nicht mehr aus. Er ist an seine Grenzen gelangt. Aus meinen jahrelangen Beobachtungen geht hervor, dass Menschen mit depressiven Tendenzen Konflikte mit dem andersgeschlechtlichen Elternteil zu regeln haben. Das erklärt auch, warum sich der depressive Mensch oft an seinem Partner auslässt, auf den er die Problematik überträgt. Man spricht hier von einem Transfer. Er lebt mit seinem Partner, was er mit seinem Vater bzw. seiner Mutter durchzukämpfen hätte, wozu ihm aber der Mut fehlt. Indem er sich weigert, sich helfen zu lassen, nährt er weiterhin den Hass oder die Rachsucht, die er gegen diesen Elternteil hegt, und verschlimmert so nur sein Leid.

Je schlimmer die Depression, desto tiefer ist die Wunde, die der betroffene Mensch in seiner Jugend erlebte. Bei solchen Verletzungen kann es sich um *Zurückweisung, Vernachlässigung, Erniedrigung, Verrat* oder *Ungerechtigkeit* handeln. Dieser Schmerz wurde allein und ohne Ansprachemöglichkeit durchlebt, um das geistige Gleichgewicht derart zu stören, dass es zu einer Depression oder manisch-depressiven Psychose kommt. Als junger Mensch konnte er mit niemandem über seine Fragen und Ängste reden und hatte so nicht die Gelegenheit dazu, sich anderen anzuvertrauen. Er sperrte sich gegen seine eigenen Wünsche und zog sich schließlich in sich selbst zurück, wo sich sein Hass und seine Rachegelüste entwickelten.

Mentale Blockade

Da eine depressive Person sich in der Regel nicht selbst helfen kann und auch nicht helfen lassen will, versuchen meist ihre Mitmenschen, ihre Probleme zu regeln. Gehörst Du zu diesen »Helfern«, möchte ich Dir raten, sehr direkt zu der depressiven Person zu sein. Sie muss verstehen, dass niemand außer ihr selbst sie endgültig aus dieser Situation befreien kann.

Am wichtigsten ist es dabei, dass sie akzeptiert, dass ihre Depression durch einen großen Schmerz verursacht wird, den sie auf der Ebene ihres ***Seins*** als junger Mensch erlitten hat. *Sie weigert sich, das zu sein, was sie ist.* Im Allgemeinen ist die häufigste dieser Verletzungen die Zurückweisung oder die Angst davor, zurückgewiesen zu werden. Diese Person muss verstehen lernen, dass ihre Eltern sie liebten, auch wenn sie sie zurückwiesen oder vernachlässigten. Der Erwachsene, der sein Kind zurückweist, hat wahrscheinlich als Kind dieselbe Erfahrung gemacht und hat auch heute noch Schwierigkeiten, sich selbst zu lieben. Der erste Schritt zur Heilung liegt darin, diesem Elternteil Mitleid entgegenzubringen und ihm zu verzeihen.

Die wichtigste Etappe ist jedoch die, sich selbst zu verzeihen, diesem Elternteil so böse gewesen zu sein. Danach heißt es nur noch, diesem Elternteil ohne jegliche Anklage sein Inneres zum Ausdruck zu bringen (siehe dazu die Schritte des Verzeihens am Ende dieses Buches). Es ist nur allzu menschlich, dass ein Kind, das in innerer Abgeschiedenheit leidet, Hass und Rachegefühle entwickelt. Insofern ist es auch wichtig, dass diese Person lernt, ihren eigenen Wert zu erkennen. Fällt ihr dies schwer, so sollte sie ihre Mitmenschen darum bitten, ihr zu sagen, wie sie sie sehen.

Hegt der depressive Mensch Selbstmordgedanken, so will er meist nur eine bestimmte Seite seines Lebens nicht mehr leben. Er will sie absterben lassen, um etwas Neuem Platz zu machen. Er täuscht sich, wenn er sich gänzlich mit diesem Teil identifiziert.

Spirituelle Blockade

Die Fragen am Ende des Buches sollen Dir weitere Aufschlüsse zu Deinem Gesundheitsproblem geben und klären helfen, durch welche spirituelle Blockade Du Dir selbst wichtige Bedürfnisse vorenthältst.

Dickdarmprobleme

Der Dickdarm ist ein Teil des Verdauungsapparats, der zwischen dem Dünn- und dem Mastdarm liegt. Durch ihn laufen die Reste der verdauten Nahrung, der hier durch die Dickdarmwand Flüssigkeit entzogen wird, wodurch sich der Stuhl festigt, um besser durch den Mastdarm zu gelangen. Siehe Darmprobleme.

Diphtherie

Die Diphtherie ist eine ansteckende Krankheit, die sich durch weiße Häutchenbildung auf der Hals- und Rachenschleimhaut kennzeichnet. Am häufigsten kommt diese Krankheit in der Form diphtherischer Angina vor. Siehe Halsentzündung und Laryngitis.

Divertikulitis

Bei einer Divertikulitis handelt es sich um die Entzündung eines kleinen Bruchs in der Darmschleimhaut. Die klinischen Zeichen dieser Entzündung sind Unterleibsschmerzen, Fieber und gelegentliche Blutungen. Männer sind häufiger davon betroffen als Frauen. Die Symptome ähneln denen einer Blinddarmentzündung so sehr, dass sie manchmal miteinander verwechselt werden können. Siehe DARMPROBLEME. Wie auf S. 28 erläutert, handelt es sich um verdrängten Zorn.

Durchbruch

PHYSISCHE BLOCKADE

Von einem Durchbruch sprechen wir, wenn ein Körperteil durchbohrt oder von kleinen Löchern übersät ist.

EMOTIONALE BLOCKADE

Kommt es zu einer sogenannten Perforation, so fühlt sich der betroffene Mensch von einer Situation oder Person bedrängt und überrumpelt. Er hat das Gefühl, ihm würde ein Stück seiner selbst genommen.

MENTALE BLOCKADE

Durch diese Nachricht versucht Dein Körper Dir mitzuteilen, dass Du die Wirklichkeit aus einem anderen Blickwinkel sehen und überprüfen solltest, ob Deine Perspektive tatsächlich der Realität entspricht. Du bist sicherlich eine sehr empfindsame Person und nimmst Dir vieles zu sehr zu Herzen. Nicht die anderen jedoch bedrängen Dich, sondern Du *lässt* Dich von ihnen bedrängen. Revidierst Du Deine Lebensansichten, wirst Du feststellen, dass die anderen nicht unbedingt die Absichten hatten, die Du ihnen unterstellt hattest.

SPIRITUELLE BLOCKADE

Die Fragen am Ende des Buches sollen Dir weitere Aufschlüsse zu Deinem Gesundheitsproblem geben und klären helfen, durch welche spirituelle Blockade Du Dir selbst wichtige Bedürfnisse vorenthältst.

Durchfall

PHYSISCHE BLOCKADE

Durchfall ist ein Symptom, das bei Störungen im Verdauungsapparat zutage tritt. Er zeichnet sich durch flüssigen oder halbflüssigen Stuhl aus. Oft kommt es bei Durchfall auch zu Bauchschmerzen und -krämpfen.

EMOTIONALE BLOCKADE

Der Mensch, der seine Nahrung ausscheidet, bevor der Körper sie assimilieren konnte, verhält sich auch auf der emotionalen und mentalen Ebene so. Er verwirft zu schnell Dinge, die ihm nützen könnten.

Er findet, dass er alles, was ihm alltäglich widerfährt, nur schwer integrieren kann. Außerdem sieht er auch nicht ein, wozu dies gut sein sollte. So hält er sich selbst davon ab, sein Leben zu genießen, weshalb es ihm auch an Dankbarkeit mangelt.

Er fühlt sich viel öfter zurückgewiesen und schuldig als dankbar. Diese Zurückweisung erlebt er eher auf der Ebene des *Habens* und *Tuns*, als auf der Ebene des *Seins*. Er fürchtet, etwas nicht zu bekommen oder nicht genug, zu viel oder etwas schlecht zu tun. Er ist überempfindlich und neigt daher eher dazu, eine Situation abzulehnen, da sie ihn mit seinen Ängsten konfrontiert, als sich ihr auszusetzen.

Mentale Blockade

Hast Du Durchfall, dann schätzt Du Dich selbst nicht genug und glaubst nicht, das zu verdienen, was gut für Dich ist. Kannst Du Dich selbst nicht mit positiven Gedanken nähren, solltest Du auch nicht erwarten, dass dies andere für Dich tun. Da kannst Du lange warten. Denk dran: Was von den anderen kommt, ist vergänglich.

Hier ein eigenes Beispiel, um Dir diesen Prozess besser vor Augen zu führen. In den ersten Jahren, in denen ich begann, Vorträge vor größerem Publikum zu halten, hatte ich Angst davor, nicht gut genug zu sein oder ausgelacht zu werden, und schon war ich auf dem Weg zur Toilette. Mein Körper versuchte, mir durch diesen Durchfall zu sagen, dass ich mich durchaus schätzen konnte, auch ohne mich deshalb für jemand anders halten zu müssen. Ich meinte damals, ich würde vielleicht weniger versuchen, mich zu bessern, wenn ich mich für zu gut hielte. Das war jedoch verkehrt. Ich habe nie aufgehört, nach einer gewissen Vollendung zu streben und werde damit wohl mein ganzes Leben lang zu tun haben.

Spirituelle Blockade

Die Fragen am Ende des Buches sollen Dir weitere Aufschlüsse zu Deinem Gesundheitsproblem geben und klären helfen, durch welche spirituelle Blockade Du Dir selbst wichtige Bedürfnisse vorenthältst.

Dyspepsie

Dyspepsie ist ein Sammelbegriff für verschiedene Formen von Verdauungsstörungen. Die beiden wichtigsten sind wohl die des Magens (siehe Magenprobleme) und die der Därme (siehe Darmprobleme).

Eierstockleiden

Physische Blockade

Die Eierstöcke sind die weiblichen Geschlechtsdrüsen (wie der männliche Hoden), welche die weiblichen Sexualhormone ausschütten. Hier bilden sich die Eizellen heran. Bei Störungen kann es zu Schmerzen, Entzündungen, Krebs oder Entfernung kommen.

Emotionale Blockade

Die Eierstöcke stellen die Verbindung zwischen dem physischen Körper der Frau und ihrem Sakral- oder Steißbeinchakra her. Dieses Energiezentrum steht in direktem Zusammenhang mit der Schaffenskraft einer Frau. Die Eierstöcke haben eine Doppelaufgabe: Kommt es zu Problemen an einem oder beiden Eierstöcken, so kann das die Fruchtbarkeit, aber auch die Weiblichkeit einer Frau infrage stellen. Ihr Körper versucht ihr mitzuteilen, dass sie ihrer Kreativität nicht genug vertraut. Sie hält sich für unfähig, Dinge zu tun, und macht sich Sorgen, wenn sie etwas Bestimmtes alleine schaffen muss, besonders, da sie sich als Frau nicht dazu imstande fühlt. So scheitern Dinge oft gleich von Anfang an.

Mentale Blockade

Deine Eierstöcke versuchen, Dir hier Selbstvertrauen einzuflößen. Glaube an Dich, und Du kannst alles allein schaffen. Du hast als Frau ebensolche Fähigkeiten wie ein Mann. Bei Frauen, die sich als Frauen minderwertig fühlen, kommt es außerdem oft auch zu Menstruationsbeschwerden. Sie versuchen den Männern zu beweisen, wozu sie fähig sind, zweifeln jedoch insgeheim an sich selbst.

Vergiss nicht, dass beim Zeugen von Kindern ein Mann und eine Frau gebraucht werden. Dasselbe gilt auch für unsere Innenwelt: Erst wenn Du Deine weibliche und männliche Seite entfaltest, wirst Du Dein Leben harmonisch gestalten können. Vertraust Du der Schaffenskraft Deines »inneren Mannes«, wirst Du dadurch auch Deiner »inneren Frau« die Möglichkeit geben, frei zu schaffen. Dazu musst Du Dir wie auch den Männern in Deinem Leben, aber auch Deinen Ideen und Deiner Intuition vertrauen.

Spirituelle Blockade

Die Fragen am Ende des Buches sollen Dir weitere Aufschlüsse zu Deinem Gesundheitsproblem geben und klären helfen, durch welche spirituelle Blockade Du Dir selbst wichtige Bedürfnisse vorenthältst.

Eileitererkankungen

Physische Blockade

Über die beiden Eileiter wandern die Eizellen in die Gebärmutter. Auch die Samenzellen müssen bis hierher gelangen, um eine Eizelle zu befruchten. Kommt es hier zu Problemen, so gehen diese häufig auf eine Verstopfung eines oder beider Eileiter zurück. Entzünden sie sich, so sprechen wir von einer Salpingitis.

Emotionale Blockade

Da in den Eileitern die Befruchtung, also die Entstehung neuen Lebens, stattfindet, deutet ein Problem auf dieser Ebene darauf hin, dass die betroffene Frau nicht imstande ist, ihre femininen und maskulinen Seiten harmonisch in sich zu vereinen. Es fällt ihr schwer, ihr Leben nach ihren Wünschen und Vorstellungen zu gestalten, und sie hat häufig Schwierigkeiten in ihren Männerbeziehungen.

Mentale Blockade

Dein Körper versucht Dir mitzuteilen, dass es Zeit ist, Dich anderen Ideen zu öffnen und die Gestaltung Deines Lebens selbst in die Hand zu nehmen, ohne Dich dabei schuldig zu fühlen. So wirst Du Dich auch dem öffnen, was Männer zu Deinem Leben beitragen können. Die Ängste, die Dich dazu veranlassen, Dich zu verschließen, schaden Dir. Siehe auch Gebärmuttererkrankungen

Spirituelle Blockade

Die Fragen am Ende des Buches sollen Dir weitere Aufschlüsse zu Deinem Gesundheitsproblem geben und klären helfen, durch welche spirituelle Blockade Du Dir selbst wichtige Bedürfnisse vorenthältst.

Eileiterschwangerschaft

Physische Blockade

Eine Schwangerschaft wird als extra-uterin bezeichnet, wenn sich das befruchtete Ei außerhalb der Gebärmutter einnistet. Normalerweise wandert die Eizelle nach der Befruchtung in den Uterus, um dort zum Fötus heranzuwachsen. In diesem Fall jedoch ist dieser Vorgang gestört, und das Ei entwickelt sich im Eileiter, wo es befruchtet wurde.

Emotionale Blockade

Bei diesem Problem handelt es sich um eine Unentschlossenheit seitens der Mutter oder aber seitens der Seele des werdenden Kindes. Eine solche Unbestimmtheit kann auch von beiden Seiten zugleich herrühren. Ist die Mutter so unschlüssig, so bedient sie sich hier eines Mittels, das sie selbst in Gefahr bringen kann. Meist geschieht all das völlig unbewusst. Zu einer solchen Eileiterschwangerschaft kann es kommen, wenn sich die betroffene Frau entschlossen hat, ein Kind zu bekommen, um jemand anderem Freude zu machen oder, um geliebt zu werden, obwohl eine Schwangerschaft ihr eigentlich jetzt zu viel ist.

Mentale Blockade

Auch Du hast das Recht dazu, Ängste und Grenzen zu haben. Entdeckst Du, dass es Dir zu viel ist, jetzt ein Kind zu bekommen, so solltest Du mit der Seele des Babys zu sprechen versuchen und ihm eingestehen, was Du lebst. Du solltest Dir dabei bewusst sein, dass es sich dabei um Deinen Körper und Dein Leben handelt und dass Du das Recht hast, Deine eigenen Entscheidungen zu treffen. Die Folgen hast Du ganz alleine zu tragen. Der Umstand, Dich zu einer unerwünschten Schwangerschaft zu zwingen, schadet Dir mehr, als gar kein Kind zu haben. Solltest Du später eines wollen, so ist immer noch Zeit dazu.

Spirituelle Blockade

Die Fragen am Ende des Buches sollen Dir weitere Aufschlüsse zu Deinem Gesundheitsproblem geben und klären helfen, durch welche spirituelle Blockade Du Dir selbst wichtige Bedürfnisse vorenthältst.

Ekchymose

Eine Ekchymose ist ein Bluterguss im Gewebe. Zuerst sieht man einen roten Fleck, der dann blau, grün, schwarz und schließlich gelb wird, bevor er nach etwa drei Wochen wieder verschwindet. Meistens ist ein blauer Fleck eine Folge von Quetschungen oder Prellungen. Siehe Unfälle und Blutprobleme. Die betroffene Person fühlt sich in bestimmten Situationen schwach und empfindlich. Vielleicht mangelt es ihren Gesten jedoch auch an Geschmeidigkeit, da die Person zu impulsiv ist.

Ekzem

Ein Ekzem ist ein sehr häufig vorkommendes Hautproblem. Es kommt dabei zu schubweisem Hautausschlag, während dem die anfänglich akute Phase, die mit Schwellungen einhergehen kann, von einer chronischen Phase abgelöst wird, in der sich die Haut verdickt und fleckig wird. Dafür können innere und äußere Ursachen verantwortlich sein. Bei Kindern und Säuglingen treten Ekzeme oft mit Asthma oder anderen Allergien auf.

Siehe HAUTPROBLEME. Die betroffene Person macht sich Sorgen um sich selbst. Es mangelt ihr an Selbstbewusstsein, weshalb sie Angst vor der Zukunft hat, da sie nicht weiß, wohin das Leben sie führen wird. Sie sollte versuchen, ihr Innenleben besser zum Ausdruck zu bringen.

Bei JUCKREIZ verweise ich auf das entsprechende Kapitel. Wird der Ausschlag durch Außenfaktoren, wie Reinigungsmittel, Chemikalien usw. verursacht, so lässt sich der betroffene Mensch zu sehr von seiner Umwelt beeinflussen.

Ellenbogenschmerzen

Da es sich beim Ellenbogen um einen der beweglichen Teile des Armes handelt, will ich Dich zunächst auf ARMPROBLEME verweisen. Außerdem spricht man nicht zufällig von *Ellenbogenfreiheit*, wenn es darum geht, frei handeln zu können. Auch waren die *Ellen* früher ein gebräuchliches Längenmaß. Ellenbogenschmerzen deuten also darauf hin, dass sich die betroffene Person nicht genügend Spielraum gönnt, um frei handeln zu können. Sie hält sich zurück und versteift sich aus Furcht davor, eingezwängt zu werden. Sie muss lernen, loszulassen und sich ihren Freiraum zu nehmen. Handelt es sich um einen Ellenbogenbruch, siehe KNOCHENBRÜCHE.

Endokarditis

Entzündung der inneren Herzhaut. Siehe HERZPROBLEME und S. 28.

Endometriose

PHYSISCHE BLOCKADE

Bei Endometriose handelt es sich um eine sehr häufige Krankheit, die bei Frauen bis zu den Wechseljahren auftreten kann. Sie wird gekennzeichnet durch abnormales Vorkommen von Gebärmutterschleimhaut in der Bauchhöhle. Diese Schleimhaut bildet gleichsam einen winzigen Uterus.

Emotionale Blockade

Die schlimmste emotionale Blockade einer solchen Erkrankung ist sicherlich die, keine Kinder bekommen zu können. Die Frau, die an Endometriose leidet, ist eine Führerpersönlichkeit, die ihre Kinder gleichsam in anderen Bereichen bekommt. Sie hegt zwar einen Kinderwunsch, doch hat sie Angst vor der Geburt. Besonders fürchtet sie sich vor den Schmerzen oder einem möglichen Tod bei der Geburt, was auf ihre eigene Mutter zurückgehen kann. Diese Angst ist groß genug, ihren Kinderwunsch zu blockieren. Ich kenne Fälle, in denen diese Angst auf bestimmte Ereignisse in früheren Leben zurückgeht.

Mentale Blockade

Dein Körper will Dich hier verstehen lassen, dass Deine Überzeugung, jede Geburt sei zwangsläufig mit extremen Schmerzen und Gefahren verbunden, stark genug ist, um ein körperliches Hindernis für eine mögliche Schwangerschaft darzustellen. Interessanterweise bildet sich in dieser Erkrankung ein Miniaturebenbild der Gebärmutter an einer anderen Stelle. Eigentlich müsste das doch für einen Kinderwunsch sprechen: Du hast ja sogar einen Extra-Uterus ...

Ich konnte überdies beobachten, dass Frauen, die an Endometriose leiden, vor allem vor der eigentlichen Geburt und viel weniger vor dem Kinderhaben und -erziehen Angst haben. Es ist Zeit für Dich, diese Angstvorstellungen aufzugeben. Auch Du hast das Recht dazu, Kinder zu bekommen. Gestehe Dir außerdem zu, nicht immer unbesiegbar zu sein und nicht mit all den Projekten Erfolg haben zu können, die Du ins Leben rufen willst.

Spirituelle Blockade

Die Fragen am Ende des Buches sollen Dir weitere Aufschlüsse zu Deinem Gesundheitsproblem geben und klären helfen, durch welche spirituelle Blockade Du Dir selbst wichtige Bedürfnisse vorenthältst.

Entzündungen

Bei einer Entzündung kommt es meist zu einer mehr oder weniger großen Zerstörung von Gewebe. Bereits in den Zusatzerklärungen am Anfang dieses Buches habe ich erwähnt, dass eine Entzündung auch ein Zeichen dafür sein kann, dass der Körper sich wieder in den Griff bekommt und eine Konfliktlösung anzeigt. Das soll den betroffenen Menschen keineswegs davon abhalten, die vom Arzt verschriebenen Mittel zu nehmen. Doch wird sich die Heilung schneller vollziehen, wenn die betroffene Person ihrem Körper dankt, anstatt sich über seine Krankheit zu beschweren.

Epilepsie

Physische Blockade

Die Epilepsie ist eine chronische Nervenerkrankung, die sich durch mehr oder weniger oft wiederkehrende Krampfanfälle kennzeichnet, die bestimmte Körperteile oder aber auch den ganzen Körper betreffen können und in der Regel immer nach demselben Schema verlaufen. Ein epileptischer Anfall ist nicht vorhersehbar und dauert meist nur kurze Zeit.

Emotionale Blockade

Eine Person, die an dieser Erkrankung leidet, verzeiht sich im Allgemeinen nicht den kleinsten Fehltritt oder *Lapsus*. Mit allen Mitteln versucht sie, ihre Fehler zu verbergen. Sie macht sich häufig Vorwürfe, liebt sich also selbst nicht genug. Um dies wettzumachen, versucht sie ihre Mängel durch andere Menschen auszugleichen. Sie hegt Gedanken innerer Gewalt, die sie gegen sich selbst richtet und die durch ihre epileptischen Anfälle zum Ausdruck kommt.

Es ist häufig der Fall, dass sie durch die ersten Krisen ihrer Kindheit Aufmerksamkeit und Zuneigung erhielt oder, dass es ihr dadurch gelang, von einem bestimmten Missgeschick abzulenken. Es ist aber auch möglich, dass die Epilepsie es ihr erlaubte, die Fehltritte ihrer eigenen Eltern zu verbergen, da jene während der Zeit, in der sie sich um das Kind kümmerten, sich näher zu kommen schienen.

Mentale Blockade

Leidest Du an Epilepsie, so will Dir Dein Körper sagen, dass es höchste Zeit ist, Zuneigung zu säen, wenn Du Zuneigung ernten willst. Du brauchst nicht zu leiden, damit Dich Deine Mitmenschen lieben. Du bekommst schon mehr Liebe, als Du glaubst, nur scheinst Du sie nicht zu sehen.

Du solltest Dich bei denen erkundigen, die Du liebst, um herauszufinden, was Du ihnen bedeutest. Du hast das Recht zu Fehltritten und Irrtümern, ohne Dich deswegen schuldig fühlen zu müssen und zu glauben, dass die anderen Dich deshalb nicht mehr lieben. Das kann Dir viel Wut und heftige Gefühle ersparen. So kannst Du all die Zärtlichkeit zum Ausdruck bringen, die Dir innewohnt. Siehe auch KRÄMPFE.

SPIRITUELLE BLOCKADE
Die Fragen am Ende des Buches sollen Dir weitere Aufschlüsse zu Deinem Gesundheitsproblem geben und klären helfen, durch welche spirituelle Blockade Du Dir selbst wichtige Bedürfnisse vorenthältst.

Erbkrankheiten

Eine Erbkrankheit wird bei der Fortpflanzung von den Eltern auf die Kinder übertragen. Sie sind also unsere genetische »Mitgift«. Siehe ZUSATZERKLÄRUNGEN am Anfang dieses Buches.

Erbrechen

Beim Erbrechen stößt der Magen aufgenommene Nahrung durch den Mund wieder aus, was in der Regel ebenso unwillkürlich wie abrupt geschieht. Siehe VERDAUUNGSSTÖRUNGEN.

Den dortigen Ausführungen sei jedoch hinzugefügt, dass dem Erbrechen auch zugrunde liegen kann, dass wir andere beschuldigen, unwürdig oder eklig zu sein. In diesem Fall müssen wir unbedingt lernen, diese Personen so zu akzeptieren, wie sie sind, und ihnen zu verzeihen, wenn sie uns auf irgendeine Weise verletzt haben. Einen Menschen zu akzeptieren heißt ja noch lange nicht, ihm recht zu geben oder mit ihm einverstanden zu sein. Akzeptieren heißt feststellen, beobachten und Mitgefühl empfinden. Siehe diesbezüglich auch die Schritte des Verzeihens am Ende dieses Buches.

Erstarrung

Erstarrung ist ein progressiver oder unmittelbarer Stillstand der körperlichen oder geistigen Fähigkeiten. Siehe (EINGESCHLAFENE) GLIEDMASSEN, wobei es sich hierbei natürlich um ein wesentlich ernsteres Problem, also auch eine dringendere Nachricht des Körpers, handelt. So kommt es zu solchen Erstarrungen oft, wenn ein Mensch große Ängste oder Überraschungen erlebt.

Erstickungsanfälle

Physische Blockade
Erstickungsanfälle sind extreme Atembeschwerden, die in wenigen Minuten das Leben der betroffenen Person in Gefahr bringen. Das Blut erhält aufgrund des Luftmangels zu wenig Sauerstoff und staut den Kohlenstoff an, da die verbrauchte Luft nicht ausgeatmet werden kann.

Emotionale Blockade
Zu einem Erstickungsanfall kommt es bei Personen, die seit Langem eine lähmende Angst in sich verbergen. Vielleicht vermochten sie diese Angst bisher zu kontrollieren, doch belebt ein bestimmtes Ereignis diese nun von Neuem, und sie gerät außer Kontrolle.

Mentale Blockade
Versuche den Kontakt zu Deiner inneren Kraft wiederherzustellen. Du bist der Schöpfer Deines eigenen Lebens. Werde Meister Deiner Gedanken und stelle Dich diesem Teil Deiner selbst, der Dich glauben lässt, dass etwas so Angst machen kann, dass Du daran sterben kannst. Da es sich dabei auch um ein Atemproblem handelt, möchte ich Dich auch auf das Kapitel Lungenleiden verweisen.

Spirituelle Blockade
Die Fragen am Ende des Buches sollen Dir weitere Aufschlüsse zu Deinem Gesundheitsproblem geben und klären helfen, durch welche spirituelle Blockade Du Dir selbst wichtige Bedürfnisse vorenthältst.

Fersenschmerzen

Physische Blockade

Die Ferse ist der Hinterteil des Fußes, der besonders beim Gehen das Gewicht des Körpers trägt. Vielen Schmerzen in diesem Bereich liegt keine offensichtliche medizinische Ursache zugrunde.

Emotionale Blockade

Menschen mit Fersenschmerzen wollen vorwärtskommen und ihre Ziele anstreben, schrecken jedoch davor zurück, weil sie sich nicht genug unterstützt fühlen. Es handelt sich hier um Personen, die auf die Erlaubnis oder Zustimmung anderer angewiesen sind, bevor sie zur Tat schreiten. Sie brauchen es gewissermaßen, dass ihnen andere *die Sporen geben*. Handeln sie ohne Genehmigung, fühlen sie sich schuldig. Andererseits leiden sie jedoch auch darunter, in einer Situation festzustecken.

Mentale Blockade

Du sollst hier verstehen lernen, dass es genügt, Dich auf Dich alleine zu stützen, um Deine Entscheidungen zu treffen und vorwärtszukommen. Eine besser Unterstützung kann Dir niemand geben. Du brauchst nicht mehr zu glauben, dass Deine Mitmenschen immer mit Dir einverstanden sein müssen, um geliebt zu werden oder Deine Liebe unter Beweis zu stellen. Es ist völlig unmöglich, dass alle Menschen immer gleicher Ansicht sind. Wäre das Leben da nicht eine ziemlich langweilige Angelegenheit? Werde Dir klar darüber, dass niemand dazu verpflichtet ist, Deine Pläne zu unterstützen. Auch Du musst keineswegs alle Projekte gutheißen, nur weil sie Menschen betreffen, die Du liebst. Warum sollten Deine Mitmenschen Dir nicht auch auf den *Fersen* sein, wenn Du ihnen ein Stückchen voraus bist ...?

Spirituelle Blockade

Die Fragen am Ende des Buches sollen Dir weitere Aufschlüsse zu Deinem Gesundheitsproblem geben und klären helfen, durch welche spirituelle Blockade Du Dir selbst wichtige Bedürfnisse vorenthältst.

Fersensporn

Physische Blockade

Ein Fersensporn ist eine knochige Verwachsung an oder neben der Ferse. Zu Schmerzen kommt es vor allem bei Druck.

EMOTIONALE BLOCKADE
Da diese Verwachsung die betroffene Person daran hindert, längere Zeit zu stehen, ist sie ein Zeichen dafür, dass es dieser Person auch in Dingen, die sie unternehmen will, an Standhaftigkeit fehlt. Sie hindert sich selbst daran vorwärtszukommen, aus Angst anderen (besonders Autoritätspersonen) zu missfallen. Sie kann auch eine sehr negative Einstellung zur Zukunft haben.

MENTALE BLOCKADE
Die geistige Haltung, die Du Deiner Zukunft gegenüber einnimmst, bereitet Dir sogar auf der physischen Ebene Schmerzen, die durch diese Verwachsungen am Fuß zum Ausdruck kommen. Es ist höchste Zeit, dass Du mehr Selbstvertrauen gewinnst, auch bestimmte Risiken eingehst und die Sicherheit erlangst, dass Du die Folgen all Deiner Entscheidungen tragen kannst, was auch immer geschehen mag.

Akzeptiere, dass nicht alle Menschen mit Deinen Zukunftsplänen einverstanden sein müssen. Sie haben ihre eigenen Ängste und Grenzen. Das soll Dich jedoch nicht daran hindern, durchzuhalten und davon überzeugt zu sein, dass alles, was Du getan hast und noch tun wirst, seinen Nutzen hat und dass jede Erfahrung Dich zu einer neuen Erfahrung bringt. Dein Fuß will Dir sagen, dass Du mehr riskieren kannst und über alles verfügst, was Du dazu brauchst.

SPIRITUELLE BLOCKADE
Die Fragen am Ende des Buches sollen Dir weitere Aufschlüsse zu Deinem Gesundheitsproblem geben und klären helfen, durch welche spirituelle Blockade Du Dir selbst wichtige Bedürfnisse vorenthältst.

Fettgeschwulst

Fettgeschwulste sind gutartige Tumoren unter der Hautoberfläche, welche durch Fettgewebe gebildet werden. Sie sind rundlich, weich und können die Größe einer Haselnuss, aber auch einer Grapefruit erreichen. Sie können vereinzelt oder mehrfach und an den verschiedensten Körperteilen auftreten. Siehe ZYSTE und lies unter den betroffenen Körperteilen nach, um festzustellen, auf welchen Bereich sich diese Problematik bezieht.

Fettleibigkeit

PHYSISCHE BLOCKADE

Fettleibigkeit ist ein Gewichtsüberschuss durch Ansammlung unnötiger Fettreserven, welche sich im Gewebe ablagern. Fettleibigkeit kann zum Problem werden, wenn der allgemeine Gesundheitszustand dadurch in Mitleidenschaft gezogen wird.

EMOTIONALE BLOCKADE

Fettleibigkeit kann vielerlei Ursachen haben. Allen liegt jedoch ein gewisses Erniedrigungsgefühl in der Jugend zugrunde. Der Fettleibige hat noch heute Angst davor, sich für sich oder andere schämen zu müssen. Das Übergewicht kommt einem Schutzwall gegen all jene gleich, die zu viel von ihm verlangen könnten, da er nur schwer Nein sagen kann und dazu neigt, alles auf seine Schultern zu laden.

Es kann sich aber auch um jemanden handeln, der schon seit Langem das Gefühl hat, wie ein Sandwich zwischen zwei Menschen zu stehen, die er um alles in der Welt glücklich machen will. Einerseits versucht er das Glück der anderen zu erzwingen, um als guter Mensch anerkannt zu werden, erkennt andererseits jedoch seine eigenen Bedürfnisse nicht.

Es kommt auch häufig vor, dass jemand stark zunimmt, um von anderen nicht mehr sexuell begehrt zu werden. Dies geschieht entweder aus Angst, ausgenutzt zu werden oder nicht nein sagen zu können. Der fettleibige Mensch würde gerne seinen Platz im Leben behaupten, tut sich dabei jedoch sehr schwer. Er ist sich nicht klar darüber, dass er diesen schon lange einnimmt (und das nicht nur mit seinem Körper).

MENTALE BLOCKADE

Dicke Menschen sind oft so sensibel, dass es ihnen schwerfällt, sich selbst anzusehen. Kannst Du all Deine Körperteile im Spiegel betrachten? Deine Fähigkeit, Deinen physischen Körper anzusehen, zeigt, ob und wie weit Du bereit bist, darüber hinaus in Dein Inneres blicken zu wollen, um den wahren Grund Deiner Fettleibigkeit zu erkennen. Deshalb ist es auch leicht möglich, dass Du Dich vehement gegen das sträubst, was Du in diesen Zeilen liest. Ich schlage Dir daher vor, sie langsam und mehrere Male, jedoch ganz nach Deinem eigenen Rhythmus nachzulesen.

Der Umstand, in Deiner Jugend erniedrigt worden zu sein, hat Dich dazu veranlasst, Dir einen Schutzwall zu bauen, um Dich nicht noch einmal von einer ähnlichen Situation überraschen lassen zu müssen.

Du willst unbedingt ein guter Mensch sein, weshalb Du auch alles auf Deine Schultern lädst. Es ist Zeit, dass Du lernst, Dinge zu bekommen, ohne dabei zu glauben, dass Du anderen etwas *nimmst*, was Du ihnen baldmöglichst in irgendeiner Form wieder zurückzuerstatten hast. Ich schlage Dir deshalb vor, Dir jeden Abend Zeit zu nehmen, den verlebten Tag noch einmal vor Deinen Augen ablaufen zu lassen und jedes Ereignis aufzuschreiben, das mit dem Gefühl der Erniedrigung oder der Scham zu tun haben könnte. Dann stell Dir die Frage, ob die Situation denn wirklich so peinlich war. Rede mit anderen darüber.

Mache Dir außerdem zur Gewohnheit, Dir die Frage zu stellen: »*Was will ich wirklich?*« bevor Du zu allem »Ja und Amen« sagst und Deine Dienste anbietest. Die Liebe und Wertschätzung, die Dir Deine Mitmenschen entgegenbringen, wird dadurch nicht leiden. Im Gegenteil: Sie werden es Dir anerkennen, dass Du Dich selbst respektierst und Deinen Platz einnimmst. Du wirst immer ein hilfsbereiter Mensch bleiben. Doch geht es für Dich darum, Deine eigenen Bedürfnisse darüber nicht zu vergessen. Gestehe Dir das Recht zu, denen, die Du liebst, etwas bedeuten zu wollen und einen Platz in ihrem Leben einnehmen zu wollen. Glaube an Deine Bedeutung.

Spirituelle Blockade

Die Fragen am Ende des Buches sollen Dir weitere Aufschlüsse zu Deinem Gesundheitsproblem geben und klären helfen, durch welche spirituelle Blockade Du Dir selbst wichtige Bedürfnisse vorenthältst.

Fieber

Physische Blockade

Fieber ist eine durch abnormale Umstände bewirkte, erhöhte Körpertemperatur. In der Regel spricht man erst ab 38 °C wirklich von Fieber. Normalerweise fühlt man sich zu Beginn einer fiebrigen Erkrankung kalt. Ist die Fieberursache verschwunden, ist uns hingegen heiß. Fieber kann auch von Schüttelfrost begleitet werden.

Emotionale Blockade

Fieber ist ein Zeichen aufgestauter Wut. Solange der betroffene Mensch sich kalt fühlt, unterhält er diese Wut. Kommt die Hitze zum Ausbruch, so zeigt das, dass der Konflikt für den Augenblick gelöst ist. Fühlt sich ein Kind z. B. nach einem bestimmten Ereignis von seiner Mutter zurückgewiesen und wacht am nächsten Morgen mit Fieber auf, so werden die ersten Anzeichen aller Wahrscheinlichkeit nach Schüttelfrost sein. Die Mutter behält das Kind zu Hause und kümmert sich darum.

So ist der Konflikt momentan geregelt, da das Kind die ersehnte Aufmerksamkeit der Mutter bekommt. Dann erst fühlt es sich heiß; ein Zeichen dafür, dass der Körper sich wieder in den Griff bekommt.

Es kann sich aber auch um Menschen handeln, die um eine Sache fiebern, voller Leidenschaft für sie sind oder zornig werden, weil die Dinge nicht so geschehen, wie sie es gerne hätten.

MENTALE BLOCKADE

Es genügt jedoch nicht, Konflikte nur momentan beiseite zu schieben. Bekommst Du oft Fieber, solltest Du lieber versuchen, die wirkliche Ursache Deines inneren Zorns zu entdecken. Verstehe, dass Deine Perspektive der Dinge von Deiner Reaktion auf die Geschehnisse des Alltags abhängt, die von all dem beeinflusst wird, was Du bisher erlebt oder gelernt hast.

Bist Du auf jemanden wütend, so solltest Du versuchen, Dich mit dieser Person auseinanderzusetzen, um festzustellen, ob Deine Wut gerechtfertigt ist. Nicht der andere provoziert nämlich Deinen Zorn, sondern allein die Haltung, die Du ihm entgegenbringst. Hast Du diese Mechanismen einmal erkannt, so versuche die Schritte des Verzeihens, wie sie am Ende dieses Buches beschrieben werden. Sonst wirst Du Dein ganzes Leben lang in ähnlichen Situationen zornig werden.

Lässt Dich etwas so »heißlaufen«, dass Dich das über alle Maßen aufregt, so solltest Du nach der Angst suchen, die sich hinter diesem Gefühl verbirgt. Dieses Notsignal zeigt Dir, dass Du dieses Problem nun ein für allemal lösen solltest.

SPIRITUELLE BLOCKADE

Die Fragen am Ende des Buches sollen Dir weitere Aufschlüsse zu Deinem Gesundheitsproblem geben und klären helfen, durch welche spirituelle Blockade Du Dir selbst wichtige Bedürfnisse vorenthältst.

Fingerprobleme

PHYSISCHE BLOCKADE

Die Finger sind die beweglichen Körperteile der Hände, die uns eine Vielzahl verschiedener Bewegungen von außerordentlicher Genauigkeit erlauben. Unter die möglichen Probleme fallen Steife, SCHMERZEN oder KNOCHENBRUCH. Sie alle können diese Präzision in Mitleidenschaft ziehen.

EMOTIONALE BLOCKADE

Da die Finger unser Präzisionswerkzeug darstellen, erhalten Menschen, die Probleme mit einem oder mehreren Fingern haben, die Nachricht, dass ihre Suche nach Genauigkeit auf falsche Motive zurückgeht. Das soll nun nicht heißen, dass wir uns nicht mehr um Details kümmern sollen, sondern eher, dass wir dabei anders vorgehen sollten. Das kann der Fall sein, wenn die betreffende Person sich *in die Finger beißt* (Bedauern), *eins auf die Finger kriegt* (sich unterdrücken lässt) oder sich Vorwürfe macht, *nichts mit ihren zehn Fingern zu tun* (faul oder gleichgültig zu sein). Jedem Finger kommt hierbei eine eigene metaphysische Bedeutung zu:

Der *Daumen*: Dieser Finger steht in der »Fingerhierarchie« ganz oben und »dirigiert« die anderen. Er steht für unseren Willen und unser Verantwortungsbewusstsein. Mit dem *Daumen* (frz. »pousse«) *drücken* (frz. »pousser«) wir. Ein Problem am Daumen zeigt, dass die betroffene Person eine andere zu sehr führen will oder sich aber von einer anderen unterdrückt fühlt. In jedem Fall geht ihr Problem darauf zurück, zu viel Kontrolle ausüben zu wollen.

Der *Zeigefinger*: Dieser Finger ist das Symbol der Charakterstärke und Entscheidungskraft. Der Zeigefinger zeigt auf andere, gibt Befehle, droht oder versucht, anderen etwas verständlich zu machen. Er ist der Finger der Autorität. Es kann also bei Problemen mit der Autorität (der eigenen oder einer fremden) zu Beschwerden an diesem Finger kommen.

Der *Mittelfinger*: Dieser Finger steht in Beziehung zu Beschränkung, Innenleben und Sexualität. Menschen, die Probleme am Mittelfinger haben, streben zu sehr nach Vollendung in diesen Bereichen und fühlen sich rasch in ihrer Intimität zurückgewiesen.

Der *Ringfinger*: Der Ringfinger hat weniger zu tun als die anderen. Er steht für das Traumideal der Zweierbeziehung und die Abhängigkeit von einer anderen Person, um zu diesem Ideal zu gelangen. Probleme am Ringfinger lassen demnach auf einen Kummer im intimen Innenleben schließen. Die betroffene Person vergisst, ein globales Bild der Dinge in Betracht zu ziehen. Ihre Gewohnheit, immer nur bestimmte Details zur Kenntnis zu nehmen, schadet ihr selbst.

Der *kleine Finger*: Er spiegelt intellektuelle Gewandtheit und Kommunikationsfähigkeit wider. Die Leichtigkeit, mit der er sich manchmal von den anderen Fingern zu trennen vermag, lässt auf ein Unabhängigkeitsbedürfnis und natürliche Neugier schließen. Außerdem versinnbildlicht er auch unsere Eingebung. Daher auch der Spruch: *»Mein kleiner Finger sagt mir ...«* Ein Mensch mit Problemen am kleinen Finger lässt sich von dem beeinflussen, was andere von ihm denken. Er wagt nicht, sich selbst zu behaupten und sich seiner Intuition zu bedienen, da er sich zu sehr von den anderen abheben möchte. Vielleicht handelt es sich hier aber auch um jemanden, der sich vorwirft, *keinen – nicht einmal den kleinen – Finger zu rühren* (nicht das Geringste zu unternehmen oder nicht einzugreifen).

Im Falle eines Bruchs siehe auch KNOCHENBRÜCHE.

MENTALE BLOCKADE

In der Regel versuchen alle Probleme an den Fingern Dir klarzumachen, dass Du Dich derzeit weniger um die Einzelheiten, als um das Hauptsächliche kümmern solltest. Du gebrauchst Deinen Perfektionismus oft falsch. Es ist nicht schlecht, dass Du imstande bist, auf Einzelheiten achtzugeben, doch solltest Du versuchen, Dein Streben nach Vollendung für existenzielle Fragen zu gebrauchen. D. h., all das, was Du *tust* und *hast*, sollte Dir dabei helfen, in Harmonie zu *sein*. Außerdem will ich Dir raten, loszulassen, wenn es um Einzelheiten geht, die andere betreffen.

SPIRITUELLE BLOCKADE

Die Fragen am Ende des Buches sollen Dir weitere Aufschlüsse zu Deinem Gesundheitsproblem geben und klären helfen, durch welche spirituelle Blockade Du Dir selbst wichtige Bedürfnisse vorenthältst.

Fischschuppenkrankheit

PHYSISCHE BLOCKADE

Fischschuppenkrankheit oder Ichthyose charakterisiert sich durch extrem trockene Haut, die in Schuppen abfällt. Diese Symptome werden meist schon bei oder wenige Monate nach der Geburt erkenntlich. Siehe außerdem auch HAUTPROBLEME.

EMOTIONALE BLOCKADE

Tritt eine Krankheit schon im jüngsten Alter auf, so handelt es sich meist um Probleme aus früheren Leben. Jedes Problem trockener Haut geht auf eine »trockene« bzw. harte Haltung zurück. Die Haut versinnbildlicht die Persönlichkeit, die wir nach außen hin abgeben. So wollen wir, dass andere uns sehen. Menschen, die an Fischschuppenkrankheit leiden, wollen weder ihre Verletzbarkeit noch ihre Sanftmütigkeit zeigen.

MENTALE BLOCKADE

Hast Du trockene Haut oder gar Ichthyose, so will Dir Dein Körper mitteilen, dass Du jetzt Dir und anderen gegenüber etwas sanfter sein solltest. Du hast es nicht mehr nötig, diese harte Persönlichkeit nach außen hin abzugeben und Dich deshalb stets unter Kontrolle halten zu müssen. Finde jemanden, den Du bewunderst und der fähig ist, all seine Sanftmut auszuleben und sich trotzdem nicht mehr ausnutzen lässt als alle anderen auch. So wirst Du Deine Starrheit verlieren und Dich wesentlich lebendiger fühlen.

Liest Du diese Zeilen für ein Kind, so kannst Du ihm diese Beschreibung ruhig vorlesen. Es wird die Botschaft gefühlsmäßig verstehen. Doch ist die Reaktion seiner Seele allein ihm überlassen.

SPIRITUELLE BLOCKADE

Die Fragen am Ende des Buches sollen Dir weitere Aufschlüsse zu Deinem Gesundheitsproblem geben und klären helfen, durch welche spirituelle Blockade Du Dir selbst wichtige Bedürfnisse vorenthältst.

Fistel

PHYSISCHE BLOCKADE

Eine Fistel ist eine unnatürliche Verbindung zwischen zwei Organen oder Hohlräumen des Körpers, durch die Flüssigkeit in ein anderes Organ oder aus dem Körper dringt.

EMOTIONALE BLOCKADE

Zu einer Fistel kommt es, wenn jemand zu viele Dinge vermischt. Er lässt sich zu leicht beeinflussen und kann sich nicht selbst entscheiden. Das verwirrt oder deprimiert ihn und lässt ihn aggressiv werden. Lies unter den betroffenen Körperteilen nach, um festzustellen, auf welchen Bereich sich diese Problematik bezieht.

MENTALE BLOCKADE

Macht Dir dieses Problem zu schaffen, solltest Du aufhören, Dich weiter von den anderen beeinflussen zu lassen und selbst entscheiden, was gut für Dich ist. Das soll nicht unbedingt heißen, dass Dir Deine Mitmenschen durch ihre Vorschläge schaden wollen. Im Gegenteil, sie sagen Dir ihre Meinung sicher aus bestem Wissen und Gewissen. Doch ist es augenblicklich wichtiger, dass Du Deine Entscheidungen selbst und allein triffst. Du brauchst Dich dazu doch nur Deiner natürlichen Entscheidungsgabe bedienen und auf das zu vertrauen, was Du willst und was Du fühlst. Mach Deine eigenen Erfahrungen.

SPIRITUELLE BLOCKADE

Die Fragen am Ende des Buches sollen Dir weitere Aufschlüsse zu Deinem Gesundheitsproblem geben und klären helfen, durch welche spirituelle Blockade Du Dir selbst wichtige Bedürfnisse vorenthältst.

Frigidität

PHYSISCHE BLOCKADE

Frigidität ist der medizinische Ausdruck für das Ausbleiben des Lustgefühls seitens der Frau beim Geschlechtsverkehr. Das hat nichts mit ausbleibendem Orgasmus zu tun, sondern allein mit der Freude an der Sexualität.

EMOTIONALE BLOCKADE

Frigide Frauen haben sich schon in frühen Jahren dazu entschlossen, sich keine Freuden zu gönnen. Meist handelt es sich dabei um einen starren Charakter, der versucht, sich von seiner Gefühlswelt loszusagen. Sie haben unbewusst Angst davor, zu warmherzig zu sein. Doch brauchen sie ein ausgeglichenes Sexualleben ebenso, ja vielleicht sogar noch mehr als die meisten anderen Frauen. Die große Selbstkontrolle, die sie sich auf sexueller Ebene auferlegen, führt sie unweigerlich dazu, in einem anderen Bereich die Kontrolle zu verlieren.

MENTALE BLOCKADE

Leidest Du an Frigidität, so setzt Du *Vergnügen* wahrscheinlich mit *Sünde, Übel* oder *Fehler* gleich. Diese Überzeugung muss sehr stark sein, damit Du Dich so kontrollieren kannst. Doch solltest Du wissen, dass jeder Mensch seine natürlichen Grenzen hat. Hast Du sie einmal erreicht, wirst auch Du die Kontrolle verlieren. Und wenn es nicht in der Sexualität ist, so in einem anderen Bereich: im Alkohol, im Essen, in Tränen, Wutanfällen, zitterndem Körper usw. Der Umstand, dass Du keine Freude an der Sexualität hast, straft Dich selbst viel mehr als Deinen Partner. Erlaube Dir so gefühlvoll zu sein, wie Dein Herz es sich wünschen würde. Du gleichst einer Bombe, die darauf wartet, gezündet zu werden. Gestehst Du Dir das Recht zu, Freude zu empfinden, wird das eine Wiedergeburt in ein neues Leben für Dich sein.

SPIRITUELLE BLOCKADE

Die Fragen am Ende des Buches sollen Dir weitere Aufschlüsse zu Deinem Gesundheitsproblem geben und klären helfen, durch welche spirituelle Blockade Du Dir selbst wichtige Bedürfnisse vorenthältst.

Furunkel

Bei einem Furunkel handelt es sich um eine schmerzhafte Infektion unter der Haut, die um ein Haar herum liegt und ein stark eiternden Abszess bildet. Siehe ABSZESS. Die betroffene Person hat Angst vor einer Situation, die ihr das Leben vergiftet und sie wütend macht. Sie ist verwirrt und wird ihre negativen Gefühle nicht mehr los.

Fußbeschwerden

PHYSISCHE BLOCKADE

Die Füße sind die Extremitäten unserer Beine, die diesen eine sichere Fortbewegung ermöglichen. Es gibt viele Probleme an den Füßen, um die sich die Orthopädie, ein alter Spezialzweig der Medizin, kümmert. Handelt es sich um ein Problem der Fußknochen, so lies neben den folgenden Beschreibungen auch unter KNOCHENLEIDEN nach.

EMOTIONALE BLOCKADE

Die Füße sind unsere Fortbewegungsmittel und stehen auch im übertragenen Sinne für die Art und Weise, wie wir durchs Leben gehen. So deuten Fußprobleme darauf hin, dass der betroffene Mensch nicht die nötigen Mittel findet, um im Leben vorwärtszukommen. Er lässt sich durch seine Ängste oder aber durch andere Menschen davon abhalten und ist sich nicht sicher, welche Richtung er einschlagen soll.

Ein Problem auf dieser Ebene kann auch ein Zeichen dafür sein, dass die betroffene Person den Eindruck hat, stillzustehen und gegen den Strom zu paddeln. Vielleicht fehlt es ihr an Wurzeln und materiellen Anhaltspunkten, ist der Erde nicht genug verbunden und möchte all dem entkommen. Durch ihre Ängste lässt sie sich von der Wirklichkeit abschneiden. Auch Menschen, die Angst haben, vor die Tür gesetzt oder gefeuert zu werden, können die Symptome einer Venenentzündung aufweisen.

Schmerzen die Füße vor allem im Ruhezustand, so ist dies ein Zeichen, dass dieser Mensch nicht aufhören und ausspannen kann. Er will alles schnell und zu viel des Guten machen, um an sein Ziel zu gelangen. Er bewertet sich selbst nur nach seiner Leistung.

MENTALE BLOCKADE

Deine Füße sind von großer Bedeutung für Deinen Körper. Sie tragen ihn durchs Leben. Sie sagen Dir hier, dass Du freudig, positiv und gelassen durchs Leben schreiten solltest. Sie stellen unsere aufrechte und direkte Verbindung zur Erde her, die das Symbol unserer Nährmutter ist. Fußprobleme halten Dich demnach an, gut in der Realität des *Hier und Jetzt* verankert zu bleiben, nicht »abzuheben« und auf das Universum und Deine Intuition zu vertrauen. Also los! Zögere nicht mehr, und nimm Dir die Mittel, die Du brauchst, um vorwärtszukommen. Lass Dir von anderen nicht *auf die Füße steigen*. So wirst Du so manche neue Erfahrung machen und Deine verborgenen Talente entdecken. Fühle, dass Du durchs Leben getragen wirst, und es wird Dich tragen.

Spirituelle Blockade

Die Fragen am Ende des Buches sollen Dir weitere Aufschlüsse zu Deinem Gesundheitsproblem geben und klären helfen, durch welche spirituelle Blockade Du Dir selbst wichtige Bedürfnisse vorenthältst.

Gallenblasenerkrankungen

In der Gallenblase sammelt sich die von der Leber ausgeschiedene Galle, um zu verhindern, dass sie nicht in den Phasen zwischen der Verdauung in die Därme gelangt. Während der Verdauung schüttet sie dann ihre Gallensalze in den Zwölffingerdarm. Diese sind nötig, damit der Darm die Fette aufnehmen kann. Das häufigste Problem der Gallenblase sind Gallensteine, die in den verschiedensten Größen vorkommen und die Verbindung zwischen Gallenblase und Zwölffingerdarm verstopfen können. Siehe STEINE und LEBERERKRANKUNGEN. Die betroffene Person fürchtet, man könne ihr etwas wegnehmen oder sich in ihre Angelegenheiten einmischen.

(Außergewöhnliche) Gebärmutterblutungen

Gebärmutterblutungen, die außerhalb der normalen Menstruationsperioden auftreten, werden Metrorrhagien genannt. Siehe BLUTUNGEN. Handelt es sich um versprengtes Gebärmuttergewebe, siehe ENDOMETRIOSE.

Gebärmuttererkrankungen

PHYSISCHE BLOCKADE

Die Gebärmutter ist ein hohler Muskel im Unterleib der Frau, der das befruchtete Ei während der Schwangerschaft beherbergt und aus dem das Kind nach vollendeter Schwangerschaft geboren wird. Die häufigsten Erkrankungen der Gebärmutter sind GEBÄRMUTTERFIBROME, Gebärmuttervorfall, diverse Funktionsstörungen, INFEKTIONEN, TUMOREN, KREBS und verschiedene Gebärmutterhalserkrankungen. Unter den entsprechenden Stichworten wirst Du detailliertere Ausführungen zu Deinem Problem finden. Blockiert ein Gebärmuttervorfall die Scheide, so lies unter VAGINALLEIDEN nach.

EMOTIONALE BLOCKADE

Da die Gebärmutter der erste Unterschlupf des werdenden Kindes ist, stehen Uterusprobleme immer mit Aufnahme, Behausung und Schutz einer Person in Zusammenhang. Hindert ein bestimmtes Gebärmutterproblem eine Frau daran, Kinder zu bekommen, so gibt ihr ihr Körper die Nachricht, dass sie in ihrem tiefsten Inneren einen Kinderwunsch hegt, der durch Ängste vereitelt wird, die eine physische Blockade erzeugen. Aber auch bei Frauen, die sich Vorwürfe machen, sich nicht genug um ihr Kind gekümmert zu haben oder aber den Haushalt nicht gut genug zu führen, kann es zu Gebärmutterproblemen kommen.

Allen Frauen mit Gebärmutterleiden ist jedoch gemein, dass sie sich nicht genug Zeit nehmen, eine Idee reifen zu lassen, bevor sie diese in die Tat umzusetzen suchen.

MENTALE BLOCKADE

Dieses Problem sollte Dir zu denken geben, ob Deine Angst vor einem neuen Schritt noch immer begründet ist (egal, ob das nun ein bestimmtes Projekt oder aber die Geburt eines Kindes betrifft). Gestehe Dir in der Folge eine freie Entscheidung ohne jegliche Schuldgefühle zu, ganz gleich, ob Du Dich nun dazu entschließt, gegen diese Angst anzukämpfen oder Dich ihr weiterhin anzupassen. In jedem Fall wirst Du die Konsequenzen Deines Entschlusses tragen müssen. Du hast das Recht, Mensch zu sein und bist niemandem Rechenschaft schuldig. Dein Leben gehört ebenso Dir wie Deine Entscheidungen.

Weiter versucht Dein Körper, Dir hier mitzuteilen, dass Du Dir mehr Zeit nehmen solltest, bevor Du zur Tat schreitest. Das soll nicht heißen, dass Du jetzt nicht mehr spontan sein darfst, sondern dass Du nun vielleicht mehr selbst entscheiden solltest, wann der richtige Augenblick für spontanes Handeln gekommen ist. Gestehe Dir außerdem das Recht zu, Grenzen zu haben.

SPIRITUELLE BLOCKADE

Die Fragen am Ende des Buches sollen Dir weitere Aufschlüsse zu Deinem Gesundheitsproblem geben und klären helfen, durch welche spirituelle Blockade Du Dir selbst wichtige Bedürfnisse vorenthältst.

Gebärmutterfibrom

PHYSISCHE BLOCKADE

Ein Fibrom ist eine gutartige Fasergeschwulst, die sich meist im Gebärmutterbereich bildet. Sie ist an und für sich schmerzlos, kann jedoch ein Schweregefühl im Becken oder Harnprobleme verursachen. Eine solche Geschwulst kann ganz klein bleiben oder aber bis zu mehreren Kilos schwer werden. Frauen können jahrelang ein Fibrom haben, ohne es überhaupt zu bemerken.

EMOTIONALE BLOCKADE

Eine Fasergeschwulst der Gebärmutter ist mit einem psychologischen Baby vergleichbar. Jede Verwachsung oder Bildung unnötigen Gewebes steht in direktem Zusammenhang mit Kummer, den man zu lange geschluckt hat. So ist auch ein Fibrom ein Zeichen dafür, dass die betroffene Frau – meist unbewusst – am Verlust eines Kindes leidet. Ein solcher Verlust kann auf einen Schwangerschaftsabbruch, eine Fehlgeburt oder z. B. auch auf einen Entschluss zurückgehen, ein Kind zur Adoption freigegeben oder in eine Pflegeanstalt für Behinderte gegeben zu haben.

Es kann sich dabei aber auch um Frauen handeln, die sich nicht das Recht zugestehen, kein Kind zu wollen. Auch Frauen, die sich trotz eines Kinderwunsches an keinen Mann binden wollen, können ein solch »psychologisches Baby« zeugen.

MENTALE BLOCKADE

Hinsichtlich dieser Ausführungen ist es wichtig, dass Du Dir der Nachricht Deines Fibroms bewusst wirst und lernst, den Schmerz über dieses abwesende Kind loszulassen. Du musst nicht glauben, Du seist ein besserer Mensch, wenn Du diesen Kummer aufrechterhältst. Du brauchst nicht zu fürchten, als herzloses Wesen abgestempelt zu werden.

Bist Du eine kinderlose Frau, so musst Du Dir das Recht zu dieser Wahl offen zugestehen. Du brauchst nicht zu glauben, nur eine Frau mit Kindern sei eine wahre Frau. Im Wassermannzeitalter sind solche Ansichten überholt. Alle Frauen müssen zumindest ein Leben ohne Kinder leben, um sich auch als Nichtmütter lieben zu lernen. Wünschst Du Dir ein Kind, hast jedoch Angst vor Männern, so wäre es sicher weise, dieses Problem zu lösen, bevor Du daran denkst, Kinder zu bekommen. Der erste Schritt ist, Dir einstweilen diese Angst einzugestehen und Dir das Recht dazu zu geben.

SPIRITUELLE BLOCKADE

Die Fragen am Ende des Buches sollen Dir weitere Aufschlüsse zu Deinem Gesundheitsproblem geben und klären helfen, durch welche spirituelle Blockade Du Dir selbst wichtige Bedürfnisse vorenthältst.

Geburtsfehler

PHYSISCHE BLOCKADE

Geburtsfehler sind Missbildungen, die alle Körperteile oder Gewebestrukturen betreffen können.

Emotionale Blockade

Es ist oft sehr schwierig, die Gründe eines Geburtsfehlers zu verstehen, da sie in den meisten Fällen im Vorleben zu finden sind. Es ist von großer Bedeutung, dass die Eltern aufhören, sich dafür Vorwürfe zu machen. Handelt es sich bei der Missbildung um eine Erbkrankheit, so ging ich bereits am Anfang dieses Buches näher auf deren metaphysische Ursachen ein. In der Regel können wir davon ausgehen, dass ein Geburtsfehler dazu da ist, dem Betroffenen wie auch seinen näheren Mitmenschen bedingungslose Liebe beizubringen. Letztere können dadurch lernen, die außergewöhnliche Person zu erkennen, die sich hinter ihrer Missbildung versteckt.

Mentale Blockade

Leidest Du an einem Geburtsfehler, so akzeptiere den Gedanken, dass Du diesen Zustand vor Deiner Geburt gewählt hast und dass dies noch lange kein Grund dazu ist, kein harmonisches Leben führen zu können. Harmonie kommt aus unserem Inneren. Nichts ist unmöglich in dieser Welt.

Außerdem ist die Chirurgie heute imstande, so manche Missbildung zu beheben. Doch ist es bei Weitem nicht genug, den äußeren Anschein zu wahren, indem man einen Geburtsfehler »reparieren« lässt. Es geht vielmehr darum, diese wichtige Lehre der bedingungslosen Liebe zu erfassen, d. h. Dir das Recht zuzugestehen, so zu sein, wie Du bist, und zu verstehen, dass dieser Körper, in dem Dein Wesen steckt, eine bloße Hülle ist. Lies außerdem unter den betroffenen Körperteilen nach.

Spirituelle Blockade

Die Fragen am Ende des Buches sollen Dir weitere Aufschlüsse zu Deinem Gesundheitsproblem geben und klären helfen, durch welche spirituelle Blockade Du Dir selbst wichtige Bedürfnisse vorenthältst.

Gedächtnisschwund

Physische Blockade

Bei einer Amnesie handelt es sich um einen teilweisen oder völligen Verlust des Erinnerungsvermögens. Im Gegensatz zur Alzheimerschen Krankheit kann sich ein an Gedächtnisschwund leidender Mensch nicht mehr an Dinge erinnern, die sein Gedächtnis bereits einmal gespeichert hatte.

Emotionale Blockade

Der Gedächtnisschwund ist eine Art Alibi, das der erkrankten Person erlaubt, sich allzu schmerzhafter Erinnerungen zu entledigen.

Mentale Blockade

Leidest Du an dieser Krankheit, so solltest Du wissen, dass Du Deine eigenen Grenzen überschreiten kannst, indem Du mit Deinem inneren Gott Kontakt aufnimmst. Dein Geist ist an seine Grenzen gelangt, und Du hast diese Alternative gewählt. Es ist durchaus möglich, dass Du gewissen Erinnerungen zu einer bestimmten Zeit nicht ins Auge sehen konntest, doch ist es sehr wahrscheinlich, dass Du heute dazu imstande bist. Nimm Dir zunächst Zeit, Deinen Geist darauf einzustellen, dass er dazu fähig ist, und suche dann die Mittel dafür. Du wirst sie finden, vor allem wenn Du Dir erlaubst, andere um Hilfe zu bitten.

Spirituelle Blockade

Die Fragen am Ende des Buches sollen Dir weitere Aufschlüsse zu Deinem Gesundheitsproblem geben und klären helfen, durch welche spirituelle Blockade Du Dir selbst wichtige Bedürfnisse vorenthältst.

Gehirnerschütterung

Eine Gehirnerschütterung geht auf einen schweren physischen Schock des Kopfes zurück. In der Regel kommt es dazu bei Unfällen, wenn der Kopf auf einen anderen Gegenstand prallt. Siehe also Unfall oder Hirnprobleme, wobei die Person hier einen gewaltigen Schock oder eine starke Emotion durchlebt hat.

Gelbsucht

Die Gelbsucht ist eine Gelbfärbung der Haut durch Vermehrung der Gallenfarbstoffe im Blut und Ablagerung von Bilirubin im Gewebe. Die Gelbsucht geht oft einher mit einer Schwellung der Milz und Anämie. Siehe daher Lebererkrankungen, Milzerkrankungen und Anämie.

Gelenkerkrankungen

Die verschiedenen Bestandteile eines Gelenks übernehmen die Verbindung zwischen den beweglichen Knochen des Skeletts. Probleme können sich durch Schmerzen oder eingeschränkte Bewegungsfreiheit äußern. Ich verweise Dich hier auf Rheumatismus, dem metaphysisch dieselbe Bedeutung zukommt. Dem sei hinzugefügt, dass es Menschen, die Probleme mit ihren Gelenken haben, in der Regel schwerfällt, sich mitzuteilen oder Entscheidungen zu treffen. Sie haben es oft satt und haben keine Lust mehr, aktiv in den Lauf der Dinge einzugreifen. Sie blockieren ihre Gelenke und bewegen sich immer weniger.

Gelenkversteifung

Bestimmte GELENKERKRANKUNGEN können die Bewegungsfreiheit der Gelenke so weit beeinträchtigen, dass sie kaum oder gar nicht mehr bewegt werden können. Menschen, deren Gelenke sich versteifen, mangelt es an Flexibilität, besonders in Bezug auf sich selbst. Lies unter den betroffenen Körperteilen nach, um festzustellen, auf welchen Bereich sich diese unflexible Haltung bezieht.

Genitalbläschen

PHYSISCHE BLOCKADE

Bei Genitalbläschen handelt es sich um eine sehr häufige Viruserkrankung. Der Virus führt zu einer Herpesinfektion des Geschlechtsbereichs (Gebärmutterhals, Vagina, Schamlippen, Glied, aber auch After und Gesäß). Diese Infektion ruft sehr schmerzhafte Bläschen und kleinere Verletzungen hervor, die etwa zwei Wochen benötigen, um wieder zu verheilen.

EMOTIONALE BLOCKADE

Diese Erkrankung geht auf sexuelle Schuldgefühle zurück. Der an Herpes erkrankte Mensch will sich selbst dafür bestrafen, seine Geschlechtsorgane schlecht gebraucht zu haben. Wir haben es hier mit Menschen zu tun, die zwar sexuelle Bedürfnisse haben, deren Sexualleben jedoch sehr von der Vorstellung von Gut und Böse geprägt ist. Sehr häufig schieben sie die Schuld an ihren Genitalbläschen auf andere, statt ihr eigenes Verlangen zu untersuchen.

MENTALE BLOCKADE

Die Schmerzen, die Dir diese Form des Herpes verursacht, gehen auf Deine Haltung zu Deinem Geschlechtsleben zurück. Du solltest Dir Deine sexuellen Wünsche unbedingt eingestehen und Deine Sexualerziehung noch einmal kritisch überdenken. Sie hindert Dich nämlich daran, Du selbst zu sein, und zwingt Dich zu sexueller Zurückhaltung. Sagt Dir eine kleine innere Stimme, dass Du etwas Schlechtes getan hast, so kommt sie aus Deiner Erziehung und entspricht eher den Überzeugungen anderer. Du musst Dich ein für allemal entscheiden, ob Du immer noch an dieselben Dinge glauben willst. Lässt Du Deine Sexualität nicht zum Ausdruck kommen, blockierst Du zugleich Deine Kreativität. Beide stehen nämlich in enger Verbindung miteinander, da die Sexualenergie Deiner Schaffenskraft entspricht.

Spirituelle Blockade

Die Fragen am Ende des Buches sollen Dir weitere Aufschlüsse zu Deinem Gesundheitsproblem geben und klären helfen, durch welche spirituelle Blockade Du Dir selbst wichtige Bedürfnisse vorenthältst.

Gerstenkorn

Physische Blockade

Ein Gerstenkorn ist ein Abszess an der Haardrüse einer Wimper. Besonders bei Menschen mit Verdauungsproblemen kommt es öfter und wiederholt zu solchen Abszessen, die sehr schmerzhaft sind und schließlich eitrig aufplatzen.

Emotionale Blockade

Häufig leiden leicht erregbare Menschen an Gerstenkörnern, die ihre Umwelt nur schwer akzeptieren können. Was sie um sich wahrnehmen, stört und blockiert sie. Am liebsten würden sie nur das sehen, was ihnen passt und ihre gesamte Umwelt kontrollieren. Sie werden zornig, wenn andere die Dinge nicht so sehen wie sie.

Mentale Blockade

Ein Gerstenkorn soll Dich lehren, den Dingen, die Du in Deinem Alltag siehst, toleranter gegenüberzustehen. Bist Du auch nicht mit allem einverstanden, so kannst Du doch nicht alles kontrollieren. Beherrschen kannst Du nur Dich selbst. Doch kannst Du loslassen und die anderen mit dem Herzen betrachten, was Dir helfen wird, ihre Verschiedenheit zu akzeptieren und warmherziger zu werden.

Spirituelle Blockade

Die Fragen am Ende des Buches sollen Dir weitere Aufschlüsse zu Deinem Gesundheitsproblem geben und klären helfen, durch welche spirituelle Blockade Du Dir selbst wichtige Bedürfnisse vorenthältst.

Gesäßschmerzen

Physische Blockade

Im Gesäß liegen zahlreiche Muskeln, die eine wichtige Rolle für die Beweglichkeit der Beine und somit bei jeder Art der Fortbewegung spielen. Die folgende Definition bezieht sich auf Schmerzen dieser Muskeln. Kommt es vor allem beim Sitzen zu Schmerzen, so solltest Du eher unter Steissbeinproblemen nachlesen.

Emotionale Blockade

Menschen mit Schmerzen am Gesäß leiden darunter, bestimmte Situationen oder Personen nicht kontrollieren zu können. Diese Probleme betreffen vor allem die materielle Ebene wie Geld, Arbeit oder Zukunftspläne. Solchen Menschen fällt es schwer, nicht die Hauptrolle zu spielen. Sie wollen kontrollieren, um von den anderen nicht *eine auf den Hintern zu kriegen.*

Mentale Blockade

Deine Schmerzen am Gesäß wollen Dir sagen, dass Du nicht alles kontrollieren kannst, auch wenn Du ausgezeichnete Ideen hast. Du musst den anderen ihre eigene Entscheidung und die Wahl überlassen, Dich dabei nicht zurate zu ziehen. Außerdem hast Du es nicht nötig, Dich vor Deinen Mitmenschen in Schutz zu nehmen.

Spirituelle Blockade

Die Fragen am Ende des Buches sollen Dir weitere Aufschlüsse zu Deinem Gesundheitsproblem geben und klären helfen, durch welche spirituelle Blockade Du Dir selbst wichtige Bedürfnisse vorenthältst.

Geschlechtskrankheiten

Physische Blockade

Bei Geschlechtskrankheiten werden die Krankheitskeime durch sexuellen Kontakt übertragen.

Emotionale Blockade

Da Geschlechtskrankheiten fast untrennbar mit Schamgefühlen zusammenhängen, steht auch der Hauptgrund für eine Ansteckung in engem Zusammenhang mit sexueller Scham. Jedoch sind sich die betroffenen Menschen nur in den seltensten Fällen dieses Umstands bewusst. Sie stehen in innerem Zwiespalt: Einerseits wünschen sie sich ein aktives Sexualleben, während eine andere Seite ihres Ichs versucht, sie davon abzuhalten. Sie schämen sich dafür, sich von anderen dabei beeinflussen zu lassen. Sie gestehen sich nicht das Recht zur Freude am Sex zu und wollen keinesfalls wahrhaben, dass sie in irgendeiner Form von ihren Bedürfnissen abhängen. So wird auch jeder Sexualpartner sofort wieder infrage gestellt.

MENTALE BLOCKADE
Trotz all der Fortschritte der Medizin scheinen sich die Geschlechtskrankheiten immer noch auszubreiten. Sie sollen uns zu verstehen geben, dass wir endlich mit den überholten Vorstellungen von Sexualität aufräumen müssen, die uns seit Generationen überliefert werden. Dein Körper versucht, Dir durch diese Krankheit zu zeigen, dass Du Deine Sexualität nach Deinen eigenen Vorstellungen leben musst und dabei nicht vergessen sollst, dass Dein Körper Dir alleine gehört und Du niemandem dafür Rechenschaft abzulegen hast.

Gestehe Dir das Recht zu, Deine eigenen sexuellen Erfahrungen zu machen, ohne Dich dabei schuldig zu fühlen. Je mehr Du versuchst, Dich zu kontrollieren, desto leichter wirst Du eines Tages die Kontrolle verlieren. Da ist es sicher weiser, Deine Erfahrungen jetzt zu machen und sie in Freude zu akzeptieren und auszuleben. Sich das Recht zuzugestehen, eine bestimmte Erfahrung zu machen, bedeutet ja noch lange nicht, deshalb sein ganzes Leben so verbringen zu müssen. Anstatt Schamgefühle in Dir aufzustauen und Deine Gedanken oder Taten verstecken zu wollen, wäre es sicher angebrachter, jemanden zu finden, mit dem Du darüber sprechen und wagen kannst, Dich zu öffnen, um Dich nicht mehr von irgendwelchen Schamgefühlen lenken lassen zu müssen.

SPIRITUELLE BLOCKADE
Die Fragen am Ende des Buches sollen Dir weitere Aufschlüsse zu Deinem Gesundheitsproblem geben und klären helfen, durch welche spirituelle Blockade Du Dir selbst wichtige Bedürfnisse vorenthältst.

Geschwür

Ein Geschwür ist ein Verlust von Haut oder Schleimhaut, was zu mehr oder weniger tiefen Wunden führt, die das darunterliegende Gewebe in Mitleidenschaft ziehen, wodurch der Heilungsprozess erschwert wird. Geschwüre können die verschiedensten Körperteile betreffen. Lies unter den jeweiligen Stichworten nach, um festzustellen, auf welchen

Bereich sich diese Problematik bezieht. Meist leiden nachtragende Menschen mit Seelenschmerzen, die nicht so recht verheilen wollen, an Geschwüren. Allein das Verzeihen, wie es am Ende dieses Buches erläutert wird, kann diese Wunden heilen.

Gesichtslähmung

Diese auch Bellsche Lähmung genannte Krankheit bezeichnet eine durch einen beschädigten Gesichtsnerv bedingte, einseitige Lähmung der Gesichtsmuskulatur. Versucht die betroffene Person z. B. beide Auge zu schließen, bleibt das Auge der gelähmten Seite halb offen.

Den weiteren unter LÄHMUNG befindlichen Angaben sei hinzugefügt, dass die betroffene Person zu einem bestimmten Augenblick mit einem heftigen Ereignis konfrontiert war, dem sie nicht ins Auge sehen wollte. Siehe außerdem auch GESICHTSLEIDEN.

Gesichtsleiden

PHYSISCHE BLOCKADE

Das Gesicht ist der vordere Teil des menschlichen Kopfes und meist das Erste, was wir von anderen wahrnehmen. Es ist das unverkennbare Zeichen unserer Individualität. Die Probleme im Gesicht reichen von einfacher Akne bis hin zu völliger Entstellung durch einen Unfall.

EMOTIONALE BLOCKADE

Probleme im Gesicht stehen oft in Zusammenhang mit Ausdrücken wie diesen:

Gut aussehen, jemandem freundliche Nasenlöcher machen (falsche Liebenswürdigkeit vortäuschen), *das Gesicht verlieren* (sein Ansehen, seinen Ruf oder seine Ehre verlieren), *einer Sache oder Person ins Gesicht sehen* (sich effizient mit etwas oder jemandem auseinandersetzen), *jemandem ins Gesicht spucken* (jemandem seine Verachtung zum Ausdruck bringen), *jemandem die Wahrheit ins Gesicht schleudern* (jemanden mit einer unangenehmen Tatsache konfrontieren), *etwas steht jemandem ins Gesicht geschrieben* (ein Umstand wird ohne Worte aus der Haltung der Person klar).

Am meisten neigen Menschen, die sich schnell für etwas schämen oder erniedrigt fühlen, zu Problemen im Gesicht. Auch Menschen, die leicht zu Schuldgefühlen neigen und versuchen, den Erwartungen anderer zu entsprechen, haben Angst, *ihr Gesicht zu verlieren.* So machen sie *gute Miene zu bösem Spiel.*

Mentale Blockade

Dein Gesichtsproblem soll Dir bewusst machen, dass Du Dir zu viel zu Herzen nimmst, was andere von Dir halten. So hinderst Du Dich selbst daran, so zu sein, wie Du bist. Du erhältst hier also die Nachricht, dass Du Dir falsche Vorstellungen von Dir selbst machst und an überkommenen Ansichten festhältst. Das schadet Dir mehr, als es Dir nützt. Es ist höchste Zeit, dass Du Dein *wahres Gesicht* zeigst und zu Dir selbst stehst.

Spirituelle Blockade

Die Fragen am Ende des Buches sollen Dir weitere Aufschlüsse zu Deinem Gesundheitsproblem geben und klären helfen, durch welche spirituelle Blockade Du Dir selbst wichtige Bedürfnisse vorenthältst.

Gicht

Physische Blockade

Gicht ist eine Stoffwechselerkrankung, die mit erhöhten Harnsäurewerten im Blut zusammenhängt. Vor allem Männer erkranken an Gicht, und in 60 % der Fälle ist der große Zeh davon betroffen. Handelt es sich nicht um den großen Zeh, so um das Knie, den Fuß oder andere Gliedmaßen.

Emotionale Blockade

Ist der große Zeh an Gicht erkrankt, so versucht die betroffene Person, ihre Mitmenschen zu lenken, gesteht sich das jedoch nicht ein. Sie scheint daher auf den ersten Blick gar nicht so dominant zu sein, doch manipuliert sie die anderen auf Umwegen. Diese Erkrankung deutet auf mangelnde Flexibilität, ja Sturheit bezüglich der eigenen Zukunft hin. Außerdem ist sie ein Zeichen für Abscheu gegen etwas oder jemanden.

Mentale Blockade

Die Gicht ist eine Form des Rheumas und sagt Dir, dass Du loslassen und versuchen solltest, mehr Du selbst zu sein und Dir zu erlauben, manchmal die Kontrolle direkt übernehmen zu wollen, anstatt dies auf Umwegen zu tun. Du wirst feststellen, dass Deine Zukunftsängste nicht unbedingt begründet sind, und wirst lernen, Dich den anderen besser mitzuteilen. Siehe dazu auch die Ausführungen zum Rheumatismus.

Spirituelle Blockade

Die Fragen am Ende des Buches sollen Dir weitere Aufschlüsse zu Deinem Gesundheitsproblem geben und klären helfen, durch welche spirituelle Blockade Du Dir selbst wichtige Bedürfnisse vorenthältst.

Glatzköpfigkeit

PHYSISCHE BLOCKADE
Von einer Glatze spricht man bei teilweisem oder völligem Aussetzen des Haarwuchses.

EMOTIONALE BLOCKADE
Eine Glatze ist ein Zeichen von Autoritarismus oder Machtmissbrauch. Ein glatzköpfiger Mensch will, dass man ihm um des Prinzips willen gehorcht. Er legt anderen seine Ansichten auf, ohne die der anderen zu respektieren. Eine harmonisch autoritäre Person hingegen verfügt über Autorität in einem gewissen Bereich, hat jedoch nicht das Bedürfnis, diese unbedingt den anderen aufzudrängen. Ihre Autorität wird spontan akzeptiert. Ein *autoritärer* Mensch ist also jemand, der anderen seine Erkenntnisse aufoktroyiert und sein eigenes **ICH BIN** nicht akzeptiert. So bringt er sich um angenehme Beziehungen und durchlebt viele Emotionen.

MENTALE BLOCKADE
Dein Körper sendet Dir die Botschaft, Dich so zu erkennen, wie Du bist. Du hast es nicht nötig, anderen Deinen Standpunkt oder Deine Kenntnisse aufzudrängen. Akzeptiere die Vorstellung, dass Du autoritär bist, anstatt vom Gegenteil überzeugt zu sein. So kannst Du lernen, diese Autorität auf eine harmonische Weise auszuleben. Du wirst Dich vielen neuen Dingen öffnen und lernen, der zu sein, der Du wirklich bist, anstatt der sein zu wollen, den die anderen Deiner Meinung nach in Dir sehen wollen. Siehe auch HAARAUSFALL und HAARPROBLEME.

SPIRITUELLE BLOCKADE
Die Fragen am Ende des Buches sollen Dir weitere Aufschlüsse zu Deinem Gesundheitsproblem geben und klären helfen, durch welche spirituelle Blockade Du Dir selbst wichtige Bedürfnisse vorenthältst.

(Eingeschlafene) Gliedmaßen

PHYSISCHE BLOCKADE
Sprechen wir von eingeschlafenen Gliedmaßen, so meinen wir eine vorübergehende, fast schmerzlose Lähmung in diesem Bereich.

EMOTIONALE BLOCKADE
Da vor allem Arme, Beine, Füße oder Hände »einschlafen«, geht es hier um die Ebene des *Tuns*. Besonders betroffen sind davon ängstli-

che Personen, die nichts fühlen wollen. Entweder versuchen sie zu verbergen, wie verletzlich sie sich in dem, was sie tun oder tun wollen, fühlen oder aber sie verlangen zu viel von sich selbst und weigern sich, auf ihre innere Stimme zu hören. Anstatt sensibel zu sein, sind sie ängstlich.

MENTALE BLOCKADE
Schläft eines Deiner Gliedmaßen ein, so sollst Du folgende Nachricht erhalten: »*Hör auf vorzugeben, dass Dir all das nichts ausmacht und Du völlig gefühllos bist.*« Diese Haltung bremst Dich in all Deinen Handlungen. Versuche lieber festzustellen, wovor Du Angst hast, wenn Du wagen würdest, Dir oder anderen Deine Gefühle anzuvertrauen. Überprüfe, ob Deine Ängstlichkeit tatsächlich begründet ist. Lass Dir die Freiheit, andere Entscheidungen bezüglich Deiner Handlungen (Arme und Hände) oder Deiner Zukunftsprojekte (Beine und Füße) zu treffen.

Wird eine andere Körperzone taub, dann lies nach, was diesem Bereich entspricht, und Du wirst feststellen können, wo Du Deine Feinfühligkeit zu verbergen suchst.

SPIRITUELLE BLOCKADE
Die Fragen am Ende des Buches sollen Dir weitere Aufschlüsse zu Deinem Gesundheitsproblem geben und klären helfen, durch welche spirituelle Blockade Du Dir selbst wichtige Bedürfnisse vorenthältst.

Grimmdarmentzündung

Bei dieser Krankheit ist der längste und wichtigste Teil des Dickdarms entzündet, was zu starken Bauchschmerzen führt. Weitere Symptome sind das Abwechseln von Durchfall und Verstopfung, allgemeine Erschöpfung und manchmal unregelmäßiges Fieber. Siehe DURCHFALL, VERSTOPFUNG und DARMPROBLEME. Dem sei hinzugefügt, dass es sich hier um großen Zorn handelt. Siehe auch S. 28.

Grindflechte

PHYSISCHE BLOCKADE
Die Grindflechte ist eine ansteckende Hautkrankheit, die bei Kindern und Jugendlichen recht häufig vorkommt. Es kommt zu gelblichem, lockerem Grind, der aussieht wie Honig. Oft sind Kinder davon betroffen, deren Immunsystem geschwächt ist. Siehe außerdem HAUTPROBLEME.

Emotionale Blockade
An dieser Grind- oder Eiterflechte leiden besonders Menschen, die sich nicht von anderen *berühren* lassen wollen. Sie haben Angst vor der Beeinflussung durch andere, werden starr und gefühlskalt.

Mentale Blockade
Diese Hautkrankheit soll Dir klarmachen, dass Du es nicht mehr nötig hast, Dich vor anderen zu schützen, ja dass auch Du das Recht hast, sie zu brauchen. Es wird Dir besser bekommen, Dich beeinflussen und rühren zu lassen, als Dich all Deinen Mitmenschen gegenüber zu verschließen. Du wirst feststellen, dass Feinfühligkeit keineswegs ein Zeichen von Schwäche ist und dass Du Dich, wenn nötig, trotzdem sehr gut zu verteidigen weißt.

Spirituelle Blockade
Die Fragen am Ende des Buches sollen Dir weitere Aufschlüsse zu Deinem Gesundheitsproblem geben und klären helfen, durch welche spirituelle Blockade Du Dir selbst wichtige Bedürfnisse vorenthältst.

Grippe

Physische Blockade
Die Grippe ist eine Viruserkrankung der Atemwege, bei der es zu folgenden Symptomen kommt: Müdigkeit, Muskelkater, Fieber, Husten, Kopfschmerzen und starkem Schnupfen. In den meisten Fällen muss der Kranke mehrere Tage im Bett bleiben.

Emotionale Blockade
Bei einer Grippe sagt der Körper: »*Nichts geht mehr!*« Oft tritt sie bei Menschen auf, die sich schwertun, ihre Wünsche in Worte zu fassen und andere um etwas zu bitten. Sie haben das Gefühl, bestimmte Situationen ersticken sie. Sie können die Grippe sogar dazu nutzen, sich aus einer bestimmten Situation zu befreien. So zieht sich die Sekretärin, die ihren Chef nicht mehr aushält, eine gehörige Grippe zu, um eine Woche lang zu Hause bleiben zu können. Eigentlich stört sie jedoch nicht die Arbeit selbst, sondern vielmehr ihre innere Haltung dazu. Grippe steht immer in Zusammenhang mit zwischenmenschlichen Beziehungen.

Mentale Blockade
Je schwerer die Grippe, desto mehr hält Dich Deine innere Haltung von dem ab, was Du eigentlich tun oder sein willst. Anstatt Dich der

Grippe also als Ausfluchtsmittel zu bedienen, solltest Du zu erkennen suchen, was da eigentlich in Deinem Inneren vorgeht, und Deine Ansichten dementsprechend ändern. Oft handelt es sich dabei um eine Opferhaltung. Vielleicht dramatisierst Du zu sehr? Anstatt Dir bestimmte Menschen oder Situationen so zu Herzen gehen zu lassen, schlage ich Dir vor, ein Mittel zu finden, die Dinge, die Du ohnehin tun musst, mit mehr Freude und Gelassenheit zu verrichten. Erkenne, dass Du über alles verfügst, was Du brauchst, um das zu bewerkstelligen.

Spirituelle Blockade

Die Fragen am Ende des Buches sollen Dir weitere Aufschlüsse zu Deinem Gesundheitsproblem geben und klären helfen, durch welche spirituelle Blockade Du Dir selbst wichtige Bedürfnisse vorenthältst.

Grüner Star

Physische Blockade

Beim sogenannten grünen Star oder Glaukom handelt es sich um eine Augenkrankheit, die sich durch einen Überdruck im Auge auszeichnet, der den Sehnerv früher oder später in Mitleidenschaft zieht, da er ständig abgedrückt wird.

Emotionale Blockade

Menschen, die an grünem Star erkrankt sind, akzeptieren nur schwer, was sie sehen und vor allem was sie bereits in ihrem Gemütsleben sehen mussten. Diese Krankheit geht auf ein bestimmtes Gefühlsleid zurück, welches zu Misstrauen und Zurückhaltung führte, die sie nun schon seit einigen Jahren durchleben. Diese aufgestauten Spannungen haben nun die persönliche Grenze des betroffenen Menschen erreicht. Das Auge ist betroffen, weil er sich weigert, diesem alten Leid in die Augen zu sehen.

Mentale Blockade

Dieses Problem soll Dir zeigen, dass es in Deinem eigenen Interesse liegt, Dich von Deiner Vergangenheit zu lösen. Das beste Mittel dazu ist Verzeihen. (Siehe die verschiedenen Schritte am Ende dieses Buches.) Lerne die Verschiedenheit derer zu akzeptieren, die Du liebst und die Dich lieben. Deine Empfindsamkeit ist zu Empfindlichkeit geworden, die Dich davon abhält, schöne und friedliche Beziehungen zu leben. Erkennst Du das Leid und die Grenzen der anderen, wirst Du auch die Deinen leichter akzeptieren können. Du solltest Deinen Mitmenschen mehr Vertrauen entgegenbringen. Siehe außerdem auch Augenprobleme.

Spirituelle Blockade
Die Fragen am Ende des Buches sollen Dir weitere Aufschlüsse zu Deinem Gesundheitsproblem geben und klären helfen, durch welche spirituelle Blockade Du Dir selbst wichtige Bedürfnisse vorenthältst.

Gürtelrose

Die Gürtelrose ist eine sehr schmerzhafte und ansteckende Hautkrankheit, bei der es zu einem Hautausschlag an einem Nerv kommt, der entlang der Gürtellinie liegt. Nur Menschen, die bereits einmal an Windpocken erkrankt sind, können später eine Gürtelrose bekommen. Die Schmerzen treten plötzlich auf und ähneln denen einer Verbrennung. Siehe Hautprobleme. Der betroffene Mensch ist wütend auf eine bestimmte Situation oder Person. Er hat das Gefühl, nicht mehr vorwärtszukommen und sein Leben nicht nach seinen Vorstellungen führen zu können. Das verbittert und verbrennt ihn innerlich, doch hindern ihn seine Ängste daran, etwas dagegen zu unternehmen.

Sein Körper schickt ihm hier eine dringende Nachricht, da sein gesamtes Nervensystem an seiner Einstellung zu dieser Situation leidet. Hier wäre eine Übung im Verzeihen angesagt, wie sie am Ende dieses Buches erläutert wird.

Haarausfall

PHYSISCHE BLOCKADE

Problematisch wird Haarausfall, wenn Du plötzlich mehr Haare verlierst als sonst. Haare, die auf natürliche Weise ausfallen, wachsen ebenso natürlich wieder nach, um die abgestorbenen Haare zu ersetzen. Bei völligem Haarausfall siehe GLATZKÖPFIGKEIT.

EMOTIONALE BLOCKADE

Ungewöhnlich viele Haare zu verlieren, ist ein Zeichen dafür, dass die betroffene Person sich einen Verlust sehr zu Herzen nimmt oder Angst davor hat, etwas oder jemanden zu verlieren. Sie hat sich zu sehr mit dem identifiziert, was sie jetzt verlieren könnte oder bereits verloren hat. Nun fühlt sie sich machtlos oder ist so verzweifelt, dass es zum *Haareausreißen* ist. Es ist aber auch möglich, dass sie sich Vorwürfe macht, dass sie oder andere durch ihre Schuld etwas verloren haben. In der Regel macht sie sich zu viele Sorgen um die materiellen Seiten des Lebens und hat Angst vor der Meinung der anderen (»Aber was werden denn die Leute sagen?«).

MENTALE BLOCKADE

Ist das bei Dir der Fall, so werde Dir klar darüber, was Du verloren hast oder Angst hast zu verlieren. Du wirst sehen, dass Du glaubtest, dank dieser Sache oder Person jemand zu ***sein***. Diese Überzeugung schadet Dir. Du identifizierst Dich zu sehr mit dem, was Du ***hast*** und ***tust***, als mit dem, was Du ***bist***. Du glaubst in den Augen der anderen ein besserer Mensch zu sein, indem Du diese Sache oder Person ***hast***. Sage Dir, dass es sicher einen guten Grund dafür gibt, wenn das Universum sie aus Deinem Leben nimmt.

Du musst lernen, nicht mehr von diesem Menschen, Umstand oder Ding abzuhängen. So lernst Du Lossagung. Außerdem akzeptiere den Gedanken, dass Du Deine Entscheidungen immer nach Deinem besten Wissen und Gewissen triffst, und dass die daraus erwachsenden Folgen Dir immer Erfahrungen bescheren werden, aus denen Du etwas lernen kannst. Siehe auch HAARPROBLEME und eventuell auch GLATZKÖPFIGKEIT.

SPIRITUELLE BLOCKADE

Die Fragen am Ende des Buches sollen Dir weitere Aufschlüsse zu Deinem Gesundheitsproblem geben und klären helfen, durch welche spirituelle Blockade Du Dir selbst wichtige Bedürfnisse vorenthältst.

(Teilweiser) Haarausfall

PHYSISCHE BLOCKADE
Haarausfall lässt runde haarlose Stellen am Haupt oder aber auch am Körper zurück. Um diese Flächen wächst das Haar normal weiter, wenn es nicht zu völligem Haarausfall kommt.

EMOTIONALE BLOCKADE
Die Kopf- und Körperbehaarung stellt einen zusätzlichen Schutz der Haut dar. Kommt es zu teilweisem oder völligem Ausfall, so lässt die betroffene Person einen Teil ihres Schutzes fallen. Sie hat das Gefühl, ihren Schutz durch eine bestimmte Situation oder Entscheidung verloren zu haben und fürchtet, nicht alleine damit fertigwerden zu können. Außerdem fällt es ihr schwer, andere um Schutz zu bitten. Manchmal versuchen solche Menschen, andere zu beschützen, um so ihre eigene Schutzlosigkeit zu verbergen.

MENTALE BLOCKADE
Leidest Du unter Haarausfall, so sollst Du dadurch verstehen, dass Du wieder mit Deinem *ICH BIN* Kontakt aufnehmen und dem immerwährenden Schutz Deines inneren Gottes vertrauen solltest. Bevor Du Dich also über Deine Schutzlosigkeit beklagst oder anfängst, andere zu beschützen, solltest Du lernen, Deine Bedürfnisse in Worte zu fassen bzw. die anderen fragen, ob sie Deinen Schutz überhaupt wollen. Habe den Mut, Dir Deine Ängste einzugestehen.

Siehe außerdem HAARAUSFALL und HAARPROBLEME.

SPIRITUELLE BLOCKADE
Die Fragen am Ende des Buches sollen Dir weitere Aufschlüsse zu Deinem Gesundheitsproblem geben und klären helfen, durch welche spirituelle Blockade Du Dir selbst wichtige Bedürfnisse vorenthältst.

Haarprobleme

PHYSISCHE BLOCKADE
Unter diesen Punkt fallen: GLATZKÖPFIGKEIT, weiße oder fettige Haare, SCHUPPEN, ALOPEZIE USW.

EMOTIONALE BLOCKADE
Ein großer Schock sowie Reaktionen der Machtlosigkeit oder Verzweiflung, die durch übermäßige Sorgen im materiellen Bereich verursacht werden, können das Haar schwächen. Die Haare sind gewissermaßen

unsere Antennen, die unseren Kopf (symbolisch unser ICH BIN) mit der kosmischen Energie (dem Göttlichen) verbinden. Ein Haarproblem ist also häufig ein Zeichen dafür, dass wir dieser göttlichen Energie nicht genug Vertrauen schenken, um uns zu helfen, mit unserer Schaffenskraft in Verbindung zu treten, die unser Leben lenkt. Dieser Vertrauensmangel raubt uns unsere Vitalkraft. Außerdem ist unser Haar ein Schutz für die Kopfhaut und soll uns so daran erinnern, dass wir uns von unserem inneren Gott beschützt fühlen sollten.

MENTALE BLOCKADE
Deine Haarprobleme sollen Dir zeigen, dass Du Du selbst sein und Dir und dem Universum vertrauen sollst. Die materielle Seite kann in Deinem Leben eine wichtige Rolle spielen, doch darf sie die spirituelle Seite, d. h. das, was Du eigentlich bist, nicht dominieren. Öffne Deine Antennen der göttlichen Kraft, die in Dir steckt, und Du wirst sehen, dass sich die Lösungen von alleine einstellen werden, ohne dass Du Dir so große Sorgen darum machen musst.

SPIRITUELLE BLOCKADE
Die Fragen am Ende des Buches sollen Dir weitere Aufschlüsse zu Deinem Gesundheitsproblem geben und klären helfen, durch welche spirituelle Blockade Du Dir selbst wichtige Bedürfnisse vorenthältst.

Halsschmerzen

PHYSISCHE BLOCKADE
Der Hals vereint Speise- und Luftröhre und stellt die Verbindung zwischen Nase und Rachen, aber auch zwischen Mund und Speiseröhre her. Er spielt eine wichtige Rolle beim Atmen, Schlucken und bei der Sprachbildung.

EMOTIONALE BLOCKADE
Dem Hals kommt demnach auch eine dreifache Aussage zu. Bewirken die Halsschmerzen Atemprobleme, so fehlt es der betroffenen Person an Lebenslust. Siehe dazu ATEMBESCHWERDEN.

Hat das Halsweh die Stimme verschlagen und zieht das Sprechen in Mitleidenschaft, siehe LARYNGITIS.

Haben wir das Gefühl, dass unser Hals wie zugeschnürt ist, so fühlen wir uns durch andere daran gehindert, etwas zu tun oder zu sagen. Das setzt uns unter Druck.

Schmerzt das Schlucken, so sollten wir uns die Frage stellen: »*Was bringe ich gerade nicht runter? Was bleibt mir da im Halse stecken?*« Dabei kann es sich um Emotionen handeln, die zum Drama ausarten oder auch um Schwierigkeiten, eine bestimmte Person oder Situation zu akzeptieren, die man selbst zu verantworten hat. So richtet sich unser Zorn gegen uns selbst oder gegen andere. Bleibt uns so etwas im Hals stecken, so fühlen wir uns meist in der Rolle des *armen Ich*.

Mentale Blockade

Im Hals liegt das Zentrum der Kreativität. Du musst Dir also erlauben, das zu schaffen, was Du willst, und Deine Wünsche auszuleben, ohne Dich dafür schuldig zu fühlen. Du musst lernen, all Deine Schöpfungen in Liebe zu akzeptieren, anstatt Dir Vorwürfe für Dinge zu machen, die Du getan oder für die Du Dich entschieden hast. Nur so wirst Du zu wahrer Individualität gelangen.

Hierzu ein Beispiel aus meinem eigenen Leben: Oft bekam ich gerade vor großen Vorträgen und Seminaren starkes Halsweh. Es störte mich, neben meinen anderen Aufgaben an fünf aufeinanderfolgenden Abenden Vorträge halten oder Seminare leiten zu müssen. Ich glaubte, mein Körper versuchte mir mitzuteilen, dass ich mich überforderte, und ich fing an, mich selbst zu bemitleiden. In Wahrheit jedoch versuchte er mir lediglich klarzumachen, dass ich selbst meinen Zeitplan so eingerichtet hatte und niemand anderer dafür verantwortlich war. Gelang es mir dann, diese Vorträge dennoch in Liebe zu akzeptieren, war das Halsweh fast augenblicklich verschwunden.

Außerdem ist es interessant anzumerken, dass der Hals die Verbindung zwischen Herz und Kopf, metaphysisch gesehen also zwischen der *Eigenliebe* und dem ***Ich bin***, darstellt. Passt Du Dein Leben Deinen Bedürfnissen an, so öffnest Du Dich diesem ***Ich bin*** und zugleich dem Wohlstand. Deshalb entwickelst Du auch Deine Kreativität, indem Du Dir Dein Leben nach Deinen Wünschen einrichtest. Lass Dich nicht von dem gewohnten Alltag in die Enge treiben, wenn es heißt, Entschlüsse zu fassen, die Deinem Umfeld missfallen könnten.

Fühlst Du Dich *am Hals gepackt*, so handelt es sich um Deine ganz persönliche Wahrnehmung der Dinge. Nur Du bist es, der sich da packen lässt. Lass Dich auch durch andere nicht aus der Fassung bringen, was Dir da wie ein *großer Brocken im Hals stecken bleibt*, denn Du kannst keinerlei Kontrolle über sie ausüben. Willst Du Deine Mitmenschen kontrollieren, so bleibt Dir weder Zeit noch Kraft, Dich um Dein eigenes Leben zu kümmern.

SPIRITUELLE BLOCKADE
Die Fragen am Ende des Buches sollen Dir weitere Aufschlüsse zu Deinem Gesundheitsproblem geben und klären helfen, durch welche spirituelle Blockade Du Dir selbst wichtige Bedürfnisse vorenthältst.

Hämorrhoiden

PHYSISCHE BLOCKADE
Hämorrhoiden sind Krampfadern im Analbereich, gehen also auf eine Ausdehnung der Venen des Afters und Rektums zurück. Eine ihrer Hauptursachen ist Verstopfung. Doch auch Durchfall kann manchmal zu Hämorrhoiden führen.

EMOTIONALE BLOCKADE
Hämorrhoiden deuten auf emotionalen Druck und Ängste hin, die nach außen hin verborgen bleiben sollen. Dieses Versteckspiel mit innerem Stress ist eine schwere Last. So kommt es vor allem bei Menschen, die sich oft zu etwas überwinden und unter (meist materiellem) Druck stehen, zu Hämorrhoiden. Dabei kann es sich z. B. um jemanden handeln, der seine Arbeit nur ungern verrichtet. Da die Hämorrhoiden im Mastdarm, dem Schlussteil des Dickdarms, liegen, haben die daran leidenden Menschen Schwierigkeiten, Dinge abzuschließen. Sie stellen zu hohe Ansprüche an sich selbst. Der oben erwähnte Druck betrifft vor allem das *Haben*. Sie versuchen also, etwas oder jemanden für sich zu gewinnen, da sie sich in materieller Unsicherheit wähnen oder Schwierigkeiten haben, Entschlüsse zu fassen.

MENTALE BLOCKADE
Je unsicherer Du Dich fühlst, desto mehr leidest Du an Hämorrhoiden. Um diese Unsicherheit auszugleichen, zwingst Du Dich, Dinge zu *tun*, um etwas zu *haben*. Vielleicht *brennt Dir aber auch der Hintern*, wenn die Dinge nicht schnell genug gehen. Du musst mehr Vertrauen ins Universum gewinnen, d. h. Dich auf Mutter Erde verlassen, die da ist, um all ihre Kinder zu versorgen.

Du solltest unbedingt lernen »loszulassen«, Dir selbst mehr Vertrauen zu schenken und all Deine Gefühle zum Ausdruck zu bringen. Dabei darfst Du Dir ruhig das Recht zu Ängsten im materiellen Bereich zugestehen. Ich schlage Dir außerdem vor, unter VERSTOPFUNG, DURCHFALL und BLUTUNGEN nachzulesen, wenn dies bei Dir der Fall ist.

Spirituelle Blockade
Die Fragen am Ende des Buches sollen Dir weitere Aufschlüsse zu Deinem Gesundheitsproblem geben und klären helfen, durch welche spirituelle Blockade Du Dir selbst wichtige Bedürfnisse vorenthältst.

Handbeschwerden

Physische Blockade
Die Hand ist einer der sensibelsten und beweglichsten Körperteile. Die häufigsten Probleme sind: Schmerzen, Knochenbrüche, Gicht, Rheumatismus und Hautausschlag.

Emotionale Blockade
Da die Hand viele verschiedene Aufgaben hat, solltest Du zunächst überlegen, woran Dich das Problem an Deiner Hand hindert und welchen Lebensbereich es am meisten betrifft. Die Hände sind, wie auch die Arme, eine Fortsetzung der Ebene des Herzens. Schmerzen in den Händen zeigen demnach, dass bestimmte Handlungen ohne Liebe und Selbstachtung durchgeführt wurden. Denn die Hände sind dazu da, unserer Liebe für uns selbst und für die anderen Ausdruck zu verleihen.

Erinnern wir uns daran, dass die linke Hand in Verbindung mit dem Nehmen, die rechte mit dem Geben steht. Probleme an den Händen können auch darauf hinweisen, dass die betroffene Person nicht das tut, was sie eigentlich gerne täte. Sie hört nicht auf ihre Bedürfnisse und die Wünsche ihres Herzens.

Mentale Blockade
Hast Du Probleme mit Deiner linken Hand, so solltest Du Deine Einstellung bezüglich des Nehmens überdenken. Wovor hast Du Angst, wenn Dir jemand hilft? Kannst Du in Liebe empfangen oder hast Du immer das Gefühl, sofort etwas zurückgeben zu müssen, um nicht als undankbarer Egoist abgestempelt zu werden? Glaubst Du, dass jemand etwas zurückbekommen will, wenn er Dir etwas gibt? Solche Ansichten hindern Dich daran, Dinge zu bekommen, weshalb Du auch des Öfteren am Leben verzagst. Lernst Du, etwas völlig frei zu bekommen, gestehst Du Dir auch zu, es zu verdienen und ein besonderer Mensch zu sein, dem andere gerne Freude bereiten.

Schmerzt Deine rechte Hand, so gibst Du vielleicht mit zu vielen Hintergedanken oder vielleicht nur, weil Du Dich dazu verpflichtet fühlst. Hast Du Angst, anderen zu helfen? Hältst Du Dich zurück, weil Du fürchtest, Du könntest ausgenutzt werden, da Du nicht Nein sagen kannst? Gibst Du anderen etwas, so soll das aus Freude am Geben geschehen. Freuen sich die anderen nicht so sehr darüber wie Du meintest, so solltest Du ihnen das Recht zugestehen, Deinen Geschmack nicht unbedingt teilen zu müssen.

Deine Handbeschwerden können auch mit Deiner Arbeit zu tun haben. Sie wollen Dir sagen, dass Du Deine Hände mit Liebe und Freude benutzen solltest. Nimm Dir also Zeit, sie für ihre Geschicklichkeit zu bewundern und ihnen für all das zu danken, was sie für Dich tun. Du kannst eine Situation ruhigen Gewissens *in die Hand nehmen*, ohne fürchten zu müssen, ausgenutzt zu werden. Du verfügst über alles, was Du zu einer solchen Erfahrung benötigst.

Hindert eine Deiner Überzeugungen Deine Hände daran, Dinge zu tun, die ihnen Freude machen würden (wie z. B. Klavierspielen, Malen, andere berühren usw.), so blicke in Dein Inneres, um festzustellen, wovor Du Angst hast. Ist diese Angst heute noch gerechtfertigt? Entspricht sie noch immer der Wirklichkeit des Menschen, zu dem Du mittlerweile geworden bist? Willst Du herausfinden, was Deinen Händen fehlen könnte, so erinnere Dich daran, was Du gerne getan hast, als Du noch ein Kind warst, und erlaube es Dir heute, ohne dabei Angst vor dem Urteil der anderen zu haben.

Spirituelle Blockade

Die Fragen am Ende des Buches sollen Dir weitere Aufschlüsse zu Deinem Gesundheitsproblem geben und klären helfen, durch welche spirituelle Blockade Du Dir selbst wichtige Bedürfnisse vorenthältst.

Handgelenkbeschwerden

Physische Blockade

Das Handgelenk verbindet den Unterarm mit der Hand. Verletzungen an dieser Stelle sind ebenso häufig wie gefährlich, da es sich um ein sehr empfindliches und komplexes Gelenk handelt. Siehe Schmerzen, Verstauchung, Knochenbrüche und Daumenballenatrophie.

Emotionale Blockade

Jedes Gelenk ist ein Symbol unserer Flexibilität. Verletzen wir uns also am Handgelenk, so deutet das darauf hin, dass wir uns auf eine bestimmte Rolle versteifen, die wir unseren Händen zukommen lassen. Wir gestatten uns nicht, uns ihrer so zu bedienen, wie wir es gerne würden, da wir fürchten, etwas nicht zu schaffen oder falsch zu machen. So tun wir etwas anderes und versuchen, unsere Fähigkeiten so unter Beweis zu stellen.

Solche Menschen verlangen zu viel von sich selbst und gehen oft davon aus, dass es ihnen nicht zusteht, Freude an der Arbeit zu haben. Sie hegen Schuldgefühle und zwingen sich zu großen Anstrengungen.

MENTALE BLOCKADE
Dein Handgelenk versucht Dir klarzumachen, dass Deine Denkweise festgefahren ist. Dein Körper sagt Dir, dass Du Dich täuschst, wenn Du glaubst, Du könntest eine bestimmte Aufgabe nicht bewältigen oder man nütze Deine Hilfsbereitschaft aus. Erledige Deine Aufgaben in Liebe und nicht aus Furcht, Schuldgefühlen oder bestimmten Erwartungen.

Das rechte Handgelenk steht hierbei in Beziehung zu Deiner Fähigkeit zu geben, das linke versinnbildlicht das Nehmen. Du solltest lernen, loszulassen, in Liebe, Respekt und Dankbarkeit zur Tat zu schreiten. Warum solltest Du Dir nicht auch einmal helfen oder Dich führen lassen?

SPIRITUELLE BLOCKADE
Die Fragen am Ende des Buches sollen Dir weitere Aufschlüsse zu Deinem Gesundheitsproblem geben und klären helfen, durch welche spirituelle Blockade Du Dir selbst wichtige Bedürfnisse vorenthältst.

Harnleiterentzündung

Durch den Harnleiter gelangt der Urin von den Nieren in die Blase. Der Harnleiter ist also nicht mit der Harnröhre zu verwechseln, die erst hinter der Blase liegt. Siehe NIERENLEIDEN. Oft kommt es bei Situationswechseln und Umweltveränderungen zu Harnleiterentzündungen, da die betroffene Person ihre alten Überzeugungen nur schwer aufgibt. Solche Umstände machen sie wütend. Siehe dazu auch S. 28.

Harnröhrenentzündung

Bei einer Harnröhrenentzündung sind die Schleimhäute des Kanals entzündet, der den Urin von der Harnblase zur Ausscheidung führt. Die Harnröhre des Mannes ist fünfmal länger als die der Frau, da sie durch das gesamte Glied läuft. Die Harnröhre ist nicht mit dem Harnleiter zu verwechseln, der den Urin von den Nieren zur Blase führt. Siehe BLASENLEIDEN und S. 28.

Harnvergiftung

Eine Harnvergiftung oder Urämie ist oft die Endstufe vieler Nierenleiden. Siehe daher NIERENLEIDEN.

Hautprobleme

PHYSISCHE BLOCKADE

Die Haut, unsere äußere Körperhülle, besteht aus einer unteren Schicht, der Dermis, und einer Oberschicht, der Epidermis. Sie stellt zugleich einen Schutz und den Kontakt des Körpers zur Außenwelt dar. Viele verschiedene Hautprobleme werden in diesem Buch eigens behandelt.

EMOTIONALE BLOCKADE

Im Allgemeinen steht die Haut in Zusammenhang mit unserem Selbstwertgefühl bezüglich der Außenwelt. Als Körperhülle symbolisiert sie auch das Bild, das wir nach außen hin von uns abgeben wollen. Wollen wir wissen, wie wir unseren Mitmenschen erscheinen wollen, so genügt es, unsere Haut zu beschreiben. Findest Du Deine Haut z. B. zart und geschmeidig, so möchtest Du das Bild eines sanftmütigen Menschen abgeben. Die Ausführungen unter FISCHSCHUPPENKRANKHEIT treffen auf trockene Haut im Allgemeinen zu.

Alle Hautprobleme haben mit Schamgefühlen zu tun. Die Betroffenen sorgen sich zu sehr darum, was die anderen von ihnen halten und wie sie über sie urteilen könnten. Sie wagen nur selten, für ihre Eigenheiten einzustehen, und neigen dazu, sich selbst abzulehnen. Sie fühlen sich oft in ihrem Innersten angegriffen. Sie empfinden oft sehr genau, was um sie vor sich geht, sind schnell (im übertragenen Sinne) »angerührt« und haben Schwierigkeiten, sich selbst so zu akzeptieren, wie sie sind.

Sind die Hautprobleme eitriger Natur, so deutet das darauf hin, dass Dich etwas oder jemand so stört, dass Du dieses Problem hervorrufst, um davon wegzukommen.

Ein ernstes Hautproblem ist außerdem ein ziemlich wirksames Mittel, sich andere vom Hals zu schaffen. So wie die Haut uns den Kontakt zu unseren Mitmenschen ermöglicht, so können wir ihn auch durch die Haut vermeiden. Es gibt Menschen, die sich so sehr für sich schämen, dass sie sich an niemanden binden wollen und ihr Hautproblem als Ausrede benutzen. Sie werden unberührbar. Am liebsten würden sie nicht mehr in *ihrer Haut stecken.*

Zu Hautkrebs kann es kommen, wenn jemand sich eine Zurückweisung zu sehr zu Herzen nimmt und dies der fraglichen Person auch noch wütend nachträgt.

Veranlassen die Hautprobleme häufiges Kratzen, so siehe unter JUCKREIZ nach.

Betrifft das Problem nur die Hautoberfläche (wie z. B. bei einer Depigmentation bzw. SCHECKHAUT), so leidet die betroffene Person unter einer Trennung, Kontakt- oder Kommunikationsverlust. Sie empfindet dies als Zurückweisung oder definitiven Bruch. Solche Menschen sind oft Helfertypen, die andere (besonders vom anderen Geschlecht) aus bestimmten Situationen retten wollen. Lies unter den betroffenen Körperteilen nach, um festzustellen, auf welchen Bereich sich diese Problematik bezieht (z. B. weist Gesichtsausschlag auf Angst hin, das Gesicht zu verlieren).

MENTALE BLOCKADE

Da die Haut meist offen sichtbar ist, deuten Probleme auf dieser Ebene darauf hin, dass Du Dir durch Dein negatives Selbstbild und Deine Denkweisen schadest und es höchste Zeit ist, dies zu ändern. Du kannst beginnen, an Deinem Selbstbild zu arbeiten, indem Du Dir Zeit nimmst, all Deine positiven Eigenschaften zu notieren und dieser Liste jeden Tag eine neue hinzuzufügen. Bitte andere um Hilfe, falls Dir das schwerfallen sollte.

Du sollst hier eine wichtige Nachricht erhalten: Auch Du hast das Recht, ein Mensch mit Fehlern, Schwächen, Grenzen und Ängsten zu sein, ohne glauben zu müssen, deshalb nichts zu taugen. So steht es Dir auch zu, bestimmte Entscheidungen zu treffen, um *Deine Haut zu retten*, auch wenn dieser Entschluss Deinen Mitmenschen nicht unbedingt gefällt. Dein Wert liegt in Deinem großen Herzen und all den Besonderheiten, die in Deinem tiefsten Inneren wohnen; nicht in den Ereignissen des Alltags.

Zu Hautröte siehe HITZBLATTERN.

SPIRITUELLE BLOCKADE

Die Fragen am Ende des Buches sollen Dir weitere Aufschlüsse zu Deinem Gesundheitsproblem geben und klären helfen, durch welche spirituelle Blockade Du Dir selbst wichtige Bedürfnisse vorenthältst.

Hautriss

PHYSISCHE BLOCKADE

Wird die Haut spröde, kann sie an bestimmten Stellen einreißen. Lies unter den betroffenen Körperteilen nach, um festzustellen, auf welchen Bereich sich diese Problematik bezieht.

EMOTIONALE BLOCKADE

Zu einem Hautriss kommt es, wenn sich die betroffene Person zwischen zwei Seiten hin- und hergerissen fühlt. Sie kann sich nicht zwischen zwei Menschen oder Möglichkeiten entscheiden und wird dadurch innerlich unsicher. Je mehr die eingerissene Haut brennt, desto mehr »brennt« sie auch diese Situation und desto wütender wird sie.

MENTALE BLOCKADE

Anstatt Dich von dieser Situation in innere Zwietracht stürzen zu lassen, solltest Du Dein Herz fragen, was es wirklich will, und dementsprechend handeln. Es ist möglich, dass das nicht allen gefallen wird, doch ist es Zeit, dass Du lernst, Dein eigenes Leben zu leben und nicht das, was Du meinst, wegen der anderen leben zu müssen.

SPIRITUELLE BLOCKADE

Die Fragen am Ende des Buches sollen Dir weitere Aufschlüsse zu Deinem Gesundheitsproblem geben und klären helfen, durch welche spirituelle Blockade Du Dir selbst wichtige Bedürfnisse vorenthältst.

Hepatitis

Hepatitis ist eine Entzündung der Leber, die durch eine ansteckende Substanz, Chemikalien oder einen Virus verursacht wird. Siehe LEBERERKRANKUNGEN. Zur ansteckenden oder epidemischen Hepatitis siehe auch die metaphysischen Erklärungen unter EPIDEMIE zu Anfang dieses Buches.

Herpes

PHYSISCHE BLOCKADE

Herpes ist ein Bläschenausschlag der Haut. Diese Viruskrankheit betrifft vor allem den Mundbereich.

EMOTIONALE BLOCKADE
Herpes ist ein Zeichen dafür, einem Menschen des anderen Geschlechts Vorwürfe zu machen, ja, generell dazu zu neigen, das andere Geschlecht zu verurteilen. Man empfindet Abscheu vor etwas oder jemandem. Außerdem sind Fieberbläschen ein ausgezeichnetes Mittel, nicht mehr küssen zu müssen. Das bezieht sich vor allem auf eine Person, auf die wir wütend sind, da wir uns durch sie erniedrigt fühlten. Fast hatten wir diesen Zorn herausgelassen, es uns jedoch im letzten Moment versagt. Er ist uns gleichsam an den Lippen hängen geblieben.

MENTALE BLOCKADE
Jede Form von Herpes soll Dir zeigen, dass es Zeit ist, dem anderen Geschlecht Gedanken der Liebe statt Kritik entgegenzubringen. Taucht sie häufig auf, so ist die Nachricht umso dringender. Deine Denkweise hindert Dich daran, Dich dem anderen Geschlecht zu nähern, obwohl dies Dein größter Wunsch wäre. Gehst Du weg, um den anderen zu bestrafen, so bestrafst Du eigentlich nur Dich selbst.

SPIRITUELLE BLOCKADE
Die Fragen am Ende des Buches sollen Dir weitere Aufschlüsse zu Deinem Gesundheitsproblem geben und klären helfen, durch welche spirituelle Blockade Du Dir selbst wichtige Bedürfnisse vorenthältst.

Herzbeutelentzündung

Kommt es zu einer akuten oder chronischen Entzündung des Herzbeutels bzw. des Pericardiums, dann liegt den unter HERZPROBLEME angeführten Beschreibungen verdrängter Zorn zugrunde.

Herzklopfen

Sprechen wir von Herzklopfen, so handelt es sich eigentlich nur um das außergewöhnliche Empfinden des Herzschlags, der normalerweise nicht spürbar ist. Meist liegen dem feinste Störungen des Herzrhythmus zugrunde. Siehe HERZPROBLEME. Zum Herzklopfen kommt es meist bei Menschen, die von außerordentlichen Ereignissen bewegt werden. Sie möchten am liebsten vor Freude in die Luft hüpfen oder vor Angst vergehen, vermögen jedoch nicht, diese Gefühle zu äußern.

Herzmuskelschwäche

Herzmuskelschwäche oder Myokardie betrifft das Myokardium des Herzens. Besonders junge Menschen, vor allem Jungen, werden von dieser Krankheit betroffen, die Herzstörungen und eine Vergrößerung des gesamten Herzens bewirkt. Siehe HERZPROBLEME. Je ernster das Problem, desto lauter schreit der Körper ***Liebe Dich!***

Herzprobleme

PHYSISCHE BLOCKADE

Das Herz ist der Motor des Blutkreislaufs und funktioniert wie eine Pumpe, die ständig ein- und auspumpt. Heute stehen Herzkrankheiten an erster Stelle der Todesursachen. Außerdem ist es interessant anzumerken, dass dieses lebenswichtige Organ im Mittelpunkt des menschlichen Körpers liegt.

EMOTIONALE BLOCKADE

Sprechen wir von einem Menschen, der *in seiner Mitte ruht*, meinen wir jemanden, der seine Entscheidungen mit dem Herzen trifft, d. h. der in Harmonie, Freude und Liebe lebt. Alle Herzprobleme gehen auf eine gegenteilige Haltung zurück, wenn man sich das Leben *zu sehr zu Herzen nimmt*. Die Mühen des Alltags überschreiten die emotionalen Grenzen, was uns dazu treibt, uns auch physisch zu übernehmen. Die wichtigste Botschaft von Herzproblemen lautet: ***Liebe Dich!*** Menschen mit Herzproblemen vergessen ihre eigenen Bedürfnisse und streben zu sehr danach, von den anderen geliebt zu werden. Da sie sich selbst nicht genug lieben, suchen sie durch ihr Handeln die Liebe anderer zu gewinnen.

MENTALE BLOCKADE

Ein solches Problem ist eine dringliche Nachricht, dass Du das Bild von Dir selbst schnellstens revidieren solltest. Anstatt davon auszugehen, dass die Liebe nur von den anderen kommen kann, tätest Du besser daran, sie Dir selbst entgegenzubringen. So wohnt immer Liebe in Dir, und Du brauchst nicht dauernd bei anderen um sie zu heischen. Hängt man von anderen ab, muss man immer wieder von Neuem bitten. Hast Du erst einmal erkannt, was für ein besonderer Mensch Du bist, und hast Dich schätzen gelernt, wird die Liebe ständig in Dir sein. Ich schlage Dir vor, Dir täglich mindestens zehn Komplimente zu machen, um Dir zu helfen, erneut Kontakt zu Deinem Herzen aufzunehmen.

Ist dieser innere Schritt getan, wird Dein Herz auf der körperlichen Ebene folgen. Ein ausgeglichenes Herz kann so manchen Liebeskummer und andere Enttäuschungen vertragen. Es fürchtet sich nicht mehr, nicht geliebt zu werden. Das heißt nun keineswegs, dass Du anderen keine Gefallen mehr erweist; im Gegenteil, Du bist weiterhin hilfreich, doch aus einer anderen Motivation heraus. Du tust anderen Gutes, weil es Dir Freude macht, und nicht, um ihre Liebe zu erkaufen oder zu beweisen, wie liebenswert Du bist.

SPIRITUELLE BLOCKADE
Die Fragen am Ende des Buches sollen Dir weitere Aufschlüsse zu Deinem Gesundheitsproblem geben und klären helfen, durch welche spirituelle Blockade Du Dir selbst wichtige Bedürfnisse vorenthältst.

Heuschnupfen

PHYSISCHE BLOCKADE
Dieser periodisch auftretende Schnupfen wird durch bestimmte Pflanzenpollen hervorgerufen. Er tritt daher in der Regel zwischen Mitte Mai und Juli auf.

EMOTIONALE BLOCKADE
Zu diesem Schnupfen kommt es jedes Jahr zum selben Zeitpunkt, da er auf eine Seelenwunde zurückgeht, die das erste Mal in eben dieser Jahreszeit erlitten wurde. Jedes Jahr erwacht so die Erinnerung an diese schwierige Begebenheit wieder, welche die betroffene Person damals wie heute nicht fühlen wollte. Hat sie dieses alte Leid auch in ihr tiefstes Inneres verdrängt, so wird es doch Jahr für Jahr durch den Pollen wieder zu neuem Leben erweckt.

MENTALE BLOCKADE
Dein Körper versucht Dir mitzuteilen, dass Du Dich ans Verzeihen machen solltest. Der Umstand, jedes Jahr von Neuem an denselben Symptomen zu leiden, zeigt, dass Du irgendjemandem, den Du für Deinen Kummer verantwortlich hältst, nach wie vor dieselben Vorwürfe machst. Du musst nun erkennen, dass nicht dieser andere Mensch, sondern allein Deine Reaktion die Verantwortung für Deinen Schmerz trägt. Heute kann nur wahres Verzeihen Dich aus dieser Lage befreien. Die Schritte dazu findest Du am Ende dieses Buches.

Spirituelle Blockade
Die Fragen am Ende des Buches sollen Dir weitere Aufschlüsse zu Deinem Gesundheitsproblem geben und klären helfen, durch welche spirituelle Blockade Du Dir selbst wichtige Bedürfnisse vorenthältst.

Hexenschuss

Die Schmerzen des sogenannten Hexenschusses kommen aus der Bandscheibe, die zwischen den beiden letzten Lendenwirbeln liegt. Er tritt meist dann ein, wenn man versucht, einen schweren Gegenstand aufzuheben und plötzlich durch einen heftigen Schmerz in der Lendengegend so blockiert wird, dass man sich nicht mehr aufrichten kann. Diese Lendenstarre bereitet große Probleme beim Gehen.

Den Ausführungen unter Rückenschmerzen wäre hinzuzufügen, dass der Hexenschuss mit Wut und Schuldgefühlen in Verbindung steht, die daraus erwachsen, dass die betroffene Person das Gefühl hat, ihren materiellen Aufgaben nicht gewachsen zu sein. Dies ist ein Notsignal, denn die betroffene Person könnte diese Probleme vermeiden, wenn sie flexibler wäre und lernen würde, loszulassen und vorwärtszukommen, ohne immer alles kontrollieren zu wollen. Es ist Zeit, sich neuen Aspekten des Lebens zu öffnen und sich von anderen unterstützen und helfen zu lassen, indem man auch einmal ihre Perspektive der Dinge akzeptiert.

(Erbliche) Hirnatrophie

Physische Blockade
Das sogenannte Rett-Syndrom ist eine schwere neurologische Störung, die zu geistiger und zunehmender körperlicher Behinderung führt. Bisher wurde Hirnatrophie nur bei Mädchen beobachtet. Die Anfänge der Krankheit liegen zwischen dem sechsten Lebensmonat und dem dritten Lebensjahr.

Emotionale Blockade
Da es sich hier um einen kontinuierlichen Krankheitsverlauf handelt, bei dem ein offensichtlich normal geborenes Mädchen zusehends in eine körperliche Behinderung (meist der Hände und Beine) gleitet und so völlig abhängig wird, müssen wir schließen, dass es aus irgendeinem unersichtlichen Grund beschlossen hat, sich dem Leben nicht stellen zu können. Möglicherweise hatte diese Seele hohe Erwartungen in diese Inkarnation gesetzt und ist nunmehr der Ansicht, dass diese nicht

erfüllt werden können. Dieses Kind zweifelt an sich selbst. Es fühlt sich (vor allem im materiellen Bereich) unsicher.

MENTALE BLOCKADE

Dem Erwachsenen, der diese Zeilen für sein Kind liest, möchte ich vorschlagen, sie dem Mädchen vorzulesen. Auch wenn es intellektuell noch nicht in der Lage ist, die Aussage zu verstehen, so wird es sie doch intuitiv nachvollziehen. Erkläre ihm, dass es bestimmte Erfahrungen in diesem Leben machen muss und das Zeug dazu hat, sich ihnen zu stellen, da es sich ja selbst dazu entschlossen hat, in dieses Leben zu treten. Erst wenn es diese Erfahrungen gemacht haben wird, wird es sich seiner Fähigkeiten und Begabungen bewusst werden können. Tut es das nicht in diesem Leben, wird es sie in einem nächsten Leben machen müssen.

Die Eltern sollten sich keine Vorwürfe machen. Diese Erkrankung ist eine Wahl des Kindes und gehört zu den Erfahrungen, die es in seinem Leben zu machen hat. Die Rolle der Eltern liegt darin, ihm bedingungslose Liebe entgegenzubringen und ihm selbst die Entscheidung zu überlassen, in dieser Situation verharren oder sich daraus befreien zu wollen. Doch steht es ihnen zu, dem Mädchen ihre Gefühle bezüglich seiner Wahl mitzuteilen, und sie dürfen nicht vergessen, ihre eigenen Grenzen zu berücksichtigen. Auch die Menschen im näheren Bezugsfeld dieses Kindes haben etwas aus dieser Erfahrung zu lernen.

SPIRITUELLE BLOCKADE

Die Fragen am Ende des Buches sollen Dir weitere Aufschlüsse zu Deinem Gesundheitsproblem geben und klären helfen, durch welche spirituelle Blockade Du Dir selbst wichtige Bedürfnisse vorenthältst.

Hirnhautentzündung

PHYSISCHE BLOCKADE

Die Hirnhautentzündung ist eine entzündliche Erkrankung der Membrane, die zum Schutz um Gehirn und Rückenmark liegen. Eine Meningitis setzt in der Regel ebenso plötzlich wie heftig ein. Es kommt zu plötzlichem Unwohlsein, Schüttelfrost, Erbrechen und starkem Fieber. Außerdem kann der Hals steif und schmerzempfindlich werden.

EMOTIONALE BLOCKADE

Diese Erkrankung kann zum Tode führen, wenn sie nicht rechtzeitig behandelt wird. Die Nachricht, die sie übermittelt, hat also mit Leben und Tod zu tun. Sie tritt bei Menschen auf, die plötzlich eine Situation durchleben müssen, die sie nicht oder nur sehr schwer akzeptieren können. Diese plötzliche Situation wird als großes Unglück erlebt und macht die betroffene Person sehr zornig. Sie steht unter emotionalem Schock und macht große intellektuelle Anstrengungen, um ihre Situation zu begreifen. So ermüdet sie gewissermaßen ihr Gehirn.

MENTALE BLOCKADE

Du erhältst durch diese Krankheit eine sehr dringliche Nachricht. Du glaubst derzeit an etwas, was Dir sehr schadet. Der große Zorn und vielleicht auch ein gewisses Schuldgefühl, das Du empfindest, weil Du Dir selbst versagst, Freude und Glück zu erleben, sind drauf und dran, Dich umzubringen! Dein Körper versucht Dir klarzumachen, dass es höchste Zeit ist, Dich selbst leben zu lassen, da Du gerade deshalb auf dieser Welt bist. Solange Du das nicht bewerkstelligst, wird es Dir immer an etwas fehlen. Du hast das Recht zu leben, wie alle anderen Lebewesen auch. Siehe auch S. 28.

SPIRITUELLE BLOCKADE

Die Fragen am Ende des Buches sollen Dir weitere Aufschlüsse zu Deinem Gesundheitsproblem geben und klären helfen, durch welche spirituelle Blockade Du Dir selbst wichtige Bedürfnisse vorenthältst.

Hirnprobleme

PHYSISCHE BLOCKADE

Die häufigsten das Gehirn betreffenden Probleme sind KOPFSCHMERZEN und MIGRÄNE, die ebenfalls in diesem Buch beschrieben werden. Zu den ernsteren Hirnproblemen gehören GEHIRNERSCHÜTTERUNG, die meist als Folge eines UNFALLS auftritt, (Gehirn-)THROMBOSE, Hirnschlag, zu dem es durch verstopfte oder geplatzte Adern kommt, und (Gehirn-)TUMOR, wobei es sich um gut- oder bösartige Geschwulste handelt, die sich aus dem Gehirngewebe bilden.

EMOTIONALE BLOCKADE

Alle Probleme des Gehirns gehen auf ein Problem auf der Ebene unserer Individualität (ICH BIN) zurück. Die betroffene Person erhält hier eine sehr wichtige Nachricht, da es sich beim Gehirn um das Hauptkontrollorgan des menschlichen Organismus handelt. Zugleich ist das Gehirn das bestgeschützte Organ, da es ganz vom Schädelknochen umgeben ist, der es weitgehend vor direkten Verletzungen bewahrt.

Unsere Individualität (Ich bin) müssen wir gleichfalls vor direkten Verletzungen zu schützen suchen. Wer das nicht tut, verliert seine Individualität und wird so, wie die anderen es gerne haben wollen. Er ist unglücklich, weil er nicht weiß, wer er wirklich ist.

Mentale Blockade

Ganz offensichtlich empfängst Du hier eine sehr dringliche Botschaft Deines Körpers. Du sollst Dir bewusst werden, dass Deine Denkweise nicht mit dem übereinstimmt, was Du bist oder sein möchtest. Das Gehirn kontrolliert Deinen gesamten Körper. So soll auch Deine Individualität Dein Leben bestimmen. Es ist höchste Zeit, dass Du Kontakt mit Deinem wahren Ich aufnimmst und Dein Leben danach gestaltest. Vielleicht störte es Dich eine gewisse Zeit nicht, nicht der zu sein, der Du wirklich bist, doch sagt Dir Dein Körper jetzt, dass es Dir schadet.

Spirituelle Blockade

Die Fragen am Ende des Buches sollen Dir weitere Aufschlüsse zu Deinem Gesundheitsproblem geben und klären helfen, durch welche spirituelle Blockade Du Dir selbst wichtige Bedürfnisse vorenthältst.

Hitzblattern

Physische Blockade

Die folgenden Ausführungen beziehen sich auf Hautrötungen, die keine sonderlichen Probleme wie Schmerzen oder Juckreiz verursachen.

Emotionale Blockade

Solche Hitzblattern können ein Zeichen dafür sein, dass die betroffene Person versucht, nach außen hin eine bestimmte Persönlichkeit zu wahren, sich jedoch in dieser Rolle so verfängt, dass ihr Körper darauf reagiert. So tut sie sich selbst Zwang an, da sie fürchtet, ihrem Idealbild sonst nicht mehr entsprechen zu können. Irgendwann platzt jedoch die ganze Geschichte. Insofern ist es interessant zu beobachten, an welchen Körperteilen es zu Hautrötungen kommt. Lies unter dem betreffenden Schlagwort nach, und Du wirst feststellen, in welchem Bereich Du Dir eine solch strenge Selbstkontrolle auferlegst.

Menschen, deren Hals und Gesicht leicht erröten, lassen sich oft von plötzlichen Gefühlen überraschen. Sie fürchten vor allem, durch ihr Verhalten nicht den Erwartungen des anderen zu entsprechen, d. h. nicht über die gewünschte Persönlichkeit zu verfügen. Solche Menschen haben Schwierigkeiten, sich selbst zu akzeptieren.

Mentale Blockade

Dein Körper versucht Dir klarzumachen, dass Du Dir da ein Ideal geschaffen hast, welches schwer zu erfüllen ist. Sicherlich setzen Deine Mitmenschen gar nicht so hohe Erwartungen in Dich, wie Du glaubst. Frage sie doch einfach.

Spirituelle Blockade

Die Fragen am Ende des Buches sollen Dir weitere Aufschlüsse zu Deinem Gesundheitsproblem geben und klären helfen, durch welche spirituelle Blockade Du Dir selbst wichtige Bedürfnisse vorenthältst.

Hitzewallungen

Bei Hitzewallungen kommt es zu allgemeiner Hitzeempfindung, Gesichtsröte, Erstickungsgefühl und manchmal auch zu ausgiebigem Schweißausbruch am ganzen Körper. Sie kommen und gehen relativ schnell. Sie können auf Verdauungsprobleme schließen lassen, wenn sie mit dem Gefühl der Magenfülle einhergehen, können aber auch bei Frauen in den Wechseljahren auftreten. Siehe dazu je nachdem Verdauungsprobleme oder Wechseljahre. Es sei jedoch ebenfalls angemerkt, dass auch bei einer Konfliktlösung plötzlich viel Energie freigesetzt wird, die einer Hitzewallung gleicht.

Hodenbeschwerden

Physische Blockade

Die beiden Hoden sind Drüsen, welche die männlichen Hormone und Samenzellen produzieren. Sie werden vom Hodensack umhüllt, der am Unterteil des Glieds hängt. In der Regel hängt der linke Hoden etwas tiefer als der rechte. Ihre Aufgabe entspricht in etwa der der weiblichen Eierstöcke. Es kann hier zu verschiedenen Problemen kommen, die von Schmerzen bis zum Krebs reichen.

Emotionale Blockade

Die Hoden stellen die Verbindung zwischen dem physischen Körper des Mannes und seinem Sakral- oder Steißbeinchakra her. Dieses Energiezentrum steht in direktem Zusammenhang mit der Schaffenskraft eines Mannes. Die Hoden haben eine Doppelaufgabe: Kommt es zu Problemen an einem oder beiden Hoden, so kann das die Fruchtbarkeit des Mannes, aber auch seine Männlichkeit infrage stellen. Sein Körper versucht ihm mitzuteilen, dass er seiner Kreativität nicht genug vertraut. Er hält sich für unfähig, Dinge zu tun, und macht sich Sorgen, wenn er etwas Bestimmtes alleine schaffen muss. So scheitern Dinge oft gleich von Anfang an.

MENTALE BLOCKADE
Deine Hoden versuchen, Dir hier Selbstvertrauen einzuflößen. Glaube an Dich, und Du kannst alles allein schaffen. Bei Männern, die sich minderwertig fühlen, kann es auch zu Anzeichen von Impotenz kommen. Sie versuchen, Frauen zu beweisen, wozu sie fähig sind, zweifeln jedoch insgeheim an sich selbst.

Vergiss nicht, dass zum Kinderzeugen ein Mann und eine Frau gebraucht werden. Dasselbe gilt auch für unsere Innenwelt: Erst wenn Du Deine weibliche und männliche Seite entfaltest, wirst Du Dein Leben harmonisch gestalten können. Vertraust Du der Schaffenskraft Deiner femininen Seite, wirst Du dadurch auch Deinem »inneren Mann« die Möglichkeit geben, frei zu schaffen. Dazu musst Du Dir wie auch den Frauen in Deinem Leben, aber auch Deinen Ideen und Deiner Intuition, vertrauen.

SPIRITUELLE BLOCKADE
Die Fragen am Ende des Buches sollen Dir weitere Aufschlüsse zu Deinem Gesundheitsproblem geben und klären helfen, durch welche spirituelle Blockade Du Dir selbst wichtige Bedürfnisse vorenthältst.

Hodgkinsche Erkrankung

Diese Krankheit führt zu einem steten, aber schmerzlosen Zuwachs von Lymphgewebe, weshalb sie auch als Lymphdrüsenkrebs bezeichnet wird. Siehe KREBS und LYMPHDRÜSENSCHWELLUNG.

Hohlkreuz

PHYSISCHE BLOCKADE
Im Gegensatz zum krummen Rücken ist die Wirbelsäule beim Hohlkreuz in der Lendengegend nach vorne gebogen.

EMOTIONALE BLOCKADE
Betrachten wir ein Hohlkreuz, so sehen wir, dass der betroffene Mensch das obere Becken nach vorne beugt, während sich die Schulterpartie nach hinten neigt. So vermittelt er den Eindruck, mit seinem Oberkörper vor anderen Menschen zurückzuweichen. Dies ist ein Zeichen

dafür, dass es ihm schwerfällt, Dinge von anderen anzunehmen. Er will alles selbst erledigen und sucht nur selten um Beistand. In seiner Kindheit fühlte sich ein solcher Mensch oft zu Dingen gezwungen.

MENTALE BLOCKADE
Anstatt davon auszugehen, dass Du Dir von niemandem helfen lassen kannst, weil Du dadurch in seiner Schuld stehst oder weil Du es nicht verdienst, solltest Du lieber lernen, Dinge anzunehmen, Dich schlicht und einfach dafür zu bedanken und die Freude zu erfahren, die andere dabei haben, wenn sie Dir helfen oder etwas schenken. Diese neue Einstellung wird Dir helfen, weiterzukommen, Dich zu behaupten und aufrecht durchs Leben zu schreiten. Siehe auch RÜCKENSCHMERZEN.

SPIRITUELLE BLOCKADE
Die Fragen am Ende des Buches sollen Dir weitere Aufschlüsse zu Deinem Gesundheitsproblem geben und klären helfen, durch welche spirituelle Blockade Du Dir selbst wichtige Bedürfnisse vorenthältst.

Hornhautentzündung

Von einer Keratitis sprechen wir, wenn die Hornhaut des Auges infiziert und entzündet ist. Dabei kommt es zu starken Schmerzen, und die Sehfähigkeit wird durch starken Tränenfluss beeinträchtigt.

Hornhautgeschwür

Siehe AUGENPROBLEME. Die betroffene Person leidet sehr an dem, was sie in der Wirklichkeit sieht. Ihr Leben scheint ihr düsterer als es wirklich ist.

Hüftbeschwerden

PHYSISCHE BLOCKADE
Die Hüfte ist eines der wichtigsten Gelenke des aufrecht stehenden und gehenden Menschen. Sie verbindet die unteren Gliedmaßen mit dem Becken. Geht das Hüftproblem auf einen KNOCHENBRUCH oder RHEUMATISMUS zurück, so lies auch unter dem fraglichen Punkt nach.

EMOTIONALE BLOCKADE
Da das Hüftgelenk für die Gehbewegung zuständig ist, deutet ein Problem an der Hüfte darauf hin, dass der betroffene Mensch sich nicht so recht dazu entscheiden kann, zur Tat zu schreiten, um seine Wünsche

zu verwirklichen. Er sagt sich: »*Was soll das schon werden? Das kann ja nie funktionieren. Nichts wird mehr gehen, wenn ich das so tue.*« Er zögert, etwas für seine Zukunft zu unternehmen oder sich an einen anderen Menschen zu binden, da er befürchtet, das könnte fehlschlagen.

Er kann sich auch denken: »*Diese Arbeit bringt mir nichts*« oder »*Ich komme in meinem Leben nicht mehr vorwärts.*« Schmerzt die Hüfte vor allem beim Stehen, so würde der betroffene Mensch gerne auf *eigenen Beinen stehen*, lässt sich jedoch durch seine eigenen Ängste davon abhalten. Bereitet das Hüftgelenk besondere Schmerzen beim Sitzen oder Liegen, so deutet das darauf hin, dass er sich davon abhält, nach seinen eigenen Bedürfnissen zu rasten und sich Zeit für sich selbst zu nehmen.

MENTALE BLOCKADE

Der Grad Deiner Hüftbeschwerden ist ein Zeichen dafür, wie negativ Deine Einstellungen sind. Vertraue Dir und den anderen und setze Deine Entscheidungen in die Tat um. Je weiter Du kommst, desto klarer wirst Du sehen, ob Dir der eingeschlagene Weg wirklich behagt. So wirst Du auch wissen, was Du zu tun hast, wenn Du es Dir anders überlegen solltest. Du hast eine neue Entscheidung zu leben, um festzustellen, ob Deine augenblicklichen Wünsche gut für Dich sind oder nicht. Solange Du Dich durch ein »*Das kann ja nie funktionieren!*« sperrst, wirst Du nicht erfahren können, ob Du nun wirklich etwas tun solltest oder nicht.

Anstatt zu glauben, dass nichts mehr vorwärtsgeht, solltest Du versuchen, Dir Deine Fortschritte vor Augen zu führen. Bist Du vom Gegenteil überzeugt, so frage Deine Mitmenschen, ob sie derselben Ansicht sind. Dein Leben wird Dir wesentlich leichter fallen, wenn Du flexibler bist und lernst, festgefahrene Denkweisen in vollem Vertrauen abzulegen. Vergiss nicht: Es gibt keine Fehler im Leben, sondern nur Erfahrungen.

SPIRITUELLE BLOCKADE

Die Fragen am Ende des Buches sollen Dir weitere Aufschlüsse zu Deinem Gesundheitsproblem geben und klären helfen, durch welche spirituelle Blockade Du Dir selbst wichtige Bedürfnisse vorenthältst.

Hühnerauge

PHYSISCHE BLOCKADE

Hühneraugen treten in der Regel an den Füßen, seltener auch an den Händen auf. Diese Hornhaut bildet sich vor allem an Stellen, die ständig Druck oder Reibung ausgesetzt sind, wodurch sich die Oberhaut erheblich verdickt.

Emotionale Blockade

Menschen mit Hühneraugen an den Füßen machen sich zu große Sorgen um die Zukunft. Sie bremsen ihren natürlichen Elan und sperren sich so der Erfüllung ihrer Wünsche. Hühneraugen an der Hand haben eine ähnliche Bedeutung, nur dass die betroffene Person eher Angst vor der Gegenwart hat.

Mentale Blockade

Hast Du ein Hühnerauge an der Hand oder am Fuß, so heißt das, dass Du aufhören solltest zu glauben, dass Du das, was Du wirklich willst, nicht auch fertigbringen kannst. Versuche, der Angst auf die Spur zu kommen, die Deinen natürlichen Schwung bremst. Fürchtest Du jemandem, den Du liebst, zu missfallen? Hast Du Angst vor einem Misslingen, weil Du zu hohe Anforderungen an Dich stellst? Dein Fuß bzw. Deine Hand wollen Dir sagen, dass Du all Deine Fähigkeiten einsetzen solltest, anstatt sie ständig zu untergraben.

Spirituelle Blockade

Die Fragen am Ende des Buches sollen Dir weitere Aufschlüsse zu Deinem Gesundheitsproblem geben und klären helfen, durch welche spirituelle Blockade Du Dir selbst wichtige Bedürfnisse vorenthältst.

Husten

Physische Blockade

Husten ist ein Reflex, der durch eine Reizung der Atemwege ausgelöst wird, um Schleim oder Fremdkörper auszustoßen, die sie verstopfen. Die folgenden Ausführungen beziehen sich vor allem auf Husten, der ohne unmittelbare Krankheitsursachen wie Asthma, Grippe, Erkältung, Rachenentzündung usw. auftritt.

Emotionale Blockade

Menschen mit mehr oder weniger häufigem Husten ohne offensichtlichen Grund sind in der Regel leicht reizbar. Sie kritisieren sich schnell selbst. Ihr Körper versucht ihnen mitzuteilen, dass sie sich selbst, aber auch den anderen gegenüber toleranter sein sollten. Zur Selbstkritik kommt es sogar, wenn die Erregung durch eine außenstehende Person oder Situation ausgelöst wird. Während das Niesen in Zusammenhang mit Dingen steht, die von außen kommen, deutet Husten auf innere Vorgänge hin.

MENTALE BLOCKADE
Jedes Mal, wenn Du ohne offensichtlichen Grund hustest, solltest Du Dir Zeit nehmen, nachzuforschen, was gerade in Deinen Gedanken vorging. In Dir geschieht alles so schnell und automatisch, dass es Dir oft gar nicht bewusst ist, wenn Du Dich selbst kritisierst oder nicht so akzeptierst, wie Du bist. Das hindert Dich daran, Dein Leben nach Deinen Vorstellungen und in vollen Zügen zu leben. *Du bist wesentlich mehr, als Du glaubst.* Versuche Dir gegenüber ebenso tolerant zu sein, wie Du es Dir von anderen wünschst, sobald Du merkst, dass Dich etwas innerlich aufregt.

SPIRITUELLE BLOCKADE
Die Fragen am Ende des Buches sollen Dir weitere Aufschlüsse zu Deinem Gesundheitsproblem geben und klären helfen, durch welche spirituelle Blockade Du Dir selbst wichtige Bedürfnisse vorenthältst.

Hyperthyreose

Hyperthyreose ist eine Überfunktion der Schilddrüse, welche zu viel Hormon ausschüttet. Siehe SCHILDDRÜSENERKRANKUNGEN.

Hypophysenprobleme

PHYSISCHE BLOCKADE
Bei der Hypophyse handelt es sich um die etwa erbsengroße Hirnanhangsdrüse, die an der Hirnbasis liegt.

EMOTIONALE BLOCKADE
Wir haben es hier mit einer Drüse zu tun, der die Kontrolle über alle anderen Drüsen zufällt. Doch mehr noch, sie stellt gleichsam die Verbindung zwischen Gehirn und Geist des Menschen dar. Nur durch seinen Geist kann der Mensch ja die Reichweite seines **ICH BIN** erfahren. Ein Problem an der Hypophyse bedeutet also zugleich eine Sperre zwischen der materiellen und der spirituellen Welt. Dazu kommt es bei Menschen, welche die göttliche Seite des Menschen und vor allem den Gott in sich selbst nicht anerkennen wollen. Sie halten sich für zu gering.

MENTALE BLOCKADE
Aus welchen Gründen Du auch immer Dich weigerst, Dich für den außerordentlichen Menschen zu halten, der Du bist, sie schaden Dir. Dein Körper hat ein starkes Zeichen gewählt, um Dir mitzuteilen, dass

Du Deine Ansichten ihm gegenüber ändern solltest. Dieses Problem ist dermaßen subtil, dass es der heutigen Schulmedizin sehr schwerfällt, es zu lösen. Du solltest so schnell wie möglich lernen, mehr als nur die materielle Seite Deines Lebens zu betrachten.

SPIRITUELLE BLOCKADE

Die Fragen am Ende des Buches sollen Dir weitere Aufschlüsse zu Deinem Gesundheitsproblem geben und klären helfen, durch welche spirituelle Blockade Du Dir selbst wichtige Bedürfnisse vorenthältst.

Hypothyreose

Hypothyreose ist eine Unterfunktion der Schilddrüse, welche zu wenig Hormon ausschüttet. Siehe SCHILDDRÜSENERKRANKUNGEN.

Impotenz

PHYSISCHE BLOCKADE

Impotenz ist die Unfähigkeit zum Beischlaf aufgrund mangelnder Erektion des männlichen Glieds. Es handelt sich hierbei um ein relativ häufiges Problem.

EMOTIONALE BLOCKADE

Jeder Mann war, ist oder wird einmal impotent sein. In der Tat ist eine Erektion eine ziemlich zerbrechliche Angelegenheit. Dieses Problem sollte daher keineswegs dramatisiert oder verlacht werden. Im Gegenteil, es sollte eher überlegt werden, in welchen Situationen, die dem Geschlechtsverkehr vorausgingen, sich der Mann machtlos (= *impotent*) fühlte. Kommt es wiederholt mit derselben Frau zu einer ausbleibenden oder vergehenden Erektion, so hat jene entweder eine Mutterrolle für diesen Mann übernommen oder der Mann will die Frau, die er liebt, nicht »verunreinigen«. Es kann sich dabei auch um ein unbewusstes Mittel handeln, seinen Wunsch zu befriedigen, der Frau etwas vorenthalten zu können.

MENTALE BLOCKADE

Diese sexuelle Impotenz soll Dir klarmachen, dass Du Dich in einer Situation in einem anderen Lebensbereich machtlos fühlst und dass Dir diese Ansicht schadet. Oft kommt es dazu, wenn wir uns zu viel für einen anderen wünschen. In diesem Fall sollte man lernen, sich die anderen um ihre eigenen Sachen kümmern zu lassen.

Leidest Du wegen einer schlechten Erfahrung aus Deinem früheren Sexualleben an Impotenz, so will Dir Dein Körper sagen, dass Du Dir selbst schadest, wenn Du glaubst, dass sich diese Erfahrung wiederholen wird, sobald Du mit einer Frau schläfst. Nur Du selbst kannst die Erfahrung wieder heraufbeschwören, indem Du Angst vor ihr hast. Heißt es nicht, dass uns das widerfährt, was wir glauben?

Benutzt Du die Impotenz dazu, um Deinem Partner etwas vorzuenthalten, so solltest Du wissen, dass Du eigentlich Dich selbst um etwas bringst, da Du Deine gesamte kreative Energie blockierst, indem Du Dich gegen die Sexualität sperrst. Eine solche Haltung nährt allein Dein Ich, nicht aber Deine Beziehungen.

Diese Ausführungen treffen auch auf EJAKULATIONSPROBLEME zu. Siehe dazu auch PENISERKRANKUNGEN.

Spirituelle Blockade

Die Fragen am Ende des Buches sollen Dir weitere Aufschlüsse zu Deinem Gesundheitsproblem geben und klären helfen, durch welche spirituelle Blockade Du Dir selbst wichtige Bedürfnisse vorenthältst.

Infarkt

In den meisten Fällen geht ein Herzinfarkt auf ein Blutgerinnsel zurück, welches plötzlich eine verhärtete oder durch Atherosklerose verkalkte Arterie verstopft. Siehe Herzprobleme und Arterienerkrankungen. Dem soll hier hinzugefügt werden, dass der betroffene Mensch dieses Blutgerinnsel bildet, um einem Übermaß an Emotionen ein Ende zu setzen, das ihm die Freude am Leben raubt. Kommt es in einem anderen Organ (Lunge, Niere, Darm, Gehirn) zum Infarkt, so lies unter dem entsprechendem Schlagwort nach.

Infektion

Physische Blockade

Die Gesamtheit der Erscheinungen, die dem Eindringen eines bakteriellen Keims in den Organismus folgen, werden Infektion genannt. Infiziert man sich, so waren die Abwehrkräfte des Körpers augenscheinlich nicht stark genug, den Keim abzutöten.

Emotionale Blockade

Eine Infektion deutet auf eine Schwäche in jenem Bereich hin, für den der betroffene Körperteil steht. Der infizierte Mensch lässt sich leicht von Gedanken, Worten oder Taten anderer überrumpeln, die ihm nicht entsprechen und ihn stören. Er verkennt seine Kraft und Fähigkeit der Selbstbehauptung. So kommt es auch bei Menschen mit negativen und pessimistischen Einstellungen zu Infekten. Sie kämpfen um nichts mehr. Oder hältst Du Dich derzeit selbst vielleicht für infektiös, abstoßend und unwürdig?

Mentale Blockade

Du brauchst Dich nicht von anderen angreifen zu lassen. Allein Deine Angst vor Aggressivität bewirkt, dass Du mit Menschen und Situationen konfrontiert wirst, die Dich angreifen. Höchstwahrscheinlich empfindet die andere Seite diese Aggression gar nicht als solche. Nimm wieder Kontakt zu Deiner inneren Kraft auf und hör auf zu glauben, dass Du verletzlich, schwach und zerbrechlich sein musst, um geliebt zu werden. Du verfügst über wesentlich mehr Kraft, als Du glaubst.

Klagst Du Dich selbst an und findest Dich abstoßend und unwürdig, so solltest Du vielleicht einmal überdenken, was diese Worte eigentlich besagen. Du wirst feststellen, dass Du Dir selbst Unrecht antust.

Spirituelle Blockade
Die Fragen am Ende des Buches sollen Dir weitere Aufschlüsse zu Deinem Gesundheitsproblem geben und klären helfen, durch welche spirituelle Blockade Du Dir selbst wichtige Bedürfnisse vorenthältst.

Ischialgie

Physische Blockade
Der Ischiasnerv ist der längste Nerv des menschlichen Körpers und läuft von den Lendenwirbeln durch Gesäß, Ober- und Unterschenkel bis zu den Füßen. Kommt es zu Schmerzen, so treten diese meist recht unvermittelt an einer bestimmten Stelle des Nervenstrangs auf.

Emotionale Blockade
Menschen, die an Ischialgie leiden, machen sich Sorgen über ihre Zukunft oder fürchten sich unbewusst, nicht genügend Geld oder materielle Güter zum Überleben zu haben. Hier ist das Wörtchen *unbewusst* ganz besonders hervorzuheben, da es zu diesem Problem meist bei Menschen kommt, denen es eigentlich an gar nichts fehlt, denen jedoch davor graut, sie könnten ihre Besitztümer einmal verlieren.

Wir haben es hier also mit einem Problem auf der Ebene des *Habens* zu tun. Die Person ist sich dieser Problematik vor allem deshalb nicht bewusst, da sie nicht merkt, wie sehr sie eigentlich an ihren Gütern hängt. Sie würde sich für eine solche Einstellung sogar Vorwürfe machen, da sie gelernt hat, dass es anstößig oder unspirituell ist, zu viel Aufhebens um irdisches Hab und Gut zu machen. Diese Schuldgefühle hindern sie daran, vorwärtszukommen und mehr in ihrem Leben zu riskieren. Deshalb wird es nach einiger Zeit auch ziemlich eintönig. Ischiasschmerzen lassen außerdem auf verhaltene Vorwürfe, Aggressivität und Widerstand gegen eine bestimmte Person oder Idee schließen und das nach wie vor im materiellen Bereich.

Mentale Blockade
Dein Körper sendet Dir hier eine wichtige Botschaft, denn die Schmerzen, die Dir Deine Ischialgie bereitet, entsprechen dem Leid, das Du Dir durch Deine Denkweise zufügst. Weshalb willst Du Dich bestrafen? Der Grad Deiner Schmerzen lässt darauf schließen, wie schwer Du

Deiner Ansicht nach bestraft werden solltest. Zunächst musst Du Dir einmal bewusst werden, dass Du an Deinem Hab und Gut hängst, um Dir dann das Recht zu diesem Hang zuzugestehen. Habe den Mut zuzugeben, dass Du Angst vor dem Verlust hast. Würde eine größere Risikobereitschaft tatsächlich Deine augenblicklichen Grenzen überschreiten, so respektiere sie mit dem Vorsatz, zur Tat zu schreiten, sobald Du dazu auch innerlich bereit bist.

Außerdem musst Du die Überzeugung ablegen, dass es sündhaft ist, irdisches Gut zu begehren. Es ist nur menschlich. Hast Du einmal genug Vertrauen in Deine Fähigkeit gewonnen, all das schaffen zu können, was Du gerade brauchst, wirst Du keine Angst mehr davor haben, Deinen Besitz zu verlieren. Du wirst ihn dann schätzen lernen, ohne an ihm zu hängen und Dich durch ihn binden zu lassen. Trägst Du anderen noch etwas nach, so solltest Du die Schritte zum Verzeihen am Ende dieses Buches lesen. Hast Du gelernt zu verzeihen, so wirst Du den Ideen und Charakteren anderer offener und flexibler gegenüberstehen. So wirst Du auch das Gefühl loswerden, Dich Deinen Mitmenschen unterwerfen zu müssen.

Spirituelle Blockade

Die Fragen am Ende des Buches sollen Dir weitere Aufschlüsse zu Deinem Gesundheitsproblem geben und klären helfen, durch welche spirituelle Blockade Du Dir selbst wichtige Bedürfnisse vorenthältst.

Juckreiz

Physische Blockade

Ein Juckreiz ist ein Gefühl auf der Ebene der Oberhaut, das uns zum Kratzen veranlasst. Je nachdem kann dies die Haut mehr oder weniger reizen.

Emotionale Blockade

Zu Juckreiz kommt es bei Menschen, die große Lust auf etwas haben und es sich nicht gönnen oder sich durch andere oder bestimmte Umstände daran gehindert sehen. Das regt sie auf, macht sie ungeduldig und unruhig.

Mentale Blockade

Leidest Du an Juckreiz, so kann Dir die Körperstelle, an der es Dich juckt, gute Aufschlüsse darüber geben, in welchem Bereich Du Dich blockiert fühlst und was Du gerne hättest. Sieh Dir die Funktion dieses Körperteils an und lies unter dem entsprechenden Kapitel in diesem Buch nach. Da der Juckreiz die Haut betrifft und die Haut in direktem Bezug zu unserer Persönlichkeit steht, ist es sehr wahrscheinlich, dass Du Dir diesen Wunsch versagst, da Du jemand anderen nicht verletzen oder vor den Kopf stoßen willst, damit er ein positives Bild von Dir behält.

Anstatt es so weit kommen zu lassen, dass Dich dieser Wunsch dermaßen *juckt*, dass Du Dir die Haut zerkratzt, wäre es wohl angebrachter, zu versuchen festzustellen, um welches Bedürfnis es da eigentlich geht und Dir zu überlegen, ob es sich dabei um einen realistischen Wunsch oder eine bloße Laune handelt. Ist es nur eine Laune, dann erlaube Dir, loszulassen und sie auf später zu vertagen und versuche, Deine Umwelt weniger nach Deinem Willen kontrollieren zu wollen. Handelt es sich jedoch um einen realistischen Wunsch, dann wage es, Deine Angst zu überwinden, formuliere Deine Forderungen und schreite zur Tat.

Spirituelle Blockade

Die Fragen am Ende des Buches sollen Dir weitere Aufschlüsse zu Deinem Gesundheitsproblem geben und klären helfen, durch welche spirituelle Blockade Du Dir selbst wichtige Bedürfnisse vorenthältst.

Kältegefühl

Physische Blockade

Die folgende Beschreibung betrifft Menschen, denen auch dann kalt ist, wenn die Außentemperaturen angenehm sind.

Emotionale Blockade

Meist leiden angespannte und gestresste Menschen an Kältegefühl. Sie können sich nur schwer entspannen und wirklich warmherzig sein, auch wenn sie es manchmal nach außen hin vorzugeben suchen. Sie haben Angst, man könnte sie ausnützen oder andere könnten sich nicht mehr von ihr lösen.

Mentale Blockade

Ist Dir oft kalt, so beobachte zunächst, welchen Körperbereich das betrifft. Lies unter dem entsprechenden Kapitel nach, um festzustellen, in welchem Bereich Du Angst hast, zu warmherzig zu sein. Du solltest Deinen Mitmenschen mehr Vertrauen schenken und Dir weniger Sorgen um all das machen, was passieren könnte. Lebe im Augenblick und erlaube Dir so warmherzig zu sein, wie Du bist.

Spirituelle Blockade

Die Fragen am Ende des Buches sollen Dir weitere Aufschlüsse zu Deinem Gesundheitsproblem geben und klären helfen, durch welche spirituelle Blockade Du Dir selbst wichtige Bedürfnisse vorenthältst.

Karies

Physische Blockade

Hier haben wir es mit dem häufigsten aller Zahnprobleme zu tun. Karies beginnt damit, dass Säuren (besonders die aus Zucker gebildeten) den Zahnschmelz angreifen. Über kurz oder lang frisst sich die Karies bis ins Zahnbein. Ab diesem Zeitpunkt kommt es zu Zahnschmerzen und einer Überempfindlichkeit beim Verzehr kalter, heißer, süßer oder saurer Nahrungsmittel. Gelangt die Karies bis in die Pulpahöhle, bewirkt sie eine Entzündung, die den Zahnnerv so stark reizen kann, dass es zu heftigem Zahnweh kommt.

Emotionale Blockade

Da wir die Zähne zum Kauen, d. h. zum Vorbereiten der Nahrung für die weitere Verdauung, benötigen, können wir davon ausgehen, dass Zahnkaries ein Zeichen dafür ist, dass die betroffene Person etwas oder jemanden aus lauter Wut nicht akzeptieren möchte. So hindert sie sich selbst daran, zur Tat zu schreiten und ihre Wünsche zum Ausdruck zu bringen.

Zahnkaries trifft auch Menschen, die sich vom Lachen abhalten. Sie nehmen das Leben zu ernst. Für weitere Details bezüglich der Bereiche, in denen die Wünsche nicht zum Ausdruck kommen, siehe Zahnprobleme.

Mentale Blockade

Deine Zahnkaries ist dazu da, Dir zu zeigen, dass Dir Dein Eigensinn schadet. Er tut Deinem Inneren ebenso weh wie Dir der Zahn. Anstatt innerlich zu wüten, wäre es besser für Dich zu überdenken, wie Du die Welt wahrnimmst, und zu verstehen, dass nicht alle so denken können wie Du. Lerne, über Dich selbst und die amüsante Seite von Menschen und Geschehnissen zu lachen. So musst Du auch nicht so viel Zucker essen wie früher, als Du meintest, dies sei der einzige Weg, Dir das Leben zu versüßen.

Spirituelle Blockade

Die Fragen am Ende des Buches sollen Dir weitere Aufschlüsse zu Deinem Gesundheitsproblem geben und klären helfen, durch welche spirituelle Blockade Du Dir selbst wichtige Bedürfnisse vorenthältst.

Karpaltunnel-Syndrom

Da es sich hier um eine Daumenballenatrophie handelt, bei der bestimmte Handknochen betroffen sind, siehe Handgelenkbeschwerden.

Katarakt

Physische Blockade

Diese Krankheit verschleiert die Kristalllinse des Auges. Die Linse wird immer undurchsichtiger, die Sicht dadurch immer trüber. Die ersten Zeichen sind ein leichter Schleier oder kleine schwarze Punkte im Gesichtsfeld. Manchmal vervielfacht sich auch das Gesehene.

Emotionale Blockade

Der an einem sogenannten Star erkrankte Patient hat das Gefühl, ein Schleier sei ihm über die Augen gelegt. Er hat eine verschleierte Wahrnehmung von dem, was um ihn herum geschieht. Er sieht lieber nichts als ein mögliches Scheitern oder Ende einer bestimmten Sache. Handelt es sich um einen inneren Katarakt, so zieht der Kranke es vor, lieber nicht allzu klar zu sehen, was in ihm vorgeht, als sich ein Versagen in einem bestimmten Bereich einzugestehen. Er sieht das Leben trüb und dunkel, was ihn traurig und mürrisch stimmt.

MENTALE BLOCKADE

Dein Katarakt will Dir sagen, dass Du von Dir wie von Deinen Mitmenschen zu viel verlangst. Du fürchtest Dich so sehr vor einem Versagen, Scheitern, einer Pleite oder dem Ende einer Sache, dass Du Dich darum bringst, die schönen Seiten des Lebens wahrzunehmen. Nimm den Schleier von Deinen Augen und sieh, was Du bis heute schon alles geschafft hast. Das ist viel besser, als Du es Dir vielleicht eingestehen willst.

SPIRITUELLE BLOCKADE

Die Fragen am Ende des Buches sollen Dir weitere Aufschlüsse zu Deinem Gesundheitsproblem geben und klären helfen, durch welche spirituelle Blockade Du Dir selbst wichtige Bedürfnisse vorenthältst.

Katatoner Stupor

Der sogenannte katatone Stupor setzt Mimik, Gestik wie auch die Stimme außer Gefecht. Es handelt sich dabei um eine akute Krise geistig-körperlicher Erstarrung bei Schizophrenie. Siehe PSYCHOSE.

Keuchhusten

Keuchhusten ist eine ansteckende Krankheit bakteriellen Ursprungs. Er betrifft vor allem Kinder unter fünf Jahren und äußert sich durch starke Hustenanfälle. Siehe KINDERKRANKHEITEN. Das Kind hat das Gefühl, nicht genug beachtet zu werden und versucht so, die Aufmerksamkeit der Erwachsenen auf sich zu ziehen.

Kieferprobleme

PHYSISCHE BLOCKADE

Ober- und Unterkiefer sind die Knochen, in denen unsere Zähne wurzeln. Die häufigsten Probleme auf dieser Ebene sind SCHMERZEN, KNOCHENBRÜCHE oder Kiefersperre.

EMOTIONALE BLOCKADE

Da unsere Zähne ohne die Bewegung der Kiefer nutzlos sind, stehen auch Probleme an den Kieferknochen in engem Zusammenhang mit verdrängtem Zorn, den wir nicht auszudrücken wagen. Kommt es zu einer Kiefersperre, so ist der betroffene Mensch an seine Grenze gelangt und kann diesen Zorn nicht mehr länger im Zaum halten. Er hat nicht nur die Kontrolle über seine Kiefer, sondern über sich selbst verloren. Er muss sich unbedingt anderen mitteilen, da diese ewige Zurückhaltung ihn krank macht.

MENTALE BLOCKADE

Kiefer und Zähne erlauben uns zu beißen und zu kauen, um unsere Nahrung in der Folge besser verdauen zu können. Probleme auf dieser Ebene deuten darauf hin, dass sich die betroffene Person selbst daran hindert, kräftig und genussvoll in den Apfel des Lebens zu beißen und sich ihre Wünsche zu erfüllen. Dein Körper stellt Dir hier die Frage, ob die Ängste, die Dich zu solcher Selbstkontrolle zwingen, wirklich begründet sind. Er versucht Dir mitzuteilen, dass es Zeit ist, Dich diesen Ängsten zu stellen, da Du nun über die nötigen Mittel dazu verfügst. Für nähere Details bezüglich des Ober- und Unterkiefers siehe ZAHNPROBLEME. Gegebenenfalls kannst Du auch unter KNOCHENBRÜCHEN nachlesen.

SPIRITUELLE BLOCKADE

Die Fragen am Ende des Buches sollen Dir weitere Aufschlüsse zu Deinem Gesundheitsproblem geben und klären helfen, durch welche spirituelle Blockade Du Dir selbst wichtige Bedürfnisse vorenthältst.

Kinderkrankheiten

PHYSISCHE BLOCKADE

Zu den häufigsten Kinderkrankheiten gehören KEUCHHUSTEN, MUMPS, MASERN, WINDPOCKEN und RÖTELN.

EMOTIONALE BLOCKADE

Es ist interessant anzumerken, dass die meisten Krankheiten bei Kindern die Augen, die Nase, die Ohren, den Hals und die Haut betreffen. Eine Kinderkrankheit zeigt dem Kind, dass es sich durch seine Außenwelt aus dem Gleichgewicht bringen ließ und dass es über innerem Zorn brütet. Es weiß nicht, wie es diesen Zorn zum Ausdruck bringen kann oder lässt sich das von Erwachsenen verbieten. Kinder werden krank, wenn sie nicht genug Aufmerksamkeit oder Bewunderung erhalten. Da es bei vielen Kinderkrankheiten zu HITZBLATTERN kommt, siehe auch unter diesem Punkt nach.

MENTALE BLOCKADE

Liest Du diese Zeilen als Erwachsener für ein krankes Kind, so sollst Du wissen, dass es ruhig hören darf, was hier steht. Das gilt sogar für Säuglinge, welche die Botschaft auf einer anderen Ebene verstehen werden. Erkläre dem Kind, dass seine Krankheit eine Reaktion auf seine Umwelt ist und dass Anpassungsschwierigkeiten in Übergangsperioden eine völlig normale Sache sind.

Es sollte jedoch verstehen lernen, dass es mit einem gewissen Gepäck von Überzeugungen auf diese Welt gekommen ist und sich auf die Überzeugungen, Grenzen, Wünsche und Ängste seiner Mitmenschen einstellen müssen wird. Es muss akzeptieren, dass jene auch ihre eigenen Beschäftigungen haben und ihm nicht immer all ihre Aufmerksamkeit schenken können. Damit kann es auch gleich jetzt anfangen. Es hat seinerseits jedoch das Recht, wütend zu sein, auch wenn das den Erwachsenen nicht unbedingt passt. So wird es verstehen, dass auch andere Menschen oft Schwierigkeiten haben, sich ihrer Umwelt anzupassen und es keinesfalls dafür verantwortlich ist. Siehe außerdem unter der Beschreibung der betreffenden Kinderkrankheit nach.

SPIRITUELLE BLOCKADE

Die Fragen am Ende des Buches sollen Dir weitere Aufschlüsse zu Deinem Gesundheitsproblem geben und klären helfen, durch welche spirituelle Blockade Du Dir selbst wichtige Bedürfnisse vorenthältst.

Kinderlähmung

Kinderlähmung oder Poliomyelitis ist eine ansteckende Virenerkrankung. Es handelt sich hierbei um eine gefährliche Krankheit, die nicht nur die Gliedmaßen, sondern das gesamte Atemsystem lähmen kann. Werden die Gliedmaßen davon betroffen, siehe LÄHMUNG, wird die Atmung in Mitleidenschaft gezogen, siehe LUNGENLEIDEN. Das Wort *polio* bedeutet »Verschmutzung«. Die betroffene Person kann sich schmutzig oder innerlich unrein fühlen und verzweifelt daran. Siehe außerdem S. 28.

Kniebeschwerden

PHYSISCHE BLOCKADE

Das Knie ist das wichtigste Gelenk des Beins. Es trägt das ganze Gewicht des stehenden Menschen und ist unablässig, wenn wir gehen oder treppensteigen, uns setzen oder uns bücken wollen. Die folgende Ausführung bezieht sich auf alle Arten von Knieproblemen und -schmerzen.

EMOTIONALE BLOCKADE

Knieschmerzen oder Beschwerden, die unsere Bewegungsfreiheit beeinträchtigen, deuten darauf hin, dass wir unserer Zukunft zu unflexibel gegenüberstehen. Zu solchen Problemen kommt es bei stolzen, eigensinnigen Menschen, die sich den Ideen oder Ratschlägen anderer nicht *beugen* wollen. Sie schaden sich dabei jedoch selbst, dass sie sich daran hindern zu entdecken, wie sie ihre Zukunft leichter meistern können. Werden die Probleme durch ARTHRITIS oder RHEUMATISMUS verursacht, so lies unter diesen Punkten nach.

MENTALE BLOCKADE

Deine Kniebeschwerden sollen Dir bewusst machen, dass Du Dir nur vormachst, flexibel zu sein. Erinnere Dich, dass Dein Körper ein Ausdrucksmittel Deines Unterbewusstseins ist. Du brauchst keine Angst mehr davor zu haben, die Kontrolle zu verlieren, wenn Du die Ideen anderer akzeptierst und Dir erlaubst, Deine oder die Zukunft Deiner Familie mit anderen Augen zu sehen. Du musst auch nicht mehr glauben, dass *sich beugen* automatisch bedeutet, *sich anderen zu unterwerfen* oder vor anderen *niederzuknien*. Deine Unflexibilität kann darauf zurückzuführen sein, dass Du Angst hast, wie Dein Vater oder Deine Mutter zu werden. Sei Dir bewusst, dass Du ein besonderer Mensch bist und Dich von Deinen Eltern trotz aller möglichen Ähnlichkeiten unterscheidest. Du kannst Dein Leben selbst lenken. Doch müssen wir uns alle einmal helfen lassen.

SPIRITUELLE BLOCKADE

Die Fragen am Ende des Buches sollen Dir weitere Aufschlüsse zu Deinem Gesundheitsproblem geben und klären helfen, durch welche spirituelle Blockade Du Dir selbst wichtige Bedürfnisse vorenthältst.

Knöchelbeschwerden

Siehe FUSSBESCHWERDEN, wobei angefügt werden soll, dass wir es hier mit einem Mangel an Flexibilität bezüglich unseres Handelns und unserer Zukunftsperspektive zu tun haben. Siehe eventuell auch UNFÄLLE.

Knochenbrüche

Knochenbrüche werden meist durch heftige Schocks verursacht, außer bei älteren Menschen, deren Knochen durch Osteoporose geschwächt sind. Lies unter den betroffenen Körperteilen nach, um festzustellen, auf welchen Bereich sich die Problematik Deines Bruchs bezieht. Siehe außerdem KNOCHENSCHMERZEN und UNFÄLLE. Ein Bruch mit einer Sache oder Person wurde nicht akzeptiert oder wird befürchtet.

Knochenleiden

PHYSISCHE BLOCKADE
Die Knochen sind die Bestandteile des Skeletts, halten den Körper aufrecht und ermöglichen die verschiedensten Bewegungen. Hier kann es zu KNOCHENBRÜCHEN, SCHMERZEN und anderen Problemen kommen, deren Fachausdruck mit dem lateinischen Wort für Knochen »Osteo«-beginnt (z. B. Osteoporose).

EMOTIONALE BLOCKADE
Als feste Bestandteile des Körpers sind die Knochen unsere Stütze. So hängen Knochenleiden immer mit der Angst zusammen, nicht genug Unterstützung bekommen oder geben zu können. Darunter leiden vor allem Menschen, denen es an Selbstvertrauen fehlt oder die sich nicht stark genug fühlen, sich um ihr eigenes Leben zu kümmern. Menschen, die sich dazu verpflichtet fühlen, anderen zu helfen, wollen andere von sich abhängig wissen, um sich wichtig zu fühlen. Sie werden sich nicht selbst über ihre Bedeutung klar. Sobald sie sich unnütz fühlen, machen sie sich Vorwürfe.

Deshalb leiden auch viele Menschen im zunehmenden Alter unter Osteoporose oder anderen Knochenbeschwerden. Zu solchen Beschwerden kann es aber auch bei Menschen kommen, die Angst vor Autorität haben. Sie fühlen sich autoritären oder fachkundigen Personen gegenüber minderwertig und versuchen als Reaktion ihrerseits, autoritär zu sein oder Kontrolle auszuüben, um nicht von anderen kontrolliert zu werden.

Bei entzündlichen Knochenkrankheiten handelt es sich um verdrängten Zorn. Siehe S. 28.

MENTALE BLOCKADE

Durch Dein Knochenleiden versucht Dir Dein Körper mitzuteilen, dass Du mehr auf Dich selbst vertrauen und erkennen solltest, dass wesentlich mehr Kraft in Dir steckt, als Du glaubst. Er sagt Dir aber auch, dass Du versuchen solltest, Dein Leben zu stabilisieren und in Selbstachtung Dinge zu tun, die Dir Spaß machen, ohne Dir dafür Vorwürfe zu machen. Du hast alles, was Du dazu brauchst, um standfest zu sein und nicht mehr von anderen abzuhängen.

Du brauchst nicht mehr glauben, dass Du *zu viel* oder *zu wenig* bist, um ein bedeutender Mensch zu sein. Erlaube Dir, Dich nicht durch die anderen, sondern durch das zur Geltung zu bringen, was Du bist. Ist jemand eine Autorität auf einem bestimmten Gebiet, so heißt das noch lange nicht, dass er deshalb *besser* ist als Du. Beschäftige Dich vielmehr mit den Bereichen, in denen Du anderen etwas zeigen kannst. Wir haben alle unsere Begabungen. Findest Du sie nicht selbst, so frage doch Deine Nächsten.

SPIRITUELLE BLOCKADE

Die Fragen am Ende des Buches sollen Dir weitere Aufschlüsse zu Deinem Gesundheitsproblem geben und klären helfen, durch welche spirituelle Blockade Du Dir selbst wichtige Bedürfnisse vorenthältst.

Knötchen

Knötchen sind kleine unter der Haut liegende Gebilde, deren Härte, Elastizität und Beweglichkeit durch Tasten gefühlt werden können. Siehe (GUTARTIGER) TUMOR.

Koliken

Eine Kolik sind beständige Bauchschmerzen. Dieser Schmerz kann den ganzen Bauch betreffen oder auch lokalisierbar sein. Im Allgemeinen löst eine Kolik das Bedürfnis zum Stuhlgang aus. Sind die Schmerzen heftig, führt das meist zu Durchfall. Siehe DURCHFALL und DARMKRANKHEITEN.

Kolostomie

Bei einer Kolostomie wird ein künstlicher After erzeugt, indem ein Teil des Dickdarms durch die Bauchdecke geöffnet wird. Diese Operation kann in der Folge von Darmkrebs notwendig werden. Siehe (Erkrankungen im) Afterbereich, Darmprobleme und Krebs.

Koma

Physische Blockade

Ein Koma ist eine längere Bewusstlosigkeit, die Wachstum und Stoffwechsel in Mitleidenschaft ziehen kann. Der ins Koma gefallene Mensch scheint zu schlafen, reagiert jedoch nicht auf äußere Reize oder innere Bedürfnisse. (In der Energetik würde man sagen, dass der silberne Faden, der den Energieleib mit dem physischen Körper an drei Stellen verbindet, teilweise gerissen ist.)

Emotionale Blockade

Ein im Koma befindlicher Mensch wagt es weder dem Leben, noch dem Tod ins Auge zu sehen und zieht es vor, in einen Zustand zwischen beidem zu entfliehen. Er kann diesen schwerwiegenden Entschluss nicht fassen. Sein Problem kann darauf zurückgehen, dass er Angst vor der großen Unbekannten des Todes hat oder aber, dass er die Menschen oder Dinge, die er in diesem Leben liebt, nicht loslassen will.

Mentale Blockmuss

Dieser Mensch muss erkennen, dass nur er allein die Entscheidungen treffen kann, die ihn betreffen. Kennst Du jemanden, der im Koma liegt, kannst Du ihm diese Zeilen vorlesen, da er alles hört und versteht, was um ihn herum geschieht. Die Wahl steht ihm weiterhin offen. Sag ihm, dass es menschlich ist, Angst zu haben, besonders vor dem Unbekannten. Ihm steht nun die Wahl offen, weiterzuleben oder aber diesen Planeten zu verlassen, wobei er wissen muss, dass er zurückkehren wird, um das zu vollenden, was er noch nicht vollendet hat.

Spirituelle Blockade

Die Fragen am Ende des Buches sollen Dir weitere Aufschlüsse zu Deinem Gesundheitsproblem geben und klären helfen, durch welche spirituelle Blockade Du Dir selbst wichtige Bedürfnisse vorenthältst.

Kopfschmerzen

Physische Blockade

Die folgenden Ausführungen beziehen sich auf »normale« Kopfschmerzen. Bei Migräne oder anderen Problemen im Kopfbereich verweise ich auf die jeweiligen Schlagwörter in diesem Buch.

Emotionale Blockade

Der Kopf steht in direktem Zusammenhang mit unserem ***Ich bin***. Kopfschmerzen (besonders in den oberen Schädelpartien) deuten darauf hin, dass die betroffene Person sich selbst nicht genug Achtung entgegenbringt. Sie macht sich Vorwürfe, nicht so oder so, vor allem aber nicht intelligent genug zu sein. Sie verlangt zu viel von sich selbst.

Oft denkt oder sagt sie Ausdrücke wie diese:

- *»Ich renne mit dem Kopf gegen die Wand.«*
- *»Das macht mir großes Kopfzerbrechen.«*
- *»Das spukt mir im Kopf herum.«*
- *»Ja, vielleicht bin ich doch auf den Kopf gefallen.«*
- *»Ich riskiere Kopf und Kragen dabei.«*
- *»Ich habe einen harten Kopf.«*
- *»Ich habe den Kopf verloren.«*
- *»Ich weiß nicht, wo mir der Kopf steht.«*
- *»Das muss ich mir aus dem Kopf schlagen.«*

Sie missachtet sich, anstatt sich zu schätzen. Hast Du das Gefühl, Dir zerspringt der Kopf, so musst Du aufhören, alles in Dir aufzustauen, nur weil Du fürchtest, von den anderen dafür verurteilt zu werden. Vielleicht machst Du Dir auch Vorwürfe, einmal unüberlegt gehandelt zu haben oder kannst Dich nur schwer damit abfinden, bei irgendetwas an der Spitze zu stehen und andere anführen zu müssen.

Kopfschmerzen im Stirnbereich zeigen, dass die betroffene Person zu sehr versucht, alles intellektuell zu verstehen. Sie muss ihrem Geist mehr Zeit lassen, genügend Informationen zu sammeln, um seine Synthese zu erstellen und das Ganze zu verstehen.

Mentale Blockade

Im Kopf liegen vier Deiner fünf Sinne, was ihn zu einem der wichtigsten Körperteile macht. Hast Du Kopfschmerzen, so zieht das Deine Sinne in Mitleidenschaft und Du bist nur selten imstande zu sagen, was Du eigentlich wirklich brauchst. So entfernst Du Dich von dem, was Du sein willst. Du erhältst die Nachricht, wieder besser auf Dein wahres und augenblickliches *Ich bin* zu hören. Es ist unsinnig, eine Rolle spielen zu wollen, von der Du glaubst, dass sie Deinem Bild in den Augen Deiner Mitmenschen entspricht. Niemand kann es den Erwartungen aller anderen recht machen.

Auch wenn Du eher ein *Sturschädel* bist, hinderst Du Dich selbst daran, Du selbst zu sein. Du schadest Dir selbst, wenn Du weiterhin glaubst, es könnte zu Deinem Vorteil sein, anderen ständig die *Stirn zu bieten*. Deine Kopfschmerzen sollten Dir zu verstehen geben, dass Du Deinem Geist etwas freieren Lauf lassen solltest, d. h. nicht alles so krampfhaft und durchdacht verstehen zu wollen. Bedienst Du Dich eines oder mehrerer der oben genannten Ausdrücke, so solltest Du Dir darüber klar werden, dass die dahinter verborgenen Ängste Dir heute nicht mehr von Nutzen sind.

Spirituelle Blockade

Die Fragen am Ende des Buches sollen Dir weitere Aufschlüsse zu Deinem Gesundheitsproblem geben und klären helfen, durch welche spirituelle Blockade Du Dir selbst wichtige Bedürfnisse vorenthältst.

Krampfadern

Physische Blockade

Zu Krampfadern kommt es durch länger anhaltende Überdehnung einer oder mehrerer Venen, die zu einer Veränderung der Gefäßwände führt.

Emotionale Blockade

Menschen, die an Krampfadern leiden, wünschen sich sehnlichst mehr Freiraum und Freizeit, wissen jedoch nicht, wie sie dies am besten anstellen sollen. Sie lassen sich immer wieder die verschiedensten Aufgaben aufhalsen und machen sich viel zu viele Sorgen um Kleinigkeiten, was ihnen nur zusätzlichen Ärger schafft. So fällt es ihnen auch schwer, ihre täglichen Aufgaben mit Freude zu erledigen. Häufig fühlen sich solche Menschen dazu verpflichtet, in Situationen zu verharren, die sie verabscheuen. Siehe unter den betroffenen Körperteilen nach, um zu erfahren, auf welche Bereiche sich diese Problematik bezieht.

Mentale Blockade

Je mehr Dich Deine Krampfadern belasten, desto schwerer scheint Dir auch das ganze Leben zu sein. Es ist höchste Zeit, dass Du aufhörst, Dein Leben nach diversen Verpflichtungen wie »*man muss doch*« und

»*man kann doch nicht*« zu richten. Du darfst Dir Ruhe gönnen, ohne Dich deshalb als Taugenichts zu fühlen. Die kleine Stimme in Dir, die Dich ständig dazu drängt, mehr oder alles noch besser tun zu wollen, kommt nicht aus Deinem Herzen. Versuche Dich von Deinem Herzen lenken zu lassen, das Deine wahren Bedürfnisse am besten kennt. Werde Dir darüber klar, was Du gerne hast und was Du wirklich willst.

SPIRITUELLE BLOCKADE
Die Fragen am Ende des Buches sollen Dir weitere Aufschlüsse zu Deinem Gesundheitsproblem geben und klären helfen, durch welche spirituelle Blockade Du Dir selbst wichtige Bedürfnisse vorenthältst.

Krämpfe

PHYSISCHE BLOCKADE
Ein Krampf ist eine unwillkürliche, brüske und schmerzhafte Kontraktion eines oder mehrerer Muskeln. Meist sind die unteren Gliedmaßen (Beine und Füße) davon betroffen, doch kann es auch im Magen, in den Därmen, den Armen oder den Händen zu Krämpfen kommen.

EMOTIONALE BLOCKADE
Meist leiden Menschen an Krämpfen, die bestimmte Ängste durchstehen, angespannt sind oder sich an etwas oder jemandem festklammern wollen.

MENTALE BLOCKADE
Hast Du einen Krampf, dann stelle Dir zuerst die Frage, wozu der betroffene Körperteil dient. So kann ein Wadenkrampf z. B. bedeuten, dass Du Dich fürchtest, in einem bestimmten Projekt oder in Deiner Arbeit vorwärtszuschreiten. Woran willst Du Dich so krampfhaft klammern? Die innere Angst oder Spannung, die Du in diesem Augenblick empfindest, versteift Dich, anstatt dass Du loslässt und das, was Du zu tun hast, in Freude verrichtest. Du solltest also unter dem verkrampften Körperteil nachlesen.

SPIRITUELLE BLOCKADE
Die Fragen am Ende des Buches sollen Dir weitere Aufschlüsse zu Deinem Gesundheitsproblem geben und klären helfen, durch welche spirituelle Blockade Du Dir selbst wichtige Bedürfnisse vorenthältst.

Krebs

Physische Blockade

Krebs ist eine Veränderung der Zellstruktur und eine Abweichung der Reproduktionsmechanismen ganzer Zellkolonien. Die betroffene Körperzone und ihre Funktion gibt nähere Aufschlüsse zur genauen Nachricht der Krebserkrankung.

Emotionale Blockade

Zu Krebs kommt es bei Menschen, die sich in ihrer Kindheit von einem oder beiden Elternteilen tiefgehend verletzt fühlten und dies alleine zu durchleben hatten. Solche emotionalen Verletzungen, die später zu schweren Krankheiten führen können, sind: *Zurückweisung, Vernachlässigung, Erniedrigung, Verrat* oder *Ungerechtigkeit.* Manche Menschen mussten während ihrer Kindheit sogar mehrere solcher Wunden verkraften.

Oft haben Krebskranke ein solches Bedürfnis danach, in Liebe und Harmonie zu leben, dass sie Zorn, Hass und Rachegefühle, die sie ihren Eltern entgegenbrachten, schon seit Langem verdrängt haben. Einige tragen das, was sie erleben »mussten oder müssen«, sogar Gott nach, doch wollen sie sich eine solche Verbitterung nicht offen eingestehen. Jedes Ereignis, das sie nun an diese alte Wunde erinnert, verschlimmert diesen inneren Groll. Hat der Mensch einmal seine emotionale Grenze erreicht, bricht der Krebs im wahrsten Sinne des Wortes aus. Er kann zutage treten, wenn der Betroffene endlich seinen Konflikt gelöst hat oder aber noch während der eigentlichen Blockade.

Mentale Blockade

Bist Du an Krebs erkrankt, solltest Du Dir eingestehen, dass Du in Deiner Kindheit gelitten hast, und Dir zugleich das Recht einräumen, dies einem oder beiden Deiner Eltern nachzutragen. Auch Du bist nur ein Mensch! Die größten Probleme entstehen durch den Glauben, dieses alte Leid allein durchstehen zu müssen. Vielleicht glaubst Du, Du wärst ein freier Mensch, wenn Du Deine Eltern los wärst. Doch ist das größte Bedürfnis Deiner Seele und Deines Herzens, Dich der wahren Liebe zu nähern. Das beste Mittel dazu ist das Verzeihen.

Vergiss nicht, dass Verzeihen nicht nur heißt, den anderen nichts mehr nachzutragen. Die größte Schwierigkeit liegt für krebskranke Menschen darin, sich ihren eigenen Hass und ihre Rachegefühle zu verzeihen, auch wenn diese auf einer völlig unbewussten Ebene liegen. Vergib dem Kind in Dir, das in der Stille litt, zürnte und hasste und niemanden hatte, es anzuhören oder zu unterstützen. Du musst die Überzeugung ablegen, dass es böse ist, anderen etwas nachzutragen. Es ist nicht böse, sondern nur menschlich. Ich lege Dir ans Herz, die Schritte des Verzeihens zu durchleben, die Du am Ende dieses Buches findest.

Spirituelle Blockade
Die Fragen am Ende des Buches sollen Dir weitere Aufschlüsse zu Deinem Gesundheitsproblem geben und klären helfen, durch welche spirituelle Blockade Du Dir selbst wichtige Bedürfnisse vorenthältst.

Kropf

Beim Kropf handelt es sich um eine Erkrankung der Schilddrüse, durch die der gesamte Hals anschwillt. Siehe Schilddrüsenerkrankungen, wobei die Nachricht hier im Zusammenhang mit der Gemütswelt steht.

Krupp

Krupp ist der gängige Name für Kehlkopfdiphtherie. Sie tritt besonders bei Kleinkindern auf und äußert sich zunächst durch Stimmprobleme und Husten. Das Kind wird heiser und verliert nach und nach seine Stimme. Auch der Husten, der anfallartig beginnt, klingt zuerst heiser, verschleiert sich zusehends und ist schließlich stimmlos. Der Atem wird immer schwerer und das Einatmen pfeifend oder rasselnd. Siehe außerdem Kehlkopfentzündung, Angina und Husten.

Kupferfinnen

Bei Kupferfinnen handelt es sich um eine gutartige Hautkrankheit, die auf eine permanente Ausdehnung der Blutgefäße an der Hautoberfläche zurückgeht. Sie tritt vor allem an den Wangen und Schultern auf. An den Beinen spricht man hingegen von Krampfadern. Siehe generell Hautprobleme. Es fehlt der betroffenen Person an Lebensfreude, wie wir auch bereits in der Beschreibung der Arterienerkrankungen lesen konnten.

Kurzsichtigkeit

Physische Blockade

Kurzsichtigkeit ist eine Form von Sehstörung. Das Auge sieht zwar Gegenstände in der Nähe scharf, erkennt jedoch weiter entfernte Objekte nur verschwommen.

Emotionale Blockade

Der Kurzsichtige hat Angst vor zukünftigen Problemen. Es genügt, sich darüber klar zu werden, wovor man sich kurz vor dem Eintreten der Kurzsichtigkeit fürchtete, um ihren Grund zu erkennen. Interessanterweise werden viele Menschen während ihrer Pubertät kurzsichtig. Viele Jugendliche haben Angst vor dem Erwachsenwerden, da ihnen die Welt der Erwachsenen oft gar nicht so erstrebenswert erscheint. Kurzsichtige Menschen kümmern sich meist wesentlich mehr um sich selbst als um andere. Sie verschließen sich den Ideen ihrer Mitmenschen und versuchen eher ihre eigenen durchzusetzen. Es fehlt ihnen an Offenheit.

Mentale Blockade

Bist Du kurzsichtig, so solltest Du erkennen, dass die Dinge, die Dir früher einmal Angst machten, heute eigentlich gar nichts mehr anhaben können. Öffne Dich neuen Ideen von außen und gestehe Dir ein, dass Du nicht mehr derselbe Mensch bist wie früher. Stelle Dich den Situationen, wenn sie sich ergeben, anstatt immer das Schlimmste zu befürchten. Deine Fantasie, nicht die Wirklichkeit verursacht Deine Angst. Lerne Deine Zukunft mit mehr Freude und Frohsinn anzugehen. Versuche, die Gedanken Deiner Mitmenschen auch dann positiv aufzunehmen, wenn sie sich nicht mit Deinen decken.

Spirituelle Blockade

Die Fragen am Ende des Buches sollen Dir weitere Aufschlüsse zu Deinem Gesundheitsproblem geben und klären helfen, durch welche spirituelle Blockade Du Dir selbst wichtige Bedürfnisse vorenthältst.

Lähmung

PHYSISCHE BLOCKADE

Eine Lähmung ist der Stillstand einer Bewegungsfunktion oder völlige Gefühllosigkeit eines Körperteils.

EMOTIONALE BLOCKADE

Zu einer Lähmung kommt es bei Menschen, die das Gefühl haben, einer bestimmten Situation oder Person nicht gewachsen zu sein, durch sie außer Gefecht gesetzt zu werden und sich durch Flucht retten wollen. Dies ist ein ausgezeichnetes Mittel, sich von anderen helfen zu lassen, die sich nun um ganze Lebensbereiche des Gelähmten zu kümmern haben. So ist jener dieser beängstigenden Situation oder Person nicht mehr alleine ausgesetzt. Lies unter den betroffenen Körperteilen nach, um festzustellen, auf welchen Bereich sich die Lähmung bezieht.

MENTALE BLOCKADE

Bist Du gelähmt, so ist es wichtig, dass Du erkennst, dass nur Du selbst Dir solche Einschränkungen auferlegen kannst. Nur Du glaubst, Dich den Ereignissen Deines Lebens nicht stellen zu können. Dein Körper sagt Dir, dass Du Deinen Problemen zwar entkommen kannst, sie jedoch trotzdem bestehen bleiben. Einmal wirst Du Dich damit auseinandersetzen müssen – wenn auch vielleicht erst in einem anderen Leben.

Du sollst wissen, dass jeder Mensch sich mit jedem Problem zugleich auch eine Lösungsmöglichkeit schafft. Hört er auf, sich völlig mit einer Problematik zu identifizieren, kann er die Lösung plötzlich ganz nahe vor sich stehen sehen. Es liegt allein an Dir, an Deine Kreativität zu glauben, die sich auch unmittelbar einstellen und Dir helfen wird, die Erfahrung zu ertragen, mit der Du konfrontiert bist.

SPIRITUELLE BLOCKADE

Die Fragen am Ende des Buches sollen Dir weitere Aufschlüsse zu Deinem Gesundheitsproblem geben und klären helfen, durch welche spirituelle Blockade Du Dir selbst wichtige Bedürfnisse vorenthältst.

Laryngitis

Physische Blockade

Eine Laryngitis ist eine Entzündung des Kehlkopfs, dem Hauptorgan der Stimmbildung. Sie äußert sich durch Heiserkeit, manchmal sogar durch Atembeschwerden.

Emotionale Blockade

Da der betroffene Mensch hier seine Stimme teilweise oder völlig verliert, zeigt ihm der Körper, dass eine gewisse Angst ihn vom Sprechen abhält. Er möchte etwas sagen, fürchtet jedoch, nicht angehört zu werden oder jemandem dadurch zu missfallen. Er schluckt seine Worte gleichsam herunter, doch bleiben sie ihm im Halse stecken, was diese Halsschmerzen verursacht. Die Worte warten jedoch nur darauf, herauszusprudeln, da sie nicht zum Schweigen gebracht werden können.

Andere wiederum haben Angst, jemanden durch das, was sie sagen möchten, zu enttäuschen oder von jemandem, den sie für eine Autorität auf diesem Gebiet halten, verurteilt zu werden. Vielleicht machen sie sich aber auch Vorwürfe, zu viel gesagt zu haben, nehmen sich vor, das nächste Mal zu schweigen und rauben sich selbst die Stimme, um auf Nummer sicher zu gehen.

Eine andere Möglichkeit ist, dass die betroffene Person eine wichtige Bitte zu formulieren hätte, dies jedoch nicht wagt, aus Angst, sie könnte verworfen werden. Das kann so weit gehen, dass die fragliche Person anderen deshalb völlig aus dem Weg geht.

Mentale Blockade

Wovor auch immer Du Angst haben magst, diese Angst ist nicht gut für Dich, da sie Dich daran hindert, Dich frei auszudrücken. Bestehst Du darauf, weiterhin alles in Dich hineinzuschlucken, so wird Dir dieser Verdrängungsmechanismus über kurz oder lang sehr schaden, und es wird mehr als nur Dein Hals davon betroffen sein. Lernst Du, Dich auszudrücken, so wird Dir das helfen, Dich Deiner kreativen Energie zu öffnen, deren Zentrum im Hals liegt.

Akzeptiere den Gedanken, dass Du es nie allen gleichzeitig recht machen kannst. Gestehst Du Dir das Recht zur Redefreiheit zu, so werden auch andere es Dir einräumen. Deine Meinung gilt ebenso viel wie die Deiner Mitmenschen, und Du hast dasselbe Recht, sie zum Ausdruck zu bringen. Hast Du eine Bitte an jemanden, so kann sie Dir schlimmstenfalls zurückgewiesen werden. Ein Nein bedeutet jedoch noch lange nicht, dass der andere Dich deshalb nicht mehr mag oder dass er das verneint, was Du *bist*. Er entspricht nur nicht Deinem Wunsch.

SPIRITUELLE BLOCKADE
Die Fragen am Ende des Buches sollen Dir weitere Aufschlüsse zu Deinem Gesundheitsproblem geben und klären helfen, durch welche spirituelle Blockade Du Dir selbst wichtige Bedürfnisse vorenthältst.

Läuse

Läuse sind winzige Insekten, die sich in den Haaren verstecken und die menschliche Kopfhaut angreifen. Besonders Kinder werden davon befallen. Es gibt auch die sogenannten Filzläuse, die eher die Schamhaare befallen. Siehe PARASITEN.

Lebererkrankungen

PHYSISCHE BLOCKADE
Die Leber ist die größte Drüse unseres Körpers. Ihre Aufgaben machen sie zu einem der wichtigsten und komplexesten Organe des Organismus. Sie schüttet bestimmte Sekretionen (darunter die Galle) in die Därme aus und trägt dadurch wesentlich zur Verdauung bei. Sie ist aktiv am Metabolismus von Zucker, Eiweiß und Fetten beteiligt, unterstützt die Blutgerinnung und spielt eine wichtige Rolle bei der Entgiftung des Körpers. Ist eine dieser Aufgaben gestört, sprechen wir von Leberproblemen. Einige davon sind: ABSZESSE, GALLENSTEINE, ZIRRHOSE, HEPATITIS, GELBSUCHT und GESCHWULSTE.

EMOTIONALE BLOCKADE
Die bittere Galle versinnbildlicht sehr gut die metaphysische Bedeutung von Leberproblemen. Sie treten auf, wenn sich ein Mensch zu viele Sorgen macht, anstatt sich an die Geschehnisse seines Lebens anzupassen. Er hat Angst vor den Folgen und fürchtet sich, es könnte ihm an etwas fehlen. Diese Anpassungsschwierigkeit an neue Situationen macht ihn wütend und unzufrieden.

Seine Probleme deuten auch auf eine bestimmte Niedergeschlagenheit hin, die durchaus unbewusst und verdrängt sein kann. Metaphysisch gesehen ist die Leber der Sitz verdrängten Zorns. Menschen mit Leberproblemen sind in der Regel nicht sehr kampflustig. Sie meinen, den Angriffen anderer machtlos ausgeliefert zu sein. Doch sind sie auch nicht einverstanden mit Personen, die sich leicht mit anderen in die Haare geraten, da sie selbst sich solche Mühe geben, sich nichts anmerken zu lassen. Innerlich jedoch sind sie verbittert und traurig. Haben sie sich jedoch lange genug zurückgehalten, bekommen sie eine Leberkrise, anstatt sich in einem Wutanfall auszutoben.

Mentale Blockade

Die Leber spielt eine lebenswichtige Rolle in der Koordination der verschiedenen Körperfunktionen. Leberprobleme zeigen Dir daher, dass Du vergisst, die Geschehnisse in Deinem Leben zu koordinieren. Anstatt dich den Ereignissen und Personen anzupassen, urteilst Du über sie, willst sie ändern und sperrst Dich innerlich, indem Du nur auf Deinen Kopf hörst. Jede innere Wut sollte Dir ein Zeichen dafür sein, dass Du Dich weigerst, Dich in Deine Mitmenschen hineinzuversetzen und recht behalten willst. Deshalb fühlst Du Dich auch so leicht vor den Kopf gestoßen. Deine Leber will Dir zeigen, dass Du Dir Zeit nehmen solltest, Ereignisse in Dich einsickern zu lassen, bevor Du zu vorschnellen Entschlüssen kommst. Außerdem sagt sie Dir, dass Du über alles verfügst, was Du zu Deiner Verteidigung brauchst.

Spirituelle Blockade

Die Fragen am Ende des Buches sollen Dir weitere Aufschlüsse zu Deinem Gesundheitsproblem geben und klären helfen, durch welche spirituelle Blockade Du Dir selbst wichtige Bedürfnisse vorenthältst.

Legasthenie

Physische Blockade

Legasthenie ist eine Form der Lesegehemmtheit, die wir nicht mit Problemen beim Lesenlernen verwechseln dürfen, die auf vorübergehende Faktoren wie Stress oder Emotionen zurückgehen. Dem Legastheniker fällt es schwer, den Raum zu organisieren. Ganz bestimmte Lesefehler halten an oder verschlimmern sich.

Emotionale Blockade

Dieses Problem betrifft vor allem Kinder, die sich zu bestimmten intellektuellen Leistungen gezwungen fühlen. Sie tun sich schwer, beide Gehirnhälften gleichzeitig zu benutzen. Auf metaphysischer Ebene bedeutet das, dass ein solches Kind Schwierigkeiten hat, sein feminines und sein maskulines Prinzip in Einklang zu bringen. Seine Seele ist verwirrt und unentschlossen darüber, welches Geschlecht es in diesem Leben gewählt hat. Es handelt sich hier um ein sehr tiefgreifendes und unbewusstes Problem. Seinem Gehirn fällt es außerdem auch schwer, den Austausch zwischen den beide Hemisphären harmonisch ablaufen zu lassen.

Mentale Blockade

Bist Du Legastheniker, so schlage ich Dir als Erstes vor, einen Kinesiologen aufzusuchen, der Dir ein paar Übungen zeigen wird, die darauf abgestimmt sind, das Gleichgewicht zwischen Deinem rechten und Deinem linken Gehirn herzustellen. Dann solltest Du ein für allemal akzeptieren, dass Du mit dem Geschlecht, das Dir gegeben ist, durch dieses Leben gehen musst. Diese Entscheidung musst Du in aller Strenge und in Deinem tiefsten Inneren treffen. Außerdem hast Du es nicht nötig, Dir dieses physische Problem zu schaffen, um die Ausrede zu haben, nicht im Besitz all Deiner Geistesgaben zu sein. Das hindert Dich nämlich keineswegs daran, eine intelligente und talentierte Persönlichkeit zu sein.

Spirituelle Blockade

Die Fragen am Ende des Buches sollen Dir weitere Aufschlüsse zu Deinem Gesundheitsproblem geben und klären helfen, durch welche spirituelle Blockade Du Dir selbst wichtige Bedürfnisse vorenthältst.

Lepra

Physische Blockade

Lepra ist eine Infektionskrankheit, die mit kleinen Pigmentflecken auf der Haut beginnt und von Nervenstörungen begleitet wird. Diese etwa einen Zentimeter großen Flecken sind kreisrund, haben einen hellen Rand und sind oft taub. Die Nervenleiden bewirken Lähmungen, die zu Missbildungen an der Hand führen und vor allem die typischen Hakenfinger verursachen. Zu den ersten Anzeichen gehört auch eine Schwäche bestimmter Bewegungsmuskeln. Eine andere Form des Aussatzes wird durch Bazillen erzeugt, die sich im Körper ausbreiten und Wimpern und Bart, nicht jedoch die Haare, ausfallen lassen.

Emotionale Blockade

Da es sich um eine äußerlich ziemlich abstoßende Krankheit handelt, verwirft sich der Kranke selbst. Er fühlt sich nicht gut, rein, sauber genug, um bei den anderen Interesse erwecken zu können. Diese Einstellung frisst so an seinem Inneren, dass er beginnt, die Ebene seines physischen Lebens zu verlassen. Oft fühlt er sich völlig machtlos, in sein eigenes Leben einzugreifen.

MENTALE BLOCKADE
Ist diese Krankheit in Europa und Amerika auch weitgehend unter Kontrolle, so ist sie doch noch immer in zahlreichen Ländern dieser Welt verbreitet. Meist schämen sich die betroffenen Menschen so sehr für ihre Krankheit, dass sie es nicht wagen, sich ihren Nächsten mitzuteilen. Ist das Dein Fall, so werde Dir dieses Schamgefühls bewusst, welches an Deinem Inneren nagt. Außerdem musst Du Dir unbedingt darüber klar werden, dass das Gefühl der Machtlosigkeit und der Zurückweisung nur eine Frucht Deines eigenen Geistes ist. Dein Ich hat Dich davon überzeugt, dass Du in den Augen Deiner Mitmenschen ein Nichtsnutz bist. Diese Ansicht kannst nur Du allein revidieren.

Dein Körper schickt Dir die Nachricht, dass Du dringend wieder Kontakt mit diesem außerordentlichen Wesen aufnehmen solltest, das in Dir steckt. Ich schlage Dir daher vor, Dir möglichst viele Komplimente zu bereiten und eine Liste zu erstellen, in der Du all Deine Begabungen und Fähigkeiten anführst sowie den Nutzen aufzeigst, den Dein Dasein Deiner Umwelt bringt.

SPIRITUELLE BLOCKADE
Die Fragen am Ende des Buches sollen Dir weitere Aufschlüsse zu Deinem Gesundheitsproblem geben und klären helfen, durch welche spirituelle Blockade Du Dir selbst wichtige Bedürfnisse vorenthältst.

Leukämie

Bei der Leukämie handelt es sich um eine Bluterkrankung, die vor allem Kinder und ältere Menschen betrifft. Es kommt zu einer Vermehrung der weißen Blutkörperchen, und die roten Blutkörperchen werden weniger. Dies führt zu Anämie und Mangel an Blutplättchen, was stärkere Blutungen bewirkt. Außerdem schwillt die Milz beträchtlich an. Siehe (PROBLEME DER) BLUTKÖRPERCHEN, MILZERKRANKUNGEN und KREBS.

Leukopenie

Leukopenie ist ein Mangel an weißen Blutkörperchen. Siehe (PROBLEME DER) BLUTKÖRPERCHEN.

Lidschmerzen

PHYSISCHE BLOCKADE

Die Lider sind Häutchen, welche die Augen gegen äußere Einwirkungen und Fremdkörper (Staub, Kälte, Licht usw.) schützen. Es kann hier zu Ausschlägen oder Ekzemen kommen.

EMOTIONALE BLOCKADE

Probleme an den Augenlidern sollen der betroffenen Person zeigen, dass sie sich nicht genug gegen aggressive Einflüsse von außen schützt und sich zu sehr von dem beeinflussen lässt, was sie sieht. Es kann sich aber auch um Menschen handeln, die *den Überblick nicht verlieren wollen* und sich nicht die Zeit nehmen wollen, sich auszuruhen oder zurückzuziehen.

MENTALE BLOCKADE

Sind Deine Lider von Ausschlag befallen, so stört Dich Deine Wahrnehmung bestimmter Dinge, nicht aber eigentlich die Dinge selbst. Kannst Du bestimmte Situationen nur schwer ertragen, so zieh Dich zurück und ruhe Dich aus. Hast Du Dich entspannt, so wirst Du in der Lage sein, Dich selbst zu behaupten und Deine Bedürfnisse in Worte zu fassen, ohne dabei andere dominieren zu wollen oder warten zu müssen, dass sie Deinen Wünschen entgegenkommen. Du solltest an Deiner Toleranz arbeiten.

Siehe auch EKZEM und HAUTPROBLEME.

SPIRITUELLE BLOCKADE

Die Fragen am Ende des Buches sollen Dir weitere Aufschlüsse zu Deinem Gesundheitsproblem geben und klären helfen, durch welche spirituelle Blockade Du Dir selbst wichtige Bedürfnisse vorenthältst.

Lippenprobleme

Lippen schnappen nach Essen, sprechen, pfeifen, lächeln, küssen und verbergen nicht zuletzt auch die Zähne. Es kann hier zu folgenden Problemen kommen: Schwellung, HAUTRISSEN, Gefühllosigkeit, HERPES, trockenen Lippen, HASENSCHARTE, LÄHMUNG und KREBS. Siehe unter den entsprechenden Schlagworten nach und stelle die Verbindung mit den Eigenschaften der Lippen her. Trockene Lippen fallen unter HAUTPROBLEME. Metaphysisch gesehen hängt die Oberlippe mit unseren inneren Wünschen zusammen, während die Unterlippe in Beziehung zur Welt steht, in der wir leben. Lippenbeißen lässt darauf schließen, dass wir uns Vorwürfe machen, etwas Bestimmtes gesagt zu haben.

Luftschlucken

PHYSISCHE BLOCKADE
Dieses Problem wird durch absichtliches oder unabsichtliches Verschlucken von Luft hervorgerufen. Durch wiederholtes Aufstoßen versucht sich der Körper dann der überschüssigen Luft zu entledigen. Das Luftschlucken kann jedoch auch mehrere andere Probleme zur Folge haben, insbesondere eine Ausdehnung der Speiseröhre und des Magens oder Erbrechen.

EMOTIONALE BLOCKADE
Menschen, die an diesem Problem leiden, erfahren es oft als sehr bedrückend. Sie neigen zu übermäßigem Ehrgeiz und wollen oft weiter gehen, als ihre Grenzen es ihnen erlauben. Sie sind insofern nicht sie selbst.

MENTALE BLOCKADE
Die Luft ist das Symbol des Lebens. Du glaubst möglicherweise, dass Du andere an diesem Leben teilhaben lassen musst. So meinte ein Mann z. B., der seit Jahren an diesem Problem litt, dass es seine Aufgabe sei, die anderen zum Lachen zu bringen, da sie ihn immer wieder wissen ließen, wie gut es ihnen tat zu lachen und wie viel Energie sie dadurch bekamen. Und Du, welches Mittel verwendest Du, um anderen Leben zu bringen? Dein Körper sagt Dir hier, dass Du Dich endlich dazu aufraffen solltest, nur so viel Luft zu Dir zu nehmen, wie Du für Dich selbst benötigst. Gehe das Leben auf eine natürlichere Weise an.

SPIRITUELLE BLOCKADE
Die Fragen am Ende des Buches sollen Dir weitere Aufschlüsse zu Deinem Gesundheitsproblem geben und klären helfen, durch welche spirituelle Blockade Du Dir selbst wichtige Bedürfnisse vorenthältst.

Lungenembolie

PHYSISCHE BLOCKADE
Zu einer Lungenembolie kommt es durch die plötzliche oder allmähliche Verstopfung der Lungenarterie oder einer ihrer Verzweigungen durch einen Fremdkörper, meist ein Blutgerinnsel. Sie ist meist die Folge einer Venenentzündung.

Emotionale Blockade

Da eine Lungenembolie schlagartig und unerwartet eintritt, können wir davon ausgehen, dass die betroffene Person sehr starke Gefühlsregungen erlebt, die sie wie einen Messerstich empfindet. Es geht um Leben und Tod. Aus irgendeinem Grund fühlt sie sich so schuldig, dass sie sich daran sterben lassen will.

Mentale Blockade

Diese Embolie ist eine der dringlichsten Nachrichten an Dich, aufzuhören, so von Deiner Schuld überzeugt zu sein. Niemand kann eine so große Verantwortung für die Entscheidungen, das Leben oder den Tod eines anderen Menschen tragen. Du musst Dir darüber klar werden, dass Du nach bestem Wissen und Gewissen gehandelt hast und dass Du keine solche Strafe verdienst.

Spirituelle Blockade

Die Fragen am Ende des Buches sollen Dir weitere Aufschlüsse zu Deinem Gesundheitsproblem geben und klären helfen, durch welche spirituelle Blockade Du Dir selbst wichtige Bedürfnisse vorenthältst.

Lungenemphysem

Bei einem Lungenemphysem handelt es sich um eine Erkrankung der Atemwege, die durch deren Blähung am tiefsten Punkt der Bronchien bewirkt wird. In der Regel ist es die Folge einer chronischen Bronchitis und bereitet der betroffenen Person so große Schwierigkeiten beim Atmen, dass sie ständig unter dem Gefühl der Atemnot leidet, wobei es sich hier jedoch um ein wesentlich ernsthafteres Gesundheitsproblem handelt. Da die Lunge metaphysisch gesehen in direktem Zusammenhang mit der Fähigkeit steht, das Leben in vollen Zügen aufnehmen zu können, bekommt die erkrankte Person hier die Nachricht, dass es höchste Zeit ist, dass sie ihren Platz zu behaupten lernt.

Lungenentzündung

Bei der Lungenentzündung handelt es sich um eine Infektions- oder Viruserkrankung. Sie tritt ebenso unvermittelt wie heftig ein, beginnt mit erhöhter Temperatur, allgemeinem Unwohlsein, Müdigkeit, Muskelschmerzen, Kopfschmerzen, Husten und Brustschmerzen. Siehe Lungenleiden. Die betroffene Person wurde durch ein heftiges Ereignis überrascht oder in ihrem Freiraum bedrängt.

Lungenleiden

Physische Blockade

Die Lunge ist das Hauptorgan des Atemzyklus. Hier findet der Austausch zwischen Luft und Blut, d. h. die Umwandlung vom Blut der Venen in arterielles Blut, statt. Sie versorgt den Organismus also mit Sauerstoff, dem Brennstoff der Zellen, und scheidet zugleich den Kohlenstoff als Abfallprodukt der Zelltätigkeit aus. Es gibt verschiedene Lungenerkrankungen, die auch diverse Atembeschwerden einschließen.

Emotionale Blockade

Die Lunge steht in direktem Zusammenhang mit dem Leben, der Lebensfreude und der Kunst, das Leben genießen zu können. So deuten Probleme auf dieser Ebene darauf hin, dass die betroffene Person ihr Leben derzeit unerträglich findet. Sie ist traurig und niedergeschlagen, verzweifelt oder entmutigt und hat manchmal gar keine Lust mehr zu leben. Vielleicht fühlt sie sich auch durch eine Situation oder Person bedrängt, sodass sie glaubt, ihr Leben nicht nach ihren Vorstellungen führen zu können.

Sie kann das Gefühl haben, es fehle ihr an Freiraum, um eine bestimmte Situation zu überwinden. Auch die Angst, sterben oder leiden zu müssen oder jemanden anderen sterben oder leiden zu sehen, kann die Lunge angreifen. Menschen, die glauben, sie wären besser im Jenseits als in dieser Welt aufgehoben, verlieren alle Lust am Leben, die der ausschlaggebende Treibstoff unseres Emotionskörpers ist. Menschen, die Angst vor dem Tod haben, tun sich in der Regel auch schwer, Dinge loszulassen, um Neuem Platz zu machen. Jeder radikale Wechsel macht ihnen zu schaffen und kann sie daran hindern, den nötigen Enthusiasmus aufzubringen, um etwas Neues zu beginnen.

Mentale Blockade

Da es sich bei der Lunge um ein lebenswichtiges Organ handelt, erhältst Du hier eine besonders dringende Nachricht. Je ernster Dein Gesundheitsproblem, desto wichtiger ist es, dass Du auf diese Botschaft hörst. Dein Körper sagt Dir, das *Leben in vollen Zügen zu leben*, Dich wieder Deiner Wünsche zu entsinnen und das Leben schätzen zu lernen. Du musst erkennen, dass nur Du allein Dich einengst, einsperrst und an Deiner Umwelt ersticken lässt.

Statt eine bestimmte Situation zu dramatisieren, nimm Dir Zeit, auch ihre positive Seiten zu erkennen und all die unerwarteten Möglichkeiten in Betracht zu ziehen, die durch sie entstehen können. Nur Du allein kannst Dich glücklich machen und Dir Freude am Leben bereiten, indem Du Deine Einstellung zum Leben revidierst. Gehe wieder unter Leute. Nimm Dir Zeit, jeden Tag ein paarmal tief – und wenn möglich im Freien – durchzuatmen, und auch auf der emotionalen und mentalen Ebene wirst Du das Leben in volleren Zügen leben können.

SPIRITUELLE BLOCKADE
Die Fragen am Ende des Buches sollen Dir weitere Aufschlüsse zu Deinem Gesundheitsproblem geben und klären helfen, durch welche spirituelle Blockade Du Dir selbst wichtige Bedürfnisse vorenthältst.

Lupus

PHYSISCHE BLOCKADE
Bei Lupus handelt es sich um Hauttuberkulose, die vor allem Frauen betrifft. Chronischer Lupus tritt in Form rötlicher Flecken am Gesicht auf, die in Schuppen abfallen. Es handelt sich hier um eine hartnäckige Rückfallerkrankung. Der sogenannte Streulupus ist ernsthafter und kann regelmäßig verschiedene Körperteile befallen, wobei ein steter Wechsel von Befall und Genesung herrscht. Es kommt oft zu Fieber, Übelkeit, Müdigkeit, Magersucht und Magerkeit.

EMOTIONALE BLOCKADE
Zur chronischen Hauttuberkulose siehe HAUTPROBLEME. Der Streulupus hingegen ist ein ernsthaftes Zeichen, dass die darunter leidende Person drauf und dran ist, sich selbst zu zerstören. Es fehlt ihr ein Lebensziel, sie hat das Leben satt, kann sich jedoch nicht zum Sterben entschließen. In ihrem tiefsten Inneren aber will sie leben und einen guten Grund dafür haben. Sie lässt sich häufig dominieren und behauptet sich nicht genug selbst.

MENTALE BLOCKADE
Das lateinische *lupus* bedeutet »Wolf«. Hältst Du Dich für so wild, dass Du Dich dafür hasst? Um an einem solch selbstzerstörerischen Problem zu leiden, hattest Du wahrscheinlich einen sehr harten Start in Dein Leben. Doch ist es nie zu spät zu erkennen, dass das Leben sehr wohl lebenswert sein kann. Nimm Dir Zeit festzustellen, was Du wirklich willst, und fasse die nötigen Entschlüsse, um es zu erreichen. Ein Schritt nach dem anderen kann Dich sehr weit bringen! Gehst Du, wenn auch vielleicht langsam, in die gewünschte Richtung, so wird ein Daseinsgrund nicht auf sich warten lassen.

Spirituelle Blockade

Die Fragen am Ende des Buches sollen Dir weitere Aufschlüsse zu Deinem Gesundheitsproblem geben und klären helfen, durch welche spirituelle Blockade Du Dir selbst wichtige Bedürfnisse vorenthältst.

Lymphdrüsenschwellung

Physische Blockade

Die Lymphdrüsen sind über das gesamte Lymphsystem verteilt. Jede reinigt einen bestimmten Bereich. Sie helfen dem Organismus, sich seines Zellabfalls zu entledigen, indem sie diesen an das Blut weitergeben. Außerdem stellen sie einen wichtigen Schutz des Körpers gegen Infektionskrankheiten dar.

Emotionale Blockade

Schwillt oder entzündet sich eine Lymphdrüse, so ist dies ein Zeichen dafür, dass die betroffene Person einen Menschen oder eine Situation bedauert. Sie würde sich wünschen, dass die Dinge nach ihrem Willen ablaufen, doch fällt es ihr schwer, mit den anderen zu kommunizieren. Sie sperrt sich in einer Beziehung, so wie sie den Lymphkreislauf blockiert. Ihre Haltung bremst ihren Lebensweg. Sie fühlt sich schlecht, weil sie den Eindruck hat, Beziehungen mit anderen Menschen immer ungeschickt anzupacken. Eine Schwellung der Lymphdrüsen unter der linken Achsel lässt auf ein mangelndes Selbstwertgefühl bezüglich seiner eigenen Elternrolle schließen; an der rechten Achsel betrifft dies die Beziehungen mit den Mitmenschen (Partner, Angestellte usw.). In der Leistengegend bezieht es sich auf die sexuellen Beziehungen.

Mentale Blockade

Es ist wichtig, dass Du Dir klar darüber wirst, dass Du nicht alle Situationen und Menschen um Dich herum kontrollieren kannst. Diese Haltung lässt Dich immer wieder Bedauern erleben. All diese Dinge, die Du glaubst leben und tun zu müssen, um bessere Beziehungen zu haben, sind zu viel für Dich. Dein Körper sagt Dir, dass Du anfangen solltest, Deine Grenzen zu respektieren. Versuche, die Situation aus einem anderen Blickwinkel zu betrachten. Sie hat sicher auch ihre positive Seite, d. h. eine Gelegenheit für Dich loszulassen oder mehr Liebe zu zeigen. Außerdem ist es keine Lösung, aufzugeben oder Dein Leben verlangsamen zu wollen.

Spirituelle Blockade
Die Fragen am Ende des Buches sollen Dir weitere Aufschlüsse zu Deinem Gesundheitsproblem geben und klären helfen, durch welche spirituelle Blockade Du Dir selbst wichtige Bedürfnisse vorenthältst.

(Erkrankungen des) Lymphsystems

Das Lymphsystem besteht aus Gefäßen, die für eine ständige Lymphdrainage sorgen und einen regelrechten Kreislauf bilden. Die Lymphe ist eine farblose oder bernsteinfarbene Flüssigkeit, die für einen bestimmten Austausch von Stoffen über den Weg des Blutes verantwortlich ist. Sie nährt die Zellen durch Nahrung aus dem Blut und gibt den Zellabfall wieder ans Blut ab. Zu den Problemen des Lymphsystems gehören Lymphdrüsenschwellung und Krebs.

Madenwürmer

Die Därme können von sogenannten Madenwürmern oder Oxyria befallen werden. Dies sind die bei Kindern am weitesten verbreiteten Darmwürmer. Siehe PARASITEN.

Magen-Darm-Entzündung

Eine Magen-Darm-Entzündung übermittelt eine Doppelbotschaft. Es handelt sich um eine gleichzeitige Entzündung von Magen und Dünndarm, die sich durch Erbrechen, Durchfall und Bauchschmerzen bemerkbar macht. Siehe ERBRECHEN, DURCHFALL und MAGENPROBLEME, wobei es sich hierbei um eine noch dringlichere Nachricht handelt, da mehrere Ansichten zugleich infrage gestellt werden, was zu verschiedenen Ängsten führt. Siehe auch S. 28.

Magengeschwür

Ein Magengeschwür ist ein mehr oder weniger großes Loch in der Magenschleimhaut. Es geht auf eine verminderte Widerstandskraft der Magenwand gegen die Magensäure zurück. Diese beruht auf einem Mangel an Magenschleimhaut in diesem Bereich, die den Magen davor schützt, sich selbst durch die Magensäure zu verdauen. Ein Magengeschwür verursacht krampfartige Schmerzen.

Siehe MAGENPROBLEME. Menschen, die an einem Magengeschwür leiden, fühlen sich von anderen angegriffen und glauben nicht, sich gegen solche Angriffe verteidigen zu können, da sie sich machtlos fühlen. Sie sollten versuchen, sich wieder mit ihrer inneren Kraft vertraut zu machen, und erkennen, dass sie es schaffen können, wenn sie ihr Bild von den Ereignissen und den anderen Menschen revidieren.

Magenprobleme

PHYSISCHE BLOCKADE

Der Magen ist ein wichtiges Verdauungsorgan, das zwischen der Speiseröhre und dem Dünndarm liegt. Dank der Magensäfte wird hier die Nahrung zersetzt und flüssig gemacht. Zu den häufigsten Magenproblemen gehören GESCHWÜRE, MAGENSCHLEIMHAUTENTZÜNDUNG, SODBRENNEN, BLUTUNGEN, KREBS und diverse VERDAUUNGSSTÖRUNGEN (ERBRECHEN usw.). Siehe neben der unten stehenden Beschreibung also auch unter den bestimmten Teilbereichen nach.

Emotionale Blockade

Alle Magenprobleme stehen in direktem Zusammenhang mit der Unfähigkeit, etwas oder jemanden zu akzeptieren. Menschen mit Magenproblemen leiden an ihrer eigenen Intoleranz und sperren sich gegen alles, was nicht *nach ihrem Geschmack* ist, vor allem jedoch gegen neue Ideen, die nicht von ihnen selbst stammen. Sie können sich nur schwer damit abfinden, dass andere ihren Plänen, Gewohnheiten und ihrer Lebensweise widersprechen. Sie kritisieren sich innerlich, was sie daran hindert, loszulassen und ihr Herz sprechen zu lassen, das nur bedingungslose Annahme kennt. Manchmal werfen sich solche Menschen auch vor, nicht waghalsig genug zu sein.

Mentale Blockade

Dein Magen will Dir sagen, dass Du aufhören sollst, alles kontrollieren zu wollen und Dich pausenlos gegen die Ideen anderer zu sperren. Anstatt zu glauben, dass Du nicht imstande bist, Deine Mitmenschen oder bestimmte Situationen zu ändern, solltest Du Dir darüber klar werden, wie sehr Du Dein eigenes Leben schaffen kannst. Schenke den anderen mehr Vertrauen, ganz so wie Du Deinem Magen vertrauen solltest, dass er fähig ist, die Nahrung zu verdauen.

Du brauchst Deinem Körper nicht zu sagen, was er zu tun und wie er z. B. zu verdauen hat. Dasselbe gilt für Deine Umwelt. Jeder Mensch sieht das Leben anders. Der Magen liegt nicht zufällig in der Gegend des Herzens. Wir müssen lernen, all die verschiedenen Lebensweisen und Ansichten in Liebe zu akzeptieren. Gedanken wie »*Das ist ungerecht, falsch oder völlig idiotisch*«, die Du unterhältst, sind nicht gut für Dich. Sie blockieren Deine Entwicklung so, wie Dein Magen Deine Verdauung bremst. Wirst Du anderen gegenüber toleranter, wirst Du auch die Nahrung, die Du zu Dir nimmst, besser vertragen.

Spirituelle Blockade

Die Fragen am Ende des Buches sollen Dir weitere Aufschlüsse zu Deinem Gesundheitsproblem geben und klären helfen, durch welche spirituelle Blockade Du Dir selbst wichtige Bedürfnisse vorenthältst.

Magenschleimhautentzündung

Bei einer Magenschleimhautentzündung kommt es zum sogenannten Sodbrennen. Siehe MAGENPROBLEME. Die betroffene Person lebt oder lebte sehr viel im Zorn.

Magerkeit

PHYSISCHE BLOCKADE

Im Gegensatz zur Magersucht handelt es sich bei Magerkeit um keine Krankheit im eigentlichen Sinne, auch wenn sich manche Menschen aus ästhetischen Gründen darüber beklagen. Meist liegt jedoch einem zu dicken oder zu dünnen Körper auch eine emotionale und eine mentale Blockade zugrunde.

EMOTIONALE BLOCKADE

Magere Menschen haben oft wenig Selbstachtung. Sie fühlen sich anderen gegenüber gering und haben Angst, zurückgewiesen zu werden. Am liebsten würden sie sich verkriechen. Sie stehen meist im Hintergrund und gehen mit ihren Mitmenschen sehr vorsichtig um. Diese Angst vor Zurückweisung lässt sie oft gegen ihre eigenen Überzeugungen und Bedürfnisse handeln und kann sie sogar völlig daran hindern, etwas zu unternehmen.

Manchmal sind sie abhängig von anderen, um »jemand zu sein«. Sie haben das Gefühl, ihnen wird nicht genug Aufmerksamkeit und Unterstützung entgegengebracht. Es fehlt ihnen ständig an etwas.

MENTALE BLOCKADE

Bist Du schon seit Deiner Kindheit mager, so bist Du schon in frühen Jahren zur Überzeugung gelangt, zurückgewiesen und vernachlässigt zu werden. Zu solchen Ansichten kannst Du sogar schon vor Deiner Geburt gelangt sein, wenn Du ein unerwünschtes Kind warst oder einer Deiner Eltern lieber ein Jungen bzw. ein Mädchen gehabt hätte. Du solltest versuchen festzustellen, ob Deine Eltern tatsächlich Dich zurückwiesen oder sich eher gegen das Leben sperrten, welches sie im Augenblick Deiner Geburt führten.

Aber auch, wenn Du wirklich zurückgewiesen worden sein solltest oder man sich nicht genug um Dich gekümmert hat, solltest Du wissen, dass der Mensch, der einen anderen verstößt, in Wirklichkeit versucht, seine Grenzen zum Ausdruck zu bringen. Er handelt so, weil er nicht anders kann und er das Gefühl hat, sonst diese Grenzen zu überschreiten und sich selbst in Gefahr zu bringen. Er sieht in diesem

Augenblick keine andere Lösung. Es liegt nun an Dir zu erkennen, dass Du über alles verfügst, was Du dazu brauchst, Dir Dein eigenes Leben zu schaffen, und dass Mangel und Zurückweisung zu den Erfahrungen gehörten, die Du in Deinem Leben zu machen hattest. Nun ist die Entscheidung Dir überlassen, ob Du diese Erfahrungen akzeptieren willst oder nicht. Dein Entschluss wie auch seine Folgen liegen allein in Deiner Verantwortung.

SPIRITUELLE BLOCKADE
Die Fragen am Ende des Buches sollen Dir weitere Aufschlüsse zu Deinem Gesundheitsproblem geben und klären helfen, durch welche spirituelle Blockade Du Dir selbst wichtige Bedürfnisse vorenthältst.

Magersucht

PHYSISCHE BLOCKADE
Bei Magersucht handelt es sich um teilweisen oder vollständigen Appetitverlust, der je nach Intensität, Ursache und Dauer eine Abmagerung bewirkt, die den ganzen Organismus in Mitleidenschaft ziehen kann. In vielen Fällen wirkt die Haut bleich und stumpf. Diese Problematik betrifft vor allem Mädchen und junge Frauen, seltener Jungen und Männer, auch wenn sie neuerdings immer öfter bei Jungen aufzutreten scheint. Magersüchtige leiden oft auch an Ess- und Brechsucht. Verlieren sie die Kontrolle und können sich die Nahrung nicht mehr vorenthalten, stopfen sie sich voll, um sich schließlich zu übergeben. In diesem Fall siehe auch BULIMIE.

EMOTIONALE BLOCKADE
Die an Magersucht leidende Person, die jede Form von Nahrung zurückweist, die unsere Nährmutter Erde symbolisiert, verwirft eigentlich ihre eigene Mutter. Indem sie sich gegen ihre Mutter sperrt, die zugleich das Modell des weiblichen Prinzips verkörpert, sperrt sie sich auch gegen ihre eigene feminine Seite. Die magersüchtige Frau muss sich wieder beibringen, zu leben und sich das Recht zum Frausein zugestehen, anstatt davor zu fliehen. Tatsächlich neigen Anorektiker dazu, in die Astralebene zu gleiten oder in einer Traumwelt zu leben, da sie schon jetzt lieber im Jenseits leben würden, als das zu tun, wozu sie auf diese Erde gekommen sind. Sie finden keinen Gefallen an der Nahrung mehr, da sie sich jegliche Freude am Leben und Handeln versagen.

Mentale Blockade

Leidest Du an Magersucht, musst Du zuerst versuchen, das Bild Deiner Mutter zu revidieren. Werde Dir darüber klar, dass sie nach bestem Wissen und Gewissen gehandelt hat, dass aber auch sie wie alle Menschen das Recht zu Ängsten und eigenen Grenzen hat. Es ist möglich, dass sie Dich enttäuscht hat, als Du noch jünger warst, doch leidest Du nicht eigentlich an diesen Geschehnissen, sondern an der Art und Weise, wie Du sie aufnimmst und verstehst. Diese Perspektive der Dinge zu ändern, steht nun allein Dir zu. Gelingt es Dir, Deine Mutter so zu akzeptieren, wie sie ist, und zu verstehen, dass sie Dir auf ihre Weise Liebe entgegenbrachte, wirst Du lernen, die Frau in Dir zu akzeptieren, und wieder Geschmack am Essen zu finden.

Spirituelle Blockade

Die Fragen am Ende des Buches sollen Dir weitere Aufschlüsse zu Deinem Gesundheitsproblem geben und klären helfen, durch welche spirituelle Blockade Du Dir selbst wichtige Bedürfnisse vorenthältst.

Malaria

Malaria ist eine Infektionskrankheit, die durch Stiche bestimmter Mücken übertragen wird. Es kommt zu Schüttelfrost, Fieber, Blutarmut und einer chronischen Krankheitsentwicklung mit Scheingenesungsphasen und harten Rückfällen. Der typische Malariaanfall beginnt mit einem Schüttelfrost von zwanzig bis sechzig Minuten. Dieser *kalten Phase* folgt eine *heiße Phase*, während der die Körpertemperatur auf 40 °C bis 42 °C ansteigt. Es kommt zu starken Schweißausbrüchen, und der Kranke erschöpft sich völlig. Siehe Fieber und Parasiten.

Mandelentzündung

Physische Blockade

Die Mandeln sind ein Abwehrorgan des Organismus. Diese Mikrobenschranke befindet sich gleich einem Vorposten am Eingang der Luft- und Speiseröhre. Zur sogenannten Tonsillitis kommt es, wenn die Mandeln zum Infektionsherd werden. Eine solche Entzündung bereitet besonders beim Schlucken der Nahrung Schwierigkeiten.

Emotionale Blockade

Dieses Problem ist ein Zeichen des Zorns. Der Kranke »kriegt etwas einfach nicht runter« oder »kann etwas Bestimmtes einfach nicht schlucken«. Welche Situation oder Person bleibt Dir da in der Kehle stecken? Welcher Brocken ist Dir da zu groß?

MENTALE BLOCKADE

Findest Du gerade etwas besonders schwer zu schlucken, so urteilt ein Teil Deiner selbst (Deines Egos) zu sehr. Du hegst Gedanken der Revolte, die gegen Dich oder andere gerichtet sein können. Du bist sicher davon überzeugt, recht zu haben. Du solltest versuchen, mehr Liebe und Verständnis in dieser Situation aufzubringen. Siehe dazu auch HALSSCHMERZEN und S. 28.

SPIRITUELLE BLOCKADE

Die Fragen am Ende des Buches sollen Dir weitere Aufschlüsse zu Deinem Gesundheitsproblem geben und klären helfen, durch welche spirituelle Blockade Du Dir selbst wichtige Bedürfnisse vorenthältst.

Marfan-Syndrom

Die Marfansche Krankheit ist eine erbliche Familienkrankheit, welche die Fasern des elastischen Bindegewebes in Mitleidenschaft zieht. Dadurch kommt es zu außerordentlich hohem Körperwuchs mit dünnen, langen Gliedmaßen und spinnenförmigen Händen. Auch das Gesicht, aus dem die Nase stark und hakenförmig heraustritt, ist schmal und hager. Siehe GEBURTSFEHLER.

Masern

Masern sind eine akute Infektionserkrankung, bei der es zu Fieber und Ausschlag kommt und die in vier klar voneinander abgegrenzten Stadien abläuft:

1) Eine Inkubationszeit von etwa 10 Tagen.
2) Ausbruch der Krankheit mit Fieber, Nasenschleimhautentzündung, Husten und kleinen roten Flecken auf den Wangen.
3) Der Ausschlag beginnt am Kopf und zieht langsam den Körper hinab.
4) Genesungsphase, in der der Ausschlag verschwindet und die trockene Haut abfällt. Siehe KINDERKRANKHEITEN und HAUTPROBLEME.

Mastdarmerkrankungen

Der Mastdarm ist der Schlussteil des Dickdarms, also des gesamten Verdauungsapparats. Es kann hier zu folgenden Problemen kommen: Hämorrhoiden, Polypen, Blutungen, Tumoren oder krebs. Den dortigen Ausführungen ist anzufügen, dass Menschen mit Problemen am Mastdarm sich unter Druck setzen, um Dinge zu Ende zu bringen, und sich zu viel abverlangen.

Mastitis

Eine Mastitis ist eine Entzündung der Brustdrüsen während der Zeit des Stillens. Siehe dazu auch Abszess und Brusterkrankung, dem hinzugefügt werden muss, dass diese neue Mutterschaft Gefühle des Zorns hervorruft, die weitgehend verdrängt werden. Siehe auch S. 28.

Melanom

Ein Melanom ist ein bösartiges Geschwür des Pigmentsystems der Haut. Die Diagnose eines Melanoms ist nicht immer einfach, da es leicht mit einer Warze oder anderen gutartigen Tumoren verwechselt werden kann. Eine mikroskopische Untersuchung ist daher unumgänglich. Siehe Krebs und Hautprobleme. Lies unter den betroffenen Körperteilen nach, um festzustellen, auf welchen Bereich sich dieser Hautkrebs bezieht.

Menière-Syndrom

Beim sogenannten Menière-Syndrom handelt es sich um eine Erkrankung des Innenohrs, die sich durch Schwindel und starke Gleichgewichtsstörungen kenntlich macht, die den Kranken oft in die Ruhelage zwingen. Diese Gleichgewichtsstörungen können auch mit Angstzuständen, Übelkeit, Erbrechen und dem Gefühl einer bevorstehenden Ohnmacht einhergehen. Zu wirklichem Bewusstseinsverlust kommt es jedoch nicht. Den Schwindelanfällen geht oft Ohrensausen voraus. Siehe Ohrenleiden und Schwindel. Es handelt sich hier um ein wichtiges und dringendes Signal. Die betroffene Person fühlt sich zu Unrecht schuldig. Es kann zu Angstzuständen kommen, die der Platzangst ähneln.

Menstruationsbeschwerden

Physische Blockade

Bei der Menstruation handelt es sich um einen natürlichen Vorgang des weiblichen Körpers, bei dem Blut in monatlichen Abständen aus der Gebärmutter der Frau fließt, wenn diese nicht schwanger ist. Der durchschnittliche Menstruationszyklus beträgt 28 Tage, doch gelten Zyklen zwischen 25 und 32 Tagen ebenso als normal. Bei der weiblichen Regel kann es zu folgenden Problemen kommen: Amenorrhöe (Ausbleiben der Regel), Regelbeschwerden, Schwellungen, Brustschmerzen, Schambeinschmerzen, Menorrhagie (starke und verlängerte Regelblutung).

Emotionale Blockade

Probleme der Regelblutung weisen darauf hin, dass die betroffene Frau Probleme hat, ihre Weiblichkeit zu akzeptieren. Seit der Pubertät sperrt sie sich gegen ihre Mutter, die ihr erstes Frauenvorbild gewesen war. Das heißt nicht, dass diese Frau nun nicht feminin ist, sondern eher, dass sie die Rolle einer Frau nicht sehr beneidenswert findet, da sie zu vielen *Regeln* unterworfen ist. Oft wären solche Frauen lieber Männer gewesen. Das kann sogar so weit gehen, dass sie Männer dafür hassen, etwas leben zu können, was sie sich als Frau vorenthalten. So zwingen sie sich dazu, die Rolle eines Mannes zu spielen, fühlen sich unbewusst jedoch schuldig dafür.

Mentale Blockade

Durch Deine Menstruationsbeschwerden versucht Dir Dein Körper mitzuteilen, dass die Ansicht, die Du seit Deiner Jugend von der Rolle der Frau gewonnen hast, nicht der Wirklichkeit entspricht. Du schadest Dir selbst und machst Dich unglücklich, wenn Du das Frausein auf diese Weise verstehst. Deine Reaktionshaltung macht Dich erregbar und stört Dein inneres Gleichgewicht. Du kannst tun, was Du willst; besonders in der heutigen Welt, in der immer mehr Frauen Rollen übernehmen, die früher allein den Männern vorbehalten waren.

Niemand kann Dich dazu zwingen, den *Regeln* zu folgen, die man Dir bezüglich der Rolle der Frau bzw. des Mannes beigebracht hat. Anstatt die Männer zu beneiden, könntest Du so Lust auf sie bekommen, wodurch sich Dir die Möglichkeiten einer positiven Mann-Frau-Beziehung auftun werden. Fühlst Du Dich gelegentlich auch in der Rolle des Mannes wohl, so solltest Du Dir dennoch auch das Recht zugestehen, einen Mann zu brauchen, ohne deshalb gleich von ihm abhängig zu werden. Anstatt alle Männerrollen gleichzeitig spielen zu wollen, machst Du so dem gewünschten Mann Platz.

Deine Probleme können aber auch auf Überzeugungen zurückgehen, die schon seit Generationen in Deiner Familie überliefert wurden. Vielleicht hat man Dich als Mädchen glauben lassen, die Regel einer Frau sei schmutzig, krank, sündig, oder eine Frau sollte sich aus welchem Grund auch immer dafür schämen. Oder hast Du gelernt, es sei normal, dass die Menstruation mit Problemen verbunden ist? Wenn ja, so liegt es allein an Dir, Deine Überzeugungen zu revidieren und Deine Regeln als schmerzlose, natürliche und notwendige Körperfunktion der Frau zu akzeptieren.

SPIRITUELLE BLOCKADE

Die Fragen am Ende des Buches sollen Dir weitere Aufschlüsse zu Deinem Gesundheitsproblem geben und klären helfen, durch welche spirituelle Blockade Du Dir selbst wichtige Bedürfnisse vorenthältst.

Migräne

PHYSISCHE BLOCKADE

Plötzlich auftretende, heftige Schmerzen auf einer Seite des Kopfes, die dann jedoch mehrere Stunden, ja Tage dauern können, werden als Migräne bezeichnet. Es kommt zu Übelkeit und Erbrechen. Oft gehen ihr Sehstörungen voraus. Schlimmere Formen der Migräne beeinträchtigen das Sehvermögen und die Sprache.

EMOTIONALE BLOCKADE

Wie schon unter dem Stichwort KOPFSCHMERZEN erläutert, steht dieses Problem in engem Zusammenhang mit dem ***ICH BIN*** der betroffenen Person. Vor allem Menschen, die nicht das tun, was sie eigentlich wollen, können Migräne bekommen. So z. B. ein Mädchen, das eine Künstlerin ***sein*** wollte, sich jedoch von ihren Eltern zu einer anderen Laufbahn überreden ließ. Als Frau leidet sie so lange an Migräne, bis sie sich das Recht zugesteht, sich diesen Wunsch zu erfüllen.

Vor allem Menschen, die sich Vorwürfe machen, anderen, die großen Einfluss auf sie ausüben, zu widersprechen, bekommen Migräne. Sie wissen meist selbst nicht so recht, was sie eigentlich wollen. Oft heißt es dann »*Ich kann doch nicht ...*«. Die betroffene Person lebt völlig im Schatten eines anderen. Außerdem haben Menschen mit Migräne oft Probleme in ihrem Sexualleben, da sie von ihrer eigenen Schaffenskraft abgeschnitten sind, die durch die Geschlechtsorgane versinnbildlicht wird.

Mentale Blockade

Leidest Du an Migräne, so stelle Dir folgende Frage: »*Wenn all meine Lebensumstände perfekt wären oder gewesen wären, was wäre ich gern* ***geworden*** *und was* ***wäre*** *ich gerne heute?*« Dann versuche festzustellen, was Dich wirklich davon abgehalten hat oder abhält, und Du wirst erkennen, welche Einstellung Dir schadet und Dich daran hindert, Du selbst zu sein. Du brauchst nicht mehr glauben, dass Dich Deine Mitmenschen lieber mögen, wenn Du von ihnen abhängst. Gestehe Dir das Recht zu Deinen Ängsten zu und nimm Dir die nötige Zeit, um zum Ziel zu gelangen.

Spirituelle Blockade

Die Fragen am Ende des Buches sollen Dir weitere Aufschlüsse zu Deinem Gesundheitsproblem geben und klären helfen, durch welche spirituelle Blockade Du Dir selbst wichtige Bedürfnisse vorenthältst.

Milzerkrankungen

Physische Blockade

Die Milz liegt unterhalb des linken Lungenflügels. Ihr kommt eine wichtige Aufgabe im Kampf gegen Infektionen zu. Sie hilft bei der Reinigung des Blutes und stellt einen wichtigen Blutspeicher dar, der bei Bedarf rote Körperchen in die Blutbahn setzen kann und so u. a. eventuellen Blutverlust ausgleicht. Folgende Gesundheitsprobleme können die Milz betreffen: Prellungen, Risse, Schwellungen, Geschwulste oder Krebs.

Emotionale Blockade

Milzerkrankungen sind ein Zeichen dafür, dass sich die betroffenen Menschen zu viele Sorgen machen. Manchmal sind sie so von ihrer inneren Beunruhigung eingenommen, dass sie jegliche Lebensfreude verlieren. Sie haben keine Kraft mehr zu kämpfen und lassen sich völlig entmutigen. Sie haben das Gefühl, absolut leer zu sein und über keinerlei Reserven zu verfügen, die sie den Hindernissen des Alltags entgegensetzen könnten. Paradoxerweise können sich solche Menschen oft »zu Tode lachen«, doch lacht dabei nur ihr Äußeres, während ihnen innen zum Heulen ist.

Mentale Blockade

Durch dieses Problem versucht Dein Körper Dir zu helfen, Dich wieder mit Deiner inneren Kraft und der Fähigkeit in Verbindung zu setzen, das Leben positiv und froh gesinnt anzugehen. Dazu musst

Du aufhören, das Leben als Trauerspiel zu verstehen und alles zu dramatisieren. Die Milz hat die Aufgabe, Dein Blut auf dem besten Stand zu halten und Infektionen zu bekämpfen. Eine kranke Milz appelliert nun an Dich, Dich ebenso um Deinen Körper zu kümmern, d. h. Dein Leben auf dem besten Stand zu halten und Dich gegen negative, äußere Einflüsse zu wehren. Gestehe Dir Sehnsüchte zu. Du verfügst über alles, um sie in Erfüllung gehen zu lassen. Es genügt, den Entschluss dazu zu fassen und nicht mehr zu glauben, dass Du nicht stark genug bist. Kommt es zu Tumoren oder Krebs, so schlage unter diesen Stichworten nach.

Spirituelle Blockade
Die Fragen am Ende des Buches sollen Dir weitere Aufschlüsse zu Deinem Gesundheitsproblem geben und klären helfen, durch welche spirituelle Blockade Du Dir selbst wichtige Bedürfnisse vorenthältst.

Müdigkeit

Physische Blockade
Die folgende Definition betrifft Menschen, die oft oder immer und ohne offensichtlichen Grund müde sind. Sie fühlen sich schlapp, energie- und kraftlos.

Emotionale Blockade
Solchen Menschen fehlt ein konkretes Lebensziel. Jeder braucht Wünsche, um seinen emotionalen Körper zu nähren. Ein Ziel ist ein konkreter Wunsch auf der Ebene des *Habens* oder *Seins*. Unser Emotionskörper ist glücklich, wenn wir wenigstens ein kurzfristiges, ein mittelfristiges und ein langfristiges Ziel haben. Anstatt zu handeln, um ihre Ziele zu erreichen, sind müde Menschen so sehr von ihren Gedanken, Sorgen und Ängsten eingenommen, dass sie sich ihre eigene Energie rauben.

Mentale Blockade
Fühlst Du Dich ständig müde, so ist es sehr leicht möglich, dass Du glaubst, bestimmte Dinge nicht zu verdienen oder dass Du das Leben zu ernst nimmst. Deine Geistestätigkeit nimmt im Vergleich zu Deiner körperlichen Tätigkeit einen viel zu großen Stellenwert ein. Beginne damit, die Dinge zu schätzen, die Du in Deinem Leben hast und nimm Dir Zeit zu fühlen, was Dir in dieser Zeit angenehm ist. Dann erstelle eine Liste, auf der Du alles festhältst, was Dir Freude machen würde, und lege Dir einen Plan zurecht, wie Du das eines Tages bewerkstelligen könntest.

Es ist nicht wichtig, wie viel Zeit Du Dir dafür nimmst. Wichtig ist, dass Du Deinen Emotionskörper nährst, weil Du weißt, dass das Deine Lebensfreude motivieren wird. Große Müdigkeit nach der Lösung eines großen Konflikts ist normal. Sie kann aber auch den Beginn eines Burn-outs bedeuten. In diesem Fall solltest Du unter diesem Punkt nachlesen.

Spirituelle Blockade

Die Fragen am Ende des Buches sollen Dir weitere Aufschlüsse zu Deinem Gesundheitsproblem geben und klären helfen, durch welche spirituelle Blockade Du Dir selbst wichtige Bedürfnisse vorenthältst.

Multiple Sklerose

Physische Blockade

Eine Sklerose ist die Verhärtung eines Körperteils oder Gewebes. Bei der sogenannten »MS« kommt es zu vielfachen Schäden im gesamten Nervensystem.

Emotionale Blockade

Menschen, die an Multipler Sklerose erkrankt sind, versuchen sich nach außen hin eine harte Schutzschicht zu bilden. Sie verlieren jegliche Beweglichkeit und Flexibilität, die ihnen erlauben würde, sich an bestimmte Situationen oder Personen anzupassen. Andere *gehen ihnen auf die Nerven,* und sie beginnen sich innerlich gegen sie aufzulehnen. Haben sie einmal ihre eigenen Grenzen überschritten, geben sie völlig auf und wissen nicht mehr wohin.

Es heißt, solche Menschen erstarren und entwickeln sich nicht mehr weiter. Sie hätten gerne, dass sich jemand um sie kümmert, doch geben sie sich alle Mühe, sich ihre Abhängigkeit nicht anmerken zu lassen. Sie sind Perfektionisten, die sehr viel von sich verlangen und um jeden Preis gefallen wollen. Durch ihre Behinderung schaffen sie sich eine Entschuldigung, dem perfekten Leben ihrer unrealistischen Ideale nicht entsprechen zu können. Sie können nur schwer akzeptieren, dass andere, die weniger tun, mehr besitzen als sie.

Mentale Blockade

Je schlimmer Deine Krankheit, desto dringender ist die Nachricht Deines Körpers. Er versucht Dir mitzuteilen, dass Du Deine natürliche Sanftmütigkeit ausleben solltest, anstatt Dir gegenüber so hart zu sein und andere so zu verurteilen. Gestehe Dir Deine seelische Abhängigkeit ein, bevor Dich Deine Krankheit körperlich abhängig macht.

Lass los; Du hast es nicht nötig, so viel von Dir zu verlangen. Führe Dir Dein Persönlichkeitsideal klar vor Augen, und Du wirst feststellen, dass Du es Dir zu hoch gesteckt hast und es Deine Grenzen übersteigt. Du hast niemandem etwas zu beweisen. Versuche die Angst abzulegen, Du könntest anderen missfallen, denn sie hindert Dich daran, Du selbst zu sein. Mit einer solchen Haltung kannst Du Dich nicht so entwickeln, wie es sich Dein Herz wünschen würde.

Es ist durchaus möglich, dass Dein gleichgeschlechtliches Elternteil Dich dermaßen enttäuscht hat, dass Du heute alles daran setzt, um nicht so zu werden wie Dein Vater bzw. Deine Mutter. Auch das überfordert Dich. Akzeptieren und Verzeihen (vor allem Dir selbst, Deine Eltern so verurteilt zu haben) können äußerst positive Auswirkungen auf Deinen Heilungsprozess ausüben. Am Ende dieses Buches findest Du die Schritte des wahren Verzeihens.

Spirituelle Blockade

Die Fragen am Ende des Buches sollen Dir weitere Aufschlüsse zu Deinem Gesundheitsproblem geben und klären helfen, durch welche spirituelle Blockade Du Dir selbst wichtige Bedürfnisse vorenthältst.

Mumps

Physische Blockade

Mumps ist eine ansteckende, ja epidemieartig auftretende Infektionskrankheit, die praktisch immer gutartig verläuft. Sie wird durch einen Virus in der Speicheldrüse verursacht. Es kommt zu Schmerzen, die sich bis in die Ohrengegend erstrecken. Die Backen schwellen an, was die Kaubewegung beeinträchtigen kann, und lassen den Kopf birnenartig erscheinen.

Emotionale Blockade

Da diese Krankheit in direktem Zusammenhang mit dem Speichel steht und vor allem bei Kindern auftritt, ist sie ein Zeichen dafür, dass das Kind das Gefühl hat, es werde erniedrigt, *bespuckt*. Es kann vorkommen, dass ein anderes Kind es tatsächlich anspuckt, doch liegt das eigentliche Problem eher auf einer tieferen, psychologischen Ebene. Es hat das Gefühl, jemand hindert es daran, das zu haben, was es möchte, oder es werden ihm Vorwürfe gemacht, und es wird vernachlässigt. Es würde das dieser Person nun seinerseits gerne mit gleicher Münze heimzahlen, hält sich jedoch zurück. Diese verdrängten Rachegelüste stauen sich in ihm auf und verursachen die Schwellung.

Mentale Blockade

Bist Du als Erwachsener an Mumps erkrankt, so hast Du eine Situation erlebt, welche eine Begebenheit Deiner Kindheit in Dir wachruft, die Dich heute noch verletzt. Du verhältst Dich wie das Kind, das Du damals warst. Diese Situation soll Dir die Gelegenheit dazu geben zu erkennen, dass Du nur dann erniedrigt werden kannst, wenn Du Dich erniedrigen lässt. Bediene Dich dieser Situation also, um Dich zu behaupten und aufzuhören, Dich minderwertig zu fühlen. Werde Dir bewusst, dass der andere ebenso große Angst hat wie Du. Erkenne diese Angst, zeige Mitgefühl und teile ihm mit, was in Dir vorgeht. Der andere ist allein dazu da, Dir zu zeigen, dass Du Dich selbst aufgrund der Meinung, die Du von Dir hast, erniedrigst. Siehe S. 28.

Bekommt Dein Kind Mumps, so lies ihm die obigen Zeilen vor und erkläre ihm, dass es die Kraft hat, sich zu heilen, ganz so wie es ja auch fertiggebracht hatte, krank zu werden, d. h. sich durch seine Denkweise krank zu machen. Siehe auch Kinderkrankheiten.

Spirituelle Blockade

Die Fragen am Ende des Buches sollen Dir weitere Aufschlüsse zu Deinem Gesundheitsproblem geben und klären helfen, durch welche spirituelle Blockade Du Dir selbst wichtige Bedürfnisse vorenthältst.

(Probleme im) Mundbereich

Physische Blockade

Der Mund stellt die Verbindung mit Verdauungsapparat und Atemwegen zugleich her. Die folgenden Angaben beziehen sich auf alle Arten von Problemen und Schmerzen im Mundbereich.

Emotionale Blockade

Da der Mund der oberste Teil des Verdauungsapparats ist, lässt ein Problem an dieser Stelle darauf schließen, dass wir uns weigern, eine neue Idee zu »schlucken«, um sie schließlich zu verdauen und uns ihrer zu bedienen. Eine solche Idee kann von uns selbst oder aber von anderen stammen. Unsere Weigerung ist eine vorschnelle Reaktion, bei der wir uns nicht genug Zeit ließen, alle Aspekte der Situation genauer unter die Lupe zu nehmen. Der Mund sagt, dass es in unserem eigenen Interesse ist, die Problematik neu, offen und in aller Ruhe zu überdenken, da sie uns nutzen könnte.

Beißen wir uns in die Wange, so ist es, als ob wir an unseren Zügeln kauen, um bestimmte Dinge nicht zu sagen, die wir verheimlichen wollen oder die uns bekümmern.

MENTALE BLOCKADE

Hast Du ganz plötzlich Probleme im Mund, so werde Dir bewusst, dass Du Dich von Deinen Ängsten hast überwältigen lassen, dass Du vorschnell reagiert hast und dass nichts Schlimmes geschehen wird, wenn Du Dir erlaubst, Deine Entscheidung zu widerrufen. Im Gegenteil, es wird zu Deinem Vorteil sein, und außerdem werden auch andere darüber glücklich sein. Habe mehr Vertrauen in den Nutzen neuer Ideen.

Zu Krankheiten im Mundbereich kommt es auch, wenn ungesunde Vorstellungen gedacht, aber heruntergeschluckt werden, bevor sie zur Sprache kommen. Werde Dir dieser Gedanken bewusst und lass sie nicht zu lange keimen. Erlaube Dir zu sagen, was Du zu sagen hast, ohne Dich vor dem Widerspruch anderer zu fürchten.

SPIRITUELLE BLOCKADE

Die Fragen am Ende des Buches sollen Dir weitere Aufschlüsse zu Deinem Gesundheitsproblem geben und klären helfen, durch welche spirituelle Blockade Du Dir selbst wichtige Bedürfnisse vorenthältst.

Muskelprobleme

PHYSISCHE BLOCKADE

Muskeln bestehen aus Fasergewebe, welches die verschiedenen Bewegungen des Körpers ermöglicht, indem es sich nach unserem Willen zusammenzieht und ausdehnt. Unter diesem Punkt soll es nicht um Muskeln gehen, die nicht direkt dem menschlichen Willen unterstehen, wie das z. B. beim Herz der Fall ist. Die häufigsten Muskelprobleme sind SCHMERZEN und SCHWÄCHE.

EMOTIONALE BLOCKADE

Da Muskeln dazu da sind, unsere verschiedenen Gliedmaßen zu bewegen, lassen Muskelprobleme auf einen Mangel an Motivation und vor allem an Willen schließen, seine Wünsche zu verwirklichen.

MENTALE BLOCKADE

Nicht die Kraftlosigkeit oder Schmerzen Deiner Muskeln behindern Deine Bewegungsfreiheit, sondern Deine innere Schwäche, die durch Deine Angst bewirkt wird, nicht zum Ziel zu gelangen. Dein Körper sagt Dir, drauf loszugehen, Dich wieder in Einklang mit Deiner Willenskraft zu bringen und Dir darüber klar zu werden, dass Du über alles verfügst, was Du dazu brauchst. Du musst Dir lediglich dieser Kraft bewusst werden, die da in Dir schlummert. Finde einen guten Grund, um Deine Ziele aufs Neue anzusteuern.

SPIRITUELLE BLOCKADE

Die Fragen am Ende des Buches sollen Dir weitere Aufschlüsse zu Deinem Gesundheitsproblem geben und klären helfen, durch welche spirituelle Blockade Du Dir selbst wichtige Bedürfnisse vorenthältst.

Muskelschwäche

PHYSISCHE BLOCKADE

Eine Dystrophie bezeichnet die Nahrungsmangelerscheinung eines Organs oder einer ganzen Körperzone. Eingriffe können dabei zu einer Atrophie (deutlichem Schwund von Größe und Gewicht) oder aber zu einer Hypertrophie (Vergrößerung bzw. Verdickung) führen.

EMOTIONALE BLOCKADE

Bei dieser Krankheit handelt es sich um einen Kontrollverlust über die Muskeltätigkeit. Der betroffene Mensch versuchte früher, sich dermaßen zu kontrollieren, dass er heute nicht mehr dazu fähig ist. Seine Grenzen sind überschritten. Unbewusst hegt er selbstzerstörerische Gedanken und gefällt sich in der Opferrolle, um die Aufmerksamkeit der anderen auf sich zu lenken. Lange hat er jedoch versucht, diesen Charakterzug zu kontrollieren und zu verheimlichen. Er lässt sich leicht entwerten und ist kaum imstande, sich selbst positive Gefühle der Liebe entgegenzubringen. Daher hängt sein Glück immer mehr von den anderen ab.

MENTALE BLOCKADE

Leidest Du an Muskelschwäche, so erhältst Du eine sehr wichtige und dringliche Nachricht Deines Körpers. Es ist höchste Zeit, dass Du Dich selbst lieben lernst und nicht mehr darauf wartest, diese Liebe von Deinen Mitmenschen zu erhalten. Bis heute glaubtest Du, dass man Dir mehr Aufmerksamkeit und Liebe schenken würde, wenn Du krank bist oder Probleme hast. Doch ist es nicht die ideale Lösung, daraus zu schließen, dass ein schlimmeres Gesundheitsproblem Dir mehr Zuneigung verschaffen kann. Bist Du wirklich dazu bereit, völlig von Deinen Mitmenschen und dem System abzuhängen, um mehr Aufmerksamkeit geschenkt zu bekommen. Du tätest wesentlich besser daran, Dir Deiner Fähigkeiten und Talente bewusst zu werden, sie zur Geltung zu bringen und Dich so bemerkbar zu machen. Siehe außerdem auch MUSKELPROBLEME.

SPIRITUELLE BLOCKADE

Die Fragen am Ende des Buches sollen Dir weitere Aufschlüsse zu Deinem Gesundheitsproblem geben und klären helfen, durch welche spirituelle Blockade Du Dir selbst wichtige Bedürfnisse vorenthältst.

Myalgien

Myalgien sind Muskelschmerzen, welche im Ruhe- wie auch im Belastungszustand auftreten oder auch durch Letzteren verstärkt werden. Siehe MUSKELPROBLEME. Kommt es nur im Ruhezustand zu Schmerzen, so deutet das darauf hin, dass die betroffene Person sich keine Ruhe gönnen will oder sich schuldig fühlt, sobald sie auszuspannen beginnt. Lies unter den betroffenen Körperteilen nach, um festzustellen, auf welchen Bereich sich diese Problematik bezieht.

Nackenschmerzen

Physische Blockade

Der Nacken ist eine sehr wichtige Körperpartie, die den Kopf mit dem Rest des Körpers und – im metaphysischen Sinne – das Spirituelle mit dem Materiellen verbindet. Bei Nackenschmerzen wird deshalb auch das Bewegen des ganzen Kopfes in Mitleidenschaft gezogen. Für einen blockierten, steifen Hals siehe Schiefhals.

Emotionale Blockade

Da es sich beim Nacken normalerweise um ein bewegliches Körperteil handelt, deuten Nackenprobleme auf Unflexibilität hin. Die betroffene Person will sich einer bestimmten Situation nicht stellen, weil sie sie nicht so kontrollieren kann, wie sie es gerne würde. Sie hat Angst davor, zu sehen oder zu hören, was hinter ihrem Rücken vorgeht, weshalb der steife Hals auch nicht zulässt, den Kopf umzudrehen. Sie gibt vor, dass ihr all das egal ist, doch durchlebt sie in Wirklichkeit starke Emotionen.

Mentale Blockade

Dieses Problem ist dazu da, Dir klarzumachen, dass es nicht gut für Dich ist, Dich dieser Situation nicht stellen zu wollen. Diese Geisteshaltung führt Dich nur dazu, Dich zu versteifen, und hilft Dir keineswegs dabei, eine Lösung zu finden. Hast Du Angst vor dem, was in Deinem Rücken geschehen könnte, so solltest Du Dir klar darüber werden, dass dies viel öfter Deiner Fantasie als der Realität entspricht. Ich schlage Dir vor, Dich mit den betreffenden Personen auszusprechen und ihnen zu sagen, was Du denkst und was Du fürchtest.

Außerdem kann es Dir interessante Aufschlüsse geben, wenn Du versuchst festzustellen, ob Dein steifer Hals Dich daran hindert, Deinen Kopf zu schütteln oder zu nicken. Ist Dein *Ja* »blockiert«, so ist der Grund dafür nicht ausreichend. Welche Angst hindert Dich daran, etwas oder jemandem zuzustimmen? Versuche mit der fraglichen Person zu reden, um herauszufinden, ob Deine Ängste berechtigt sind. Kurz, hindert Dich Dein Nacken daran, *Ja* zu sagen, so versucht Dir Dein Körper zu zeigen, dass Du Dich gegen eine Zusage sperrst, die positiv für Dich wäre. Er will Dir sagen, dass Deine Sturheit und Dein Eigensinn Dir in dieser Situation mehr schaden als helfen. Hindert Dich Dein steifer Hals hingegen daran, Deinen Kopf zu schütteln, so gilt dasselbe für das *Nein*, das Du wagen solltest, auch wenn es Dir schwerfällt.

SPIRITUELLE BLOCKADE

Die Fragen am Ende des Buches sollen Dir weitere Aufschlüsse zu Deinem Gesundheitsproblem geben und klären helfen, durch welche spirituelle Blockade Du Dir selbst wichtige Bedürfnisse vorenthältst.

Nagelbettentzündung

Siehe NAGELPROBLEME. Den dortigen Ausführungen ist hinzuzufügen, dass es sich hier auch um verdrängten Zorn handelt. Siehe außerdem S. 28.

Nagelgeschwür

Ein Nagelgeschwür bzw. eine Panaritis ist eine Infektion durch verschiedene Keimzellen, die Teile des Zellgewebes der Fingerspitzen absterben lassen (Nekrose). Siehe FINGERPROBLEME und HEISSE ABSZESSE. Nagelgeschwüre deuten auf verdrängte Emotionen, geistigen Überdruss und mangelnde Hilfsbereitschaft hin.

Nagelhäutchen

Nagelhäutchen können an der Nagelbasis oder an den Nagelrändern wachsen. Wenn sie sich entzünden, schmerzen die Fingerspitzen. Siehe FINGERPROBLEME.

Nagelprobleme

PHYSISCHE BLOCKADE

Ein Nagel ist eine bestimmte Form der Haut, welche am Rücken der Finger- und Zehenspitzen liegt, um diese zu beschützen. Außerdem können Nägel kratzen und feinste Gegenstände greifen. Die häufigsten Probleme an den Nägeln sind: NÄGELKAUEN, BRÜCHIGE ODER EINGEWACHSENE NÄGEL.

EMOTIONALE BLOCKADE

Menschen, die Nägel kauen, ziehen all deren Funktionen in Mitleidenschaft. Meist handelt es sich hier um innerlich unruhige Menschen, die sich in vielen Einzelheiten ihres Lebens schutzlos fühlen. Manchmal tragen sie einem oder beiden Elternteilen, die ihnen nicht den gewünschten Schutz spendeten, etwas nach. Jedes Mal, wenn sie nun einer Situation ausgesetzt sind, in der sie sich unsicher fühlen, kauen sie an ihren Nägeln, was sie erleichtert.

Menschen mit brüchigen Nägeln sind Perfektionisten, die sich Vorwürfe machen, die Einzelheiten ihres gegenwärtigen Lebens nicht genau genug zu behandeln. Dieser Hang zum winzigsten Detail kostet sie sehr viel Energie. Zu eingewachsenen Nägeln siehe ZEHENPROBLEME.

MENTALE BLOCKADE

Durch die Probleme an Deinen Nägeln versucht Dir Dein Körper mitzuteilen, dass Du zu Unrecht glaubst, alles allein durchstehen zu müssen, von niemandem Schutz erwarten zu können und von keinem in den Details des Alltags unterstützt zu werden. Diese Überzeugung schadet Dir und setzt Dich unnötigem Stress aus. Außerdem solltest Du Dir die Möglichkeit einräumen, nicht alles perfekt machen zu müssen. Niemand zwingt Dich dazu, ein solcher Perfektionist zu sein.

Es ist unsinnig zu glauben, dass Du mehr Schutz von den anderen bekommst, indem Du Dir beklemmende Situationen schaffst. Solche Erwartungen lassen Dich höchstens Emotionen leben. Fasst Du Deine Wünsche in Worte und schenkst Deinen Mitmenschen mehr Vertrauen, wirst Du sehen, dass man sich mehr um Dich kümmert, als Du glaubst.

SPIRITUELLE BLOCKADE

Die Fragen am Ende des Buches sollen Dir weitere Aufschlüsse zu Deinem Gesundheitsproblem geben und klären helfen, durch welche spirituelle Blockade Du Dir selbst wichtige Bedürfnisse vorenthältst.

(Schlechte) Narbenbildung

PHYSISCHE BLOCKADE

Von schlechter Narbenbildung sprechen wir, wenn eine Wunde, eine Verbrennung oder eine wie auch immer geartete Körperverletzung nicht verheilen will.

EMOTIONALE BLOCKADE

Menschen, die von diesem Problem betroffen sind, weigern sich, aus ihrer Krankheit oder ihrem Unfall zu lernen. Sie unterhalten nach wie vor die Einstellungen, die zur Verletzung führten. Sie können sich der Wunde sogar bedienen, um die Aufmerksamkeit der anderen zu gewinnen.

MENTALE BLOCKADE

Ich lege Dir sehr ans Herz, in diesem Buch nachzublättern, um festzustellen, welche Art von Gesundheitsproblem oder Unfall Deine Wunde verursacht hat, um so die Botschaft Deines Körpers besser zu verstehen. Verharrst Du bei Deinen alten Ansichten, tust Du nur Dir selbst weh. Du hinderst Dich daran, vorwärtszukommen und die Gegenwart in vollen Zügen zu leben. Du bist nach wie vor der Vergangenheit verhaftet. Dein Körper sagt Dir, Du solltest Deine Energie nutzen, um Deine verschiedenen Zukunftspläne zu verwirklichen, anstatt eine alte Wunde zu unterhalten.

SPIRITUELLE BLOCKADE

Die Fragen am Ende des Buches sollen Dir weitere Aufschlüsse zu Deinem Gesundheitsproblem geben und klären helfen, durch welche spirituelle Blockade Du Dir selbst wichtige Bedürfnisse vorenthältst.

Nasenbluten

PHYSISCHE BLOCKADE

Die folgenden Ausführungen beziehen sich auf gelegentlich auftretendes Nasenbluten. Hält das Nasenbluten ungewöhnlich lange an, und es wird viel Blut verloren, so lies unter HÄMORRHAGIEN nach.

EMOTIONALE BLOCKADE

Fängt die Nase ohne ersichtlichen Grund zu bluten an, durchlebt die betroffene Person einen augenblicklichen Mangel an Lebensfreude. Oft haben Menschen Nasenbluten, wenn ihnen eigentlich zum Weinen zumute ist, sie sich aber das Weinen versagen. So lassen sie emotionalen Stress ab. Das Nasenbluten zeigt, dass es der betroffenen Person *stinkt*, das zu tun, was sie gerade tut. Das Nasenbluten gibt ihr Gelegenheit dazu, diese Beschäftigung zumindest vorübergehend zu unterbrechen.

MENTALE BLOCKADE

Dein Körper meint, Du solltest eher versuchen, Deiner augenblicklichen Tätigkeit Gutes abzugewinnen, als aus ihr ausbrechen oder Aufmerksamkeit heischen zu wollen. Vielleicht solltest Du versuchen, echte Stresssituationen zu erleben, in denen Du die Spannung durch wahre Angst abbauen kannst.

SPIRITUELLE BLOCKADE

Die Fragen am Ende des Buches sollen Dir weitere Aufschlüsse zu Deinem Gesundheitsproblem geben und klären helfen, durch welche spirituelle Blockade Du Dir selbst wichtige Bedürfnisse vorenthältst.

Nasenprobleme

PHYSISCHE BLOCKADE

Der Nase kommen drei verschiedene Aufgaben zu:

1) Die Nasenschleimhaut wärmt und feuchtet die Luft an, um eine problemlose Atmung zu sichern.
2) Die Nasenschleimhäute übernehmen außerdem den Schutz der Atemwege, indem sie Fremdkörper aus der Luft filtern.
3) Zuletzt sitzt in der Nase auch der Geruchssinn.

Das häufigste Problem auf dieser Ebene ist eine verstopfte Nase, die die Atmung beeinträchtigt. Von unförmigen Nasen soll hier nicht die Rede sein, da es sich hierbei um ein rein ästhetisches Problem handelt. Auch wenn die Nase maßgeblich zur Harmonie eines Gesichts beiträgt, wird sie vor allem von Menschen, die mehr Wert auf den *Schein* als auf das *Sein* legen, als Problem empfunden.

EMOTIONALE BLOCKADE

Durch die Nase atmen wir Luft, das Element des Lebens. Eine verstopfte Nase zeigt, dass wir augenblicklich Schwierigkeiten haben, unser Leben zu spüren. Es kann dazu kommen, wenn wir versuchen, uns aus Angst vor dem Schmerz oder Leid eines nahen Mitmenschen von unserer Gefühlswelt abzuschneiden oder aber auch, wenn wir etwas oder jemanden *nicht mehr riechen können.*

Es ist aber auch möglich, dass der betroffene Mensch findet, dass eine Sache oder Situation *zum Himmel stinkt.* Er ist misstrauisch und ängstlich. Außerdem ist es interessant anzumerken, dass wir wesentlich häufiger in den Jahreszeiten an Schnupfen leiden, die uns zu nahem Kontakt mit unseren Mitmenschen veranlassen, d.h. wenn wir uns mehr drinnen aufhalten. Würde er vielleicht gar eher durch den engeren Gesellschaftsverkehr ausgelöst, als durch das kalte Winterwetter?

MENTALE BLOCKADE

Hast Du Probleme mit der Nase, so stelle Dir die Frage: »*Wen oder was kann ich derzeit nicht mehr riechen?*« Glaubst Du, das Problem umgehen zu können, indem Du ganz zu riechen aufhörst, wirst Du Dir eine Konfrontation damit nicht ersparen können. Was macht Dir am meisten Angst an dieser Situation? Meiner Erfahrung nach fürchten Menschen mit Nasenproblemen vor allem das Unrecht. Versuche, die gegenwärtige Situation mit etwas mehr Liebe zu betrachten. Bringe ihr mehr Mitgefühl und Rücksicht und dafür weniger Kritik Deines Ichs entgegen, das am liebsten alles und jeden so ändern würde, dass es recht behält.

Leidest Du oft an diesem Problem, so bist Du sicher ein sehr sensibler Mensch, der versucht, seine Feinfühligkeit abzublocken, um nicht zu viele Emotionen erleben zu müssen. Du solltest versuchen, diese Sensibilität anzunehmen und auszuleben, was Dir ermöglichen wird, ein liebenswerterer Mensch zu sein und Deiner Umwelt besser beizustehen. Andererseits musst Du jedoch lernen, Dich nicht mehr für das Glück der anderen und die Folgen ihrer eigenen Erfahrungen verantwortlich zu fühlen. Hast Du einmal den Unterschied zwischen Empfindlichkeit und Empfindsamkeit erfasst, wirst Du in der Lage sein, all Deine Fähigkeiten auszuschöpfen und Dein Leben in vollen Zügen zu leben.

SPIRITUELLE BLOCKADE

Die Fragen am Ende des Buches sollen Dir weitere Aufschlüsse zu Deinem Gesundheitsproblem geben und klären helfen, durch welche spirituelle Blockade Du Dir selbst wichtige Bedürfnisse vorenthältst.

Nebennierenrindenerkrankung

PHYSISCHE BLOCKADE

Die Nebennieren schmiegen sich an den oberen Teil der Nieren. Ihnen kommen verschiedene Aufgaben zu: Im Notfall scheiden sie Adrenalin aus, um das Gehirn und den ganzen Körper in Alarmbereitschaft zu versetzen. Der Herzrhythmus beschleunigt sich, und eine Zuckerreserve wird freigesetzt, um dem Körper die nötige Energie zu verleihen. Außerdem scheiden sie ein weiteres Hormon, das Kortison, aus, welches den Zuckerspiegel reguliert und entzündungshemmend wirkt. Hier werden ebenfalls Hormone erzeugt, die den Elektrolythaushalt im Gleichgewicht halten sollen. Zu Problemen kommt es bei Über- oder Unterfunktion der Nebennierenrinden.

EMOTIONALE BLOCKADE

Diese Drüsen stellen die Verbindung zwischen dem Körper und dem Sakralchakra dar, das in der Steißbeingegend liegt. Hier wurzelt der Glaube an unsere Mutter Erde und an unsere Fähigkeit, uns das Lebensnotwendige sichern zu können. Hier geht es also um das *HABEN* im Leben.

Nebennierenrindenerkrankungen sind ein Zeichen dafür, dass die betroffenen Menschen sich unnötige Sorgen um ihr materielles Wohlergehen machen. Sie fürchten, eine falsche Richtung einzuschlagen, und es fehlt ihnen an Selbstvertrauen. Sie können es einfach nicht glauben, dass sie immer in der Lage sein werden, ihre Bedürfnisse zu befriedigen. Sie haben eine rege Fantasie, entwerten sich selbst und machen sich Vorwürfe, nicht kraftvoller und dynamischer zu sein.

Eine Überfunktion der Nebennierenrinden ist ein Zeichen dafür, dass die betroffene Person in ständiger Alarmbereitschaft verharrt, als drohte ihr eine unmittelbare Gefahr, die jedoch allein eine Ausgeburt ihrer Fantasie ist. Es fehlt ihr an Maß und Kohärenz. Zu einer Unterfunktion kommt es, wenn der Kranke seine Grenzen überschritten und seine Nebennieren erschöpft hat. Sie wollen sich ausruhen und versuchen ihm klarzumachen, dass er auch seinem Geist etwas Ruhe gönnen, loslassen und dem Universum mehr Vertrauen schenken sollte, das sich schon immer um all jene gekümmert hat, die dies zugelassen haben (von den Pflanzen über die Tiere zum Menschen).

MENTALE BLOCKADE
Dein Körper versucht Dir klarzumachen, dass es unsinnig ist, davon auszugehen, dass nur Du allein Dir Deine Bedürfnisse sichern kannst und allein Dein Geist (d. h. alles, was Du in Deinem bisherigen Leben gelernt hast) in der Lage ist, sich um Dich zu kümmern. Du musst verstehen lernen, dass da eine Kraft in Dir steckt, die ich oft als »inneren Gott« bezeichne, da sie wesentlich besser als Dein Verstand weiß, was Du brauchst. Sie kennt nicht nur Deine Bedürfnisse, sondern versucht zugleich, ihnen zu entsprechen. Statt Dir ständig Sorgen zu machen, solltest Du Dir die Zeit nehmen, für alles, was Du jetzt schon hast, dankbar zu sein. Höre auf Deine innere Kraft und Du wirst genug Elan haben, in die gewünschte Richtung zu gehen.

SPIRITUELLE BLOCKADE
Die Fragen am Ende des Buches sollen Dir weitere Aufschlüsse zu Deinem Gesundheitsproblem geben und klären helfen, durch welche spirituelle Blockade Du Dir selbst wichtige Bedürfnisse vorenthältst.

Nephritis

Siehe NIERENLEIDEN. Da es sich hier um eine entzündliche Erkrankung handelt, wurde Zorn erlebt und verdrängt.

Nephrose

Eine Nephrose ist eine degenerative Nierenerkrankung. Siehe daher NIERENLEIDEN.

Nervenschmerzen

Physische Blockade

Nervenschmerzen oder Neuralgien treten unvermittelt an den Nervenbahnen auf. Lies außerdem auch unter den betroffenen Körperteilen nach, um festzustellen, auf welchen Bereich sich diese Problematik bezieht.

Emotionale Blockade

Menschen, die unter Neuralgien leiden, versuchen einem Schmerz zu entkommen, den sie in ihrer Vergangenheit erlebt haben. Erinnert sie ein gegenwärtiges Ereignis daran, so erleben sie dieselben Ängste und Schuldgefühle wieder wie damals. Sie empfinden inneren Aufruhr, der sich mit einem Gefühl von Verbitterung mischt. So versuchen sie sich in der Hoffnung, ihr Leid dadurch zu verringern, von ihren Gefühlen abzuschneiden.

Mentale Blockade

Willst Du Deine Schmerzen aus der Vergangenheit verdrängen oder im Unbewussten verbergen, so werden sie ganz gegen Deine Erwartungen größer und schwerer werden. Du solltest eher versuchen, Dich jetzt mit ihnen auseinanderzusetzen, anstatt Dir vorzumachen, Du wärst dazu nicht imstande. Auch wenn Dir dieses vergangene Ereignis früher sehr schwerfiel, heißt das noch lange nicht, dass Du es heute nicht bewältigen könntest. Gestehe Dir ein, dass diese Situation Dich damals überforderte und dass weder Du noch irgendein anderer Mensch dafür anzuklagen ist. Wir haben alle unsere Grenzen. Doch entsprechen Deine heutigen Grenzen weder denen von gestern noch denen von morgen.

Spirituelle Blockade

Die Fragen am Ende des Buches sollen Dir weitere Aufschlüsse zu Deinem Gesundheitsproblem geben und klären helfen, durch welche spirituelle Blockade Du Dir selbst wichtige Bedürfnisse vorenthältst.

Nervenzucken

Physische Blockade

Ein sogenannter Tic ist ein ungewolltes, abnormales und plötzliches Zucken, das durch eine plötzliche Muskelkontraktion bewirkt wird. Solches Nervenzucken betrifft häufiger die Gesichtsmuskulatur als andere Muskeln des Körpers.

EMOTIONALE BLOCKADE

Menschen mit Nervenzucken haben sich lange Jahre hindurch kontrolliert und sind nun an die Grenzen ihrer Selbstkontrolle gelangt, was sich durch einen bestimmten Tic äußert. Sie würden ihre Ängste, Traurigkeit, Sorgen oder Grenzen gern in Worte fassen, wagen dies jedoch nicht. Am meisten beschäftigt sie jedoch, was die anderen von ihnen denken könnten. Deshalb kommt es auch meist im Gesicht zu diesen Muskelzuckungen, da dies der Körperteil ist, den wir als Erstes an einem Menschen sehen. Betrifft das Nervenzucken andere Körperpartien, so lies unter den fraglichen Schlagworten nach, um festzustellen, auf welchen Bereich sich dieser Kontrollverlust bezieht.

MENTALE BLOCKADE

Dein Körper versucht Dir hier mitzuteilen, dass Deine Selbstkontrolle Dir vielleicht einmal nützlich war, dass sie Dir jetzt jedoch schadet. Du hast es nicht mehr nötig, diesen äußeren Schein zu wahren, wie Du es als Kind vielleicht gelernt hast. Du darfst, ja sollst Deine Gefühle, Ängste, Wünsche und Sehnsüchte auch anderen mitteilen. Dabei ist es völlig egal, ob jene ihnen zustimmen oder Dich deswegen beurteilen. Gestehe ihnen das Recht dazu zu, noch bevor Du Dich ihnen gegenüber ausdrückst. Das solltest Du in Deinem eigenen Interesse tun.

SPIRITUELLE BLOCKADE

Die Fragen am Ende des Buches sollen Dir weitere Aufschlüsse zu Deinem Gesundheitsproblem geben und klären helfen, durch welche spirituelle Blockade Du Dir selbst wichtige Bedürfnisse vorenthältst.

Nesselfieber

Beim sogenannten Nesselfieber oder Urticaria kommt es zu juckendem Bläschenausschlag und Ödemen. Siehe HAUTPROBLEME, JUCKREIZ und ÖDEM. Das Nesselfieber tritt meist plötzlich auf. Diese akuten Ausschläge werden meist von starken Emotionen oder Angstzuständen ausgelöst, welche die persönlichen Grenzen der betroffenen Person zu überschreiten scheinen.

Neurosen

PHYSISCHE BLOCKADE

Eine Neurose ist eine abnorme Erlebnissituation, die direkt mit dem Geistesleben des Kranken zu tun hat, jedoch dessen Persönlichkeit nicht so stark verändert wie eine Psychose. Der betroffene Mensch erkennt sein Problem und leidet bewusst darunter, diesem allein durch seinen Willen keinen Einhalt gebieten zu können. Er hegt den starken Wunsch, geheilt zu werden und wendet sich an andere.

Emotionale Blockade

Die meisten unter Neurosen leidenden Menschen fühlen sich von ihren eigenen Gedanken besessen. Solche Zwangsvorstellungen deuten auf einen Riss in den feinstofflichen Körpern der betroffenen Person hin. Zahlreiche Beobachtungen lassen heute den Schluss zu, dass ein solcher Riss auf ein Rachegefühl zurückgeht, das sich gegen einen der beiden oder beide Eltern richtet, doch nie ausgelebt werden konnte.

Neurotiker haben ein großes Aufmerksamkeitsbedürfnis und leiden darunter, in ihrer Kindheit vernachlässigt worden zu sein. Es fehlte ihnen an Beachtung, was jedoch nicht unbedingt heißen muss, dass sie völlig zurückgewiesen wurden. Sie bekamen einfach nicht so viel, wie sie benötigt hätten. So wurden sie sehr abhängig. Da es dieser Abhängigkeit jedoch einer Richtperson ermangelte, wurden sie von Dingen oder Umständen (wie z. B. der Sauberkeit) so abhängig, dass dies zu einer Form der Besessenheit (z. B. Putzwahn) wurde.

Mentale Blockade

Durch Deine Neurosen will Dir Dein Körper sagen, dass Du schnellstmöglich das gesamte System Deiner Überzeugungen und Ansichten überdenken und revidieren solltest, da sie Dir sehr schaden. Diese Geisteshaltungen sind so hartnäckig, dass Du das Gefühl hast, dem psychischen Leid, das Du gerade durchmachst, völlig hilflos ausgeliefert zu sein. Das wirksamste Mittel, sie zu überkommen, ist, Dich an die positiven Augenblicke Deiner Vergangenheit zurückzuerinnern und zu verstehen suchen, dass Deine Eltern und Nächsten nach bestem Wissen und Gewissen handelten. Dir ist in diesem Leben die Aufgabe gestellt, selbstständig zu werden und zu lernen, Deinen Fähigkeiten und Deiner Kraft zu vertrauen, die in der Lage sind, Dir das Leben nach Deinen Wünschen zu schaffen.

Entscheidest Du Dich dazu, Hilfe von außen zu suchen, von der Du völlig abhängig bist, so solltest Du Dir dessen bewusst sein, dass Du dadurch weiterhin Deine Überzeugung unterhältst, diese Situation nicht alleine bewältigen zu können, und so lediglich Dein Abhängigkeitsproblem nährst. Bediene Dich dieser Hilfe als Unterstützung oder Führung, doch sei Dir immer bewusst, dass nur Du allein Dich aus dieser Lage befreien kannst. Das beste Mittel dazu ist wahres Verzeihen, so wie es am Ende dieses Buches beschrieben wird.

Spirituelle Blockade

Die Fragen am Ende des Buches sollen Dir weitere Aufschlüsse zu Deinem Gesundheitsproblem geben und klären helfen, durch welche spirituelle Blockade Du Dir selbst wichtige Bedürfnisse vorenthältst.

Niedriger Blutdruck

Physische Blockade

Bei der sogenannten Hypotonie liegt der Druck des Blutes in den Blutgefäßen unter dem Durchschnitt. Das kann zu großer Müdigkeit, schlechter Durchblutung der Gliedmaßen, Schwindel und Ohnmacht führen. Tritt trotz verhältnismäßig niedrigem Blutdruck keines dieser Symptome auf, kann es sein, dass dieser dem Organismus der betreffenden Person angepasst ist.

Emotionale Blockade

Menschen mit niedrigem Blutdruck neigen dazu, sich leicht entmutigen zu lassen. Oft geben sie sich von vornherein geschlagen. Sie senken ihre Vitalkraft, da sie sich den Ereignissen ihres Lebens nicht gewachsen sehen. Es fehlt ihnen an Mut und Unternehmungslust, und schon die Verantwortung über ihr eigenes Leben ist ihnen zu viel.

Mentale Blockade

Dein niedriger Blutdruck zeigt Dir, dass Du nicht genug an Deine innere Kraft glaubst, die Dir ermöglicht, Dein Leben nach Deinen eigenen Wünschen zu gestalten. Du hörst viel zu sehr auf Deine negativen Gedanken, die Dir sagen, dass Du zu nichts gut bist und dass alles von vornherein verloren ist. Du brauchst ein Ziel, etwas Konkretes, das Du anstrebst und das Du auch tatsächlich bewerkstelligen kannst. Dein Glaube, dass Du keinem Druck standhalten kannst, hindert Dich daran, Deine schönsten Träume in die Tat umzusetzen.

Spirituelle Blockade

Die Fragen am Ende des Buches sollen Dir weitere Aufschlüsse zu Deinem Gesundheitsproblem geben und klären helfen, durch welche spirituelle Blockade Du Dir selbst wichtige Bedürfnisse vorenthältst.

Nierenleiden

PHYSISCHE BLOCKADE

Die Nieren haben die Aufgabe, stickstoffangereicherte Abfallstoffe wie Harnsäure, Gallenpigmente usw. auszuscheiden und aktiv an der Eliminierung von Fremdstoffen wie Medikamenten oder Giften teilzunehmen. Vor allem aber regeln sie die Menge und den Osmosedruck der Körperflüssigkeiten. Die Niere ist ein komplexes System, in dem es zu Störungen verschiedener Art kommen kann.

EMOTIONALE BLOCKADE

Da die Nieren für das Gleichgewicht von Menge und Druck der Körperflüssigkeit zuständig sind, deuten Nierenerkrankungen u. a. auf ein gestörtes emotionales Gleichgewicht hin. Nierenkranken Menschen fehlt es oft an Unterscheidungsvermögen. Es fällt ihnen schwer, Entscheidungen zu treffen, um ihren eigenen Bedürfnissen zu entsprechen. Oft sind sie leicht reizbar und machen sich viele Sorgen um andere.

Sie fühlen sich bestimmten Situationen oder Personen nicht gewachsen. In schwierigen Situationen stehen sie machtlos vor einer Mauer der Ungerechtigkeit. Oft lassen sie sich auch zu sehr von den Ansichten ihrer Mitmenschen beeinflussen und sind nicht in der Lage, die Spreu fremder Ideen vom Weizen zu trennen, da sie sich vor allem auf ihre Helferrolle konzentrieren.

Nierenkranke neigen dazu, andere Menschen oder Ereignisse zu idealisieren und sind um so mehr enttäuscht, wenn ihre Erwartungen sich schließlich nicht erfüllen. So haben sie oft etwas an anderen oder an bestimmten Umständen auszusetzen und beschweren sich über großes Unrecht. Im Laufe der Zeit setzen sie immer höhere Erwartungen in ihre Mitmenschen, während sie selbst zu Opfern ihrer eigenen Lebenssicht werden.

MENTALE BLOCKADE

Je ernster Dein Nierenproblem ist, desto dringender ist auch die Nachricht Deines Körpers. Er versucht Dir klarzumachen, dass Du Dich Deiner inneren Kraft besinnen sollst und Deine Schwellenangst loswerden musst, die Dich glauben lässt, Du könntest in schwierigen Situationen nicht ebenso gut bestehen wie andere. Die Überzeugung, das Leben sei nun einmal ungerecht, verstellt Dir die Sicht auf Deine innere Kraft. Du verbringst viel zu viel Zeit und Energie damit, Dich mit Deinen Mitmenschen zu vergleichen und sie zu kritisieren.

Deine große Sensibilität ist in falsche Bahnen geraten. Deine rege Geistestätigkeit lässt Dich von einer Emotion in die andere schlittern, sodass Dir der Klarblick fehlt, die nötigen Maßnahmen für Dein seelisches Gleichgewicht zu treffen, um mit schwierigen Situationen fertigwerden zu können. Es läge in Deinem eigenen Interesse, Menschen und Dinge so zu betrachten, wie sie sind, ohne Dir sofort ein Idealbild von ihnen zu schaffen. Hegst Du weniger Erwartungen, wird auch Dein Ungerechtigkeitsgefühl schwinden.

SPIRITUELLE BLOCKADE
Die Fragen am Ende des Buches sollen Dir weitere Aufschlüsse zu Deinem Gesundheitsproblem geben und klären helfen, durch welche spirituelle Blockade Du Dir selbst wichtige Bedürfnisse vorenthältst.

Niesen

PHYSISCHE BLOCKADE
Beim Niesen atmen wir unwillkürlich heftig ein, um gleich darauf gewaltig auszuatmen und dabei Schleim aus Mund oder Nase auszustoßen. So können wir uns übermäßiger Sekretionen der Nasenschleimhäute entledigen, die durch das Eindringen von Staub, Geruch oder durch raschen Temperaturwechsel irritiert wurden. Das Niesen kann zum Problem werden, wenn es häufig wiederkehrt.

EMOTIONALE BLOCKADE
Da man durch das Niesen versucht, etwas aus der Nase herauszubekommen, fühlt sich jemand, der zu oft oder wiederholt niest, durch jemanden oder etwas gestört, den oder das er gerne losgeworden wäre. Er kann sich dieser Gefühle dabei bewusst sein oder auch nicht.

MENTALE BLOCKADE
Nimm Dir die Zeit nachzudenken, woran Du wenige Sekunden oder Minuten vor dem Niesen dachtest. Du wirst feststellen, dass Dich etwas störte und dass Du dies gerade am Kritisieren warst. Anstatt all diese Kritiken in Dich hineinzufressen und alles und jeden vertreiben zu wollen, was Dir gegen den Strich geht, versuche lieber herauszufinden, ob da nicht etwas Positives für Dich dabei sein könnte, und akzeptiere es. Passiert da gerade etwas, wovon Du überzeugt bist, dass es Dir nicht guttut, so sage es. Bist Du z. B. gerade mit Leuten zusammen, die sich über eine andere Person auslassen, was Dich ganz gewaltig

stört, so bringe den Mut auf, es ihnen zu sagen und gehe vielleicht früher, anstatt die anderen deshalb verwerfen zu wollen.

Spirituelle Blockade

Die Fragen am Ende des Buches sollen Dir weitere Aufschlüsse zu Deinem Gesundheitsproblem geben und klären helfen, durch welche spirituelle Blockade Du Dir selbst wichtige Bedürfnisse vorenthältst.

Oberschenkelbeschwerden

PHYSISCHE BLOCKADE
In der Regel ist es ziemlich schwierig, eine Diagnose zu stellen, wenn jemand über Oberschenkelschmerzen klagt. Handelt es sich um einen KRAMPF, solltest Du unter diesem Punkt nachlesen.

EMOTIONALE BLOCKADE
Der Oberschenkel ist die Verbindung zwischen Becken und Wade, der Teil des Beines also, der uns vorwärtsbringt. Metaphysisch gesehen hängt er mit unseren Wünschen und Empfindungen zusammen. Außerdem wird der Oberschenkel von wichtigen Arterien und Venen durchzogen, um die Durchblutung der Beine zu ermöglichen. Die Blutgefäße stehen in Verbindung mit dem »Kreislauf der Lebensfreude«. Schmerzen in diesem Bereich lassen demnach darauf schließen, dass es der betroffenen Person schwerfällt, sich in Zukunftsprojekten Freude zu bereiten, da der Erwachsene in ihnen zu ernst ist. Menschen mit Oberschenkelschmerzen halten sich zurück und wollen anderen oft ihren Wert unter Beweis stellen.

MENTALE BLOCKADE
Du erhältst von Deinen Oberschenkeln die Nachricht, dass Du mehr auf die Bedürfnisse des Kindes hören solltest, das in Dir steckt und das spielen und sich vergnügen will. Das heißt nun nicht unbedingt, dass Du nie mehr ernst sein sollst, sondern vielmehr, dass Du versuchen solltest, die Bedürfnisse des Erwachsenen und Deines inneren Kindes besser im Gleichgewicht zu halten. Du hast es nicht mehr nötig, ausschließlich auf die Stimme des Erwachsenen in Dir (das Echo Deiner eigenen Eltern) zu hören. Du bist Dein eigener Meister.

SPIRITUELLE BLOCKADE
Die Fragen am Ende des Buches sollen Dir weitere Aufschlüsse zu Deinem Gesundheitsproblem geben und klären helfen, durch welche spirituelle Blockade Du Dir selbst wichtige Bedürfnisse vorenthältst.

Ödem

PHYSISCHE BLOCKADE
Bei einem Ödem bzw. einer Schwellung staut sich Flüssigkeit in den Räumen zwischen den Zellen. Ab einem Flüssigkeitszuwachs von etwa

10 % sprechen wir von Gewebswassersucht. Die Haut wirkt aufgedunsen und lässt einen Fingerabdruck lange nicht verschwinden. Ödeme können durch Venen- oder Lymphstau verursacht werden.

Emotionale Blockade
Das Zurückhalten von Wasser und anderen Körperflüssigkeiten ist ein Zeichen für verhaltene Gefühle. Der Kranke schwillt an, um sich selbst zu schützen. Doch auch bei der Lösung eines Konflikts kann es vorübergehend zu Ödemen kommen. Hier hat der Kranke eine Entscheidung zwischen dem Willen des Ichs und der Liebe des Herzens, zwischen Beibehalten oder Lösung des Konflikts, zu treffen. Lies unter den betroffenen Körperteilen nach, um festzustellen, auf welchen Bereich sich diese zurückgehaltenen Emotionen beziehen. So deutet z. B. ein geschwollenes Bein darauf hin, dass wir noch zögern, auf ein bestimmtes Ziel zuzugehen, obwohl die Lösung bereits gefunden ist.

Mentale Blockade
Leidest Du an einer Schwellung, so will Dir Dein Körper sagen, dass es Dir zu Unrecht an Selbstvertrauen mangelt. Halte Dich nicht mehr zurück, sondern glaube an Deine Fähigkeiten und Begabungen und überwinde so Deine inneren Grenzen. Lass los, bringe mehr Mut zum Risiko auf und folge dem Weg Deines Herzens. Wähle die Lösung, anstatt den Konflikt weiterzuführen.

Spirituelle Blockade
Die Fragen am Ende des Buches sollen Dir weitere Aufschlüsse zu Deinem Gesundheitsproblem geben und klären helfen, durch welche spirituelle Blockade Du Dir selbst wichtige Bedürfnisse vorenthältst.

Ohnmacht

Physische Blockade
Eine Ohnmacht ist der Verlust des Bewusstseins. Sie tritt meist unerwartet ein und dauert nicht sehr lange. Das Sichtvermögen sinkt, und man beginnt, Punkte oder leuchtende Flecken zu sehen. Die betroffene Person wird blass, kalter Schweiß tritt ihr auf die Stirn, und sie verliert das Bewusstsein völlig.

Emotionale Blockade
Ohnmacht ist eine Form der Flucht, wenn man sich einer bestimmten Situation nicht aussetzen will. Bewusstlosigkeit kann auch zu einem

ständig wiederkehrenden Fluchtmittel werden, wenn die betroffene Person eine gewisse Lage nicht mehr ertragen kann, sich jedoch zu schwach fühlt oder Angst hat, sie zu ändern.

MENTALE BLOCKADE
Dein Körper versucht Dir zu sagen, dass Du in Wirklichkeit nach wie vor mit der fraglichen Situation zu tun hast, doch dass Du versuchen solltest, sie aus einem anderen Blickwinkel zu betrachten. Anstatt ständig Deine Ängste zu nähren, solltest Du lieber versuchen, den anderen mitzuteilen, was da in Dir vorgeht, und Dir helfen lassen, Deine Perspektive zu revidieren. Allein Deine Vorurteile lassen Dich glauben, dass Du Dich einer solchen Situation nicht stellen kannst und treiben Dich dadurch zur Flucht. Das Ereignis ist jedoch dazu da, um Dir auf Deinem Entwicklungsweg zu helfen. Du musst Dir klarer darüber werden, was Du daraus lernen kannst, anstatt genau das Gegenteil zu tun und Dir das Bewusstsein bis zur Bewusstlosigkeit zu rauben. Es ist höchste Zeit, dass Du in Verbindung zu Deiner inneren Kraft trittst.

SPIRITUELLE BLOCKADE
Die Fragen am Ende des Buches sollen Dir weitere Aufschlüsse zu Deinem Gesundheitsproblem geben und klären helfen, durch welche spirituelle Blockade Du Dir selbst wichtige Bedürfnisse vorenthältst.

Ohrenleiden

PHYSISCHE BLOCKADE
Das Ohr ist das Hörorgan, das dem Menschen hilft, sich der Außenwelt zu öffnen. Es versinnbildlicht also unsere Fähigkeit, das zu verstehen, was um uns herum vorgeht. Es kann zu folgenden Problemen kommen: Ohrenschmerzen, Ohrenentzündung, WARZENFORTSATZENTZÜNDUNG, EKZEMEN, TAUBHEIT, OTALGIE, OTITIS, Otomykose und andere mit »Ot«- beginnende Krankheiten. Außerdem ist das Ohr der Sitz unseres Gleichgewichtssinns, der das Gehirn über die Position des Kopfes und Körpers und ihre Bewegungen informiert. Das sogenannte MENIÈRE-SYNDROM stört diese Funktion. Lies gegebenenfalls auch unter jenem Punkt nach.

EMOTIONALE BLOCKADE
Jedes Hörproblem ist ein Zeichen dafür, dass die betroffene Person das Gehörte zu schnell verurteilt und – bei Entzündungen wie Otitis oder Mastoiditis – Zorn in sich zurückhält. Sie versucht, ihre Ohren zu verschließen, um nichts mehr hören zu müssen. So kommt es heute

auch immer öfter bei Kindern zu Ohrenentzündungen, da es der modernen Jugend immer schwerer fällt, sich den Vorschriften der Erwachsenen zu fügen. Sie wollen intelligente und keine gefühlsmäßigen oder vergeistigten Gründe hören, warum sie dieses tun oder jenes lassen sollen und verlangen eine kohärente Argumentation.

Zu Taubheit kommt es bei Menschen, die nicht auf andere hören wollen. Sie sind zu sehr damit beschäftigt, das vorzubereiten, was sie sagen wollen. Solche Menschen fühlen sich leicht angegriffen und leben ständig in der Defensive. Es fällt ihnen sogar schwer, konstruktive Kritik zu hören. Auch eigensinnige Menschen, die sich den Ratschlägen anderer konsequent verschließen und alles nach dem eigenen Kopf machen wollen, oder Menschen, die keinen Widerspruch wagen, können sich Hörprobleme zuziehen. Sie gestatten sich keinen Ungehorsam. Es kann sich aber auch um sehr feinfühlige Personen handeln, die nicht mehr die Probleme der anderen hören wollen, da sie sich verpflichtet fühlen, sie regeln zu müssen und keine Zeit mehr für sich selbst zu haben.

Kommt es zu Ohrenschmerzen, die das Gehör nicht beeinträchtigen, so bestraft sich die betreffende Person dadurch für Schuldgefühle, die sie hegt, weil sie etwas Bestimmtes hören oder nicht hören will.

Handelt es sich um ein rein ästhetisches Problem, das eine Frau z. B. daran hindert, Ohrringe zu tragen, so sagt ihr ihr Körper, dass auch sie das Recht hat, Schmuck zu lieben und sich nicht schuldig fühlen sollte, wenn sie ihn trägt.

Mentale Blockade

Willst oder kannst Du nicht mehr hören, was um Dich herum geschieht und »hast die Ohren voll davon«, dann wäre es Zeit zu versuchen, mit dem Herzen zu hören. Es liegt in Deinem eigenen Interesse zu erkennen, dass auch die ihr Bestes geben, die nicht Deiner Meinung sind und die Du deshalb am liebsten überhören würdest. Dich stört aber nicht eigentlich, was sie sagen, sondern vielmehr Deine Wahrnehmung dieser Informationen. Gewinnst Du Dein Selbstvertrauen wieder und verstehst, dass man Dir eigentlich nichts anhaben will, wird es Dir leichter fallen, Dich selbst mehr zu lieben und Dich dem zu öffnen, was andere Dir sagen.

Glaubst Du, Deine Mitmenschen würden Dich nur lieben, wenn Du gehorchst, so ist das Unsinn. Eine solche Überzeugung lässt Dich in steter Angst leben, bei irgendetwas ertappt zu werden, weshalb Du taub wirst, um eine gute Ausrede für Deinen Ungehorsam zu haben.

Gehörst Du zu denen, die das Leben ihrer Nächsten regeln wollen, so tätest Du gut daran, ihnen zunächst einmal zuzuhören, anstatt Dich sofort für ihr Glück oder Unglück verantwortlich zu fühlen und Dich taub zu stellen, weil Dich das überfordert. So wirst Du wahres Mitgefühl entwickeln und lernen, Dein Herz zu öffnen, anstatt Deine Ohren zu verschließen.

Leidest Du unter Ohrenschmerzen, so wäre es besser, Deine Ansichten etwas zu revidieren, als Dich selbst anzuklagen. Dazu kann es Dir helfen, den anderen mitzuteilen, weshalb Du Dich schuldig fühlst. So wirst Du sehen können, ob Deine Selbstvorwürfe der Wirklichkeit entsprechen.

SPIRITUELLE BLOCKADE
Die Fragen am Ende des Buches sollen Dir weitere Aufschlüsse zu Deinem Gesundheitsproblem geben und klären helfen, durch welche spirituelle Blockade Du Dir selbst wichtige Bedürfnisse vorenthältst.

Ohrensausen

PHYSISCHE BLOCKADE
Leidet man unter Ohrensausen, meint man ein Pfeifen, Rauschen oder Brummen zu hören, das keinem äußeren Geräusch entspricht. Diese Laute sind nur von der betroffenen Person vernehmbar. Das hat nichts mit Halluzinationen zu tun, sondern steht in direktem Zusammenhang mit dem Gleichgewichtszentrum.

EMOTIONALE BLOCKADE
Das Ohrensausen wird durch zu großen »intellektuellen Lärm« verursacht. Lässt Du Dich möglicherweise zu sehr durch Dein Innenleben oder Deine Gedanken stören, was Dich daran hindert, richtig zuzuhören, was »da draußen« eigentlich vorgeht? Außerdem fürchten Menschen, die an diesem Problem leiden, oft, aus dem Gleichgewicht zu geraten und die Kontrolle über sich selbst zu verlieren, obwohl sie nach außen hin den Anschein einer ausgewogenen Person wahren und ihre Ängste sehr gut zu verbergen wissen.

Dieses Problem kann auch Leute betreffen, die sich innerlich Vorwürfe machen, dass sie das, was sie anderen sagen oder lehren, nicht selbst in die Tat umsetzen. Auf diese Weise klagen sie ihre Unehrlichkeit an.

MENTALE BLOCKADE
Du solltest Dir unbedingt darüber klar werden, dass Du dazu neigst, Verstand und Eingebung zu verwechseln. Was Du für Deine Intuition hältst, ist lediglich ein Trick Deines Ichs. Du hörst jedoch viel mehr auf Deinen Intellekt. Es ist so wichtig für Dich, nach außen hin mutig und ausgeglichen zu scheinen, dass Deine intellektuellen Anschauungen

Deine Eingebung übertönen. Jene ist nicht mehr aus dem Missklang Deiner Gedanken herauszuhören, was Dein inneres Gleichgewicht in Mitleidenschaft zieht. Akzeptiere zuzuhören, wenn man Dich kritisiert. Danach steht es Dir immer noch offen, damit anzufangen, was Du willst.

Höre mehr auf Deine Umwelt. So wirst Du lernen, Dein Unterscheidungsvermögen besser zu gebrauchen. Trotzdem solltest Du Dir das Recht zugestehen, die guten Gedanken, die Du gelernt hast und Deinen Mitmenschen übermitteln willst, nicht immer in die Tat umsetzen zu können. Strebe jedoch weiterhin dieses positive Ziel an und Du wirst ihm zusehends näher kommen, da Du schließlich Deinen Weg finden wirst.

SPIRITUELLE BLOCKADE
Die Fragen am Ende des Buches sollen Dir weitere Aufschlüsse zu Deinem Gesundheitsproblem geben und klären helfen, durch welche spirituelle Blockade Du Dir selbst wichtige Bedürfnisse vorenthältst.

Oligurie

Oligurie ist eine verminderte Harnausscheidung, die zur Folge hat, dass viele Abfallstoffe nicht eliminiert werden können, weshalb sich bestimmte Gifte im Körper ansammeln. Siehe DEHYDRIERUNG und NIERENLEIDEN.

Organsenkung

PHYSISCHE BLOCKADE
Es kann vorkommen, dass bestimmte Organe, besonders die Eingeweide, ihre Lage verändern und zu tief liegen. Die folgenden Beschreibungen gelten nur für den Fall, in denen eine solche Organverschiebung Gesundheitsprobleme verursacht. Liegt ein Organ seit der Geburt an einer anderen Stelle, ohne Probleme zu bereiten, so ist dies seine natürliche Position, auch wenn die Schulmedizin das für abnormal halten mag.

EMOTIONALE BLOCKADE
Die Botschaft des Körpers variiert je nach dem betroffenen Körperteil. Nehmen wir das Beispiel einer Frau, deren Brüste tief nach unten hängen: Dies ist ein Zeichen dafür, dass die betroffene Frau sich in ihrer Rolle als Frau *erniedrigt* oder nicht so geachtet fühlt, wie sie es zu verdienen meint. Nun liegt es an Dir zu ermitteln, was es für Dich heißt, ein *Tief* zu haben oder Dich *niedrig* zu fühlen. Vielleicht hast Du das Gefühl, den Erwartungen der anderen nicht gewachsen zu sein oder zu wenig nach Deinen Idealen zu leben usw. Handelt es sich um

andere Körperteile, so stelle die Verbindung zwischen ihrer Aufgabe, ihrer metaphysischen Bedeutung und den hier erwähnten Erläuterungen her. In der Regel leiden vor allem abhängige Menschen, welche die Aufmerksamkeit anderer benötigen, um sich geliebt und bedeutend zu fühlen, an Organverschiebungen.

Mentale Blockade

Diese Botschaft soll Dir helfen, Dir Deinen Wert bewusst zu machen und aufzuhören, Dich immer mit anderen zu vergleichen oder Dich an Idealen zu messen, die Du Dir selbst zu hoch gesteckt hast. Gestehe Dir das Recht zu, persönliche Grenzen zu haben. Fällt es Dir schwer, Deine Qualitäten zu erkennen, so frage doch andere, was sie an Dir schätzen. Doch sagt Dir Dein Körper hier auch, dass nur Du Dein Selbstwertgefühl steigern kannst. Bittest Du andere um Hilfe, so können sie Dir lediglich mit ihrem Rat beistehen. Die Arbeit in der Tiefe können sie Dir nicht abnehmen. Vergiss nicht, dass Dein Körper der Ausdruck Deiner mentalen Überzeugungen auf der physischen Ebene ist.

Spirituelle Blockade

Die Fragen am Ende des Buches sollen Dir weitere Aufschlüsse zu Deinem Gesundheitsproblem geben und klären helfen, durch welche spirituelle Blockade Du Dir selbst wichtige Bedürfnisse vorenthältst.

(Ausbleibender) Orgasmus

Physische Blockade

Die folgende Beschreibung betrifft all jene, die beim Geschlechtsakt nicht den höchsten Grad sexueller Befriedigung erreichen.

Emotionale Blockade

Beim Orgasmus öffnen sich alle Energiezentren des Körpers (Chakras). Menschen, die keinen Orgasmus haben, sperren sich gegen das, was vom anderen kommt. Sie öffnen sich nicht dem Geschenk des anderen und können die Geschlechtlichkeit ihres Partners nur schwer akzeptieren. Sie ziehen es vor, sich zu kontrollieren, anstatt sich dem anderen zu überlassen und sich über seine Gegenwart zu freuen. Es sind dies in der Regel Menschen, die auch in anderen Lebensbereichen die Kontrolle wahren wollen. Da der Orgasmus jedoch auch eine Form der Freude, des Vergnügens darstellt, haben wir es hier mit Menschen zu tun, die sich Vorwürfe machen, wenn sie die schönen Seiten des Lebens genießen.

MENTALE BLOCKADE

Glaubst Du durch Deinen ausbleibenden Orgasmus Deinen Partner zu bestrafen, so schneidest Du Dir ins eigene Fleisch, denn Du schadest dadurch niemand anderem als Dir selbst. Der Orgasmus ist die Verschmelzung mit dem anderen Geschlecht schlechthin, und so auch die Vereinigung Deiner maskulinen und femininen Seite. Eine sexuelle Beziehung kann eine sehr energiebringende Erfahrung sein, wenn sie in Liebe und gegenseitigem Austausch gelebt wird. Der Orgasmus ist dazu da, uns daran zu erinnern, dass wir alle diese große Vereinigung von Seele und Geist anstreben.

Lerne Dich mehr zu lieben und gönne Dir mehr Freude in Deinem Leben. Nicht die anderen, sondern Du selbst bist dafür zuständig, Dir Dein Leben schön zu gestalten. Deine Mitmenschen können Dir nur das geben, was Du Dir selbst nicht geben kannst. So lautet das spirituelle Gesetz von Ursache und Wirkung. Du tätest gut daran, loslassen zu lernen und Dich den anderen etwas mehr anzuvertrauen, anstatt zu glauben, dass sie Dich kontrollieren werden, wenn Du sie nicht kontrollierst.

SPIRITUELLE BLOCKADE

Die Fragen am Ende des Buches sollen Dir weitere Aufschlüsse zu Deinem Gesundheitsproblem geben und klären helfen, durch welche spirituelle Blockade Du Dir selbst wichtige Bedürfnisse vorenthältst.

Oslersche Krankheit

Bei der Oslerschen Krankheit handelt es sich um eine infektiöse Endokarditis (Entzündung des Innenherzens). Sie wird von FIEBER begleitet. Siehe auch HERZPROBLEME.

Otitis

Eine Otitis ist eine das Außen- oder Mittelohr betreffende Infektionskrankheit. Siehe OHRENLEIDEN wie auch S. 28.

Paget-Knochenkrankheit

Neben Brustwarzenkrebs bezeichnet die Paget-Krankheit auch ein chronisches Knochenleiden, bei dem der Umfang der Knochen abnormale Ausmaße erreicht. Besonders sind davon die langen und die Schädelknochen betroffen. Es kommt vor allem im fortgeschrittenen Alter zu dieser Krankheit. Siehe KNOCHENLEIDEN und S. 28.

Paget-Krankheit

Die Paget-Krankheit ist eine chronische Erkrankung der Warzen und Warzenhöfe der weiblichen Brust. Die Haut der Brust rötet sich, nässt, blutet, verkrustet und fällt schließlich in Schuppen ab. Die Brustwarze zieht sich in die Brust zurück. Siehe BRUSTERKRANKUNGEN.

Pankarditis

Bei einer Pankarditis sind die drei Herzmembranen entzündet. Oft steht eine solche Herzentzündung in engem Zusammenhang mit Gelenkrheuma. Es kommt zu Herzstörungen, Herzklappenfehlern und schließlich zu einer Entzündung des gesamten Herzbeutels. Siehe HERZPROBLEME und RHEUMATISMUS sowie S. 28.

Pankreatitis

Eine Pankreatitis ist eine oft dramatisch verlaufende Entzündung des Gewebes und der Blutgefäße der Bauchspeicheldrüse. Siehe auch die Definition der ZUCKERKRANKHEIT. Den dortigen Ausführungen der emotionalen Blockade ist jedoch hinzuzufügen, dass der Kranke hier ein Ereignis erlebt hat, das er selbst so dramatisierte, dass er aufgrund falscher Erwartungen starke Emotionen und Zorn erlebt. Meist kommt es bei Menschen zu Pankreatitis, die sich zu viele Sorgen um ihre Familie machen. Siehe außerdem S. 28.

Parasiten

PHYSISCHE BLOCKADE

Parasiten oder Schmarotzer sind pflanzliche oder tierische Organismen, die immer oder auch nur vorübergehend auf Kosten einer anderen Gattung leben, ohne diese dabei zu zerstören.

EMOTIONALE BLOCKADE

Es heißt, die meisten Menschen sind Träger mehr oder weniger schädlicher Parasiten. Wir nennen Menschen, die auf Kosten anderer leben, obwohl sie sich eigentlich um sich selbst kümmern könnten, sicher nicht zufällig Schmarotzer. Menschen, die von Parasiten befallen sind, lassen sich ihre Energie von anderen, mehr jedoch noch von ihren eigenen Gedanken und Einstellungen rauben.

Oft haben Kinder Parasiten, da sie sich zu sehr von der Welt der Erwachsenen überrumpeln lassen. Sie wagen es nicht, sie selbst zu sein, da sie fürchten, die Erwachsenen würden sie dann nicht mehr lieben. Oft *holen* wir uns Parasiten auf Reisen. Je mehr sich ein Mensch von Parasiten befallen lässt, desto deutlicher ist die Nachricht, dass er unwichtigen Einzelheiten zu viel Bedeutung beimisst. Sie nehmen zu viel Platz ein und überwältigen den Menschen schließlich.

MENTALE BLOCKADE

Dein Körper versucht, Dir durch Deine Parasiten mitzuteilen, dass man Dir nur dann Energie rauben kann, wenn Du es zulässt. Du brauchst Dich keineswegs zu zwingen, ein anderer Mensch zu *sein*, um geliebt zu werden. Du verfügst bereits über alles, was Du brauchst, um liebenswert und akzeptierbar zu sein. Respektiere Dich selbst, und auch die anderen werden Dich respektieren. Versuche, unnütze Gedanken und Überzeugungen weitgehendst zu vermeiden, ganz so, wie Du auch nicht jeden Fremden ohne Weiteres in Dein Haus lässt.

SPIRITUELLE BLOCKADE

Die Fragen am Ende des Buches sollen Dir weitere Aufschlüsse zu Deinem Gesundheitsproblem geben und klären helfen, durch welche spirituelle Blockade Du Dir selbst wichtige Bedürfnisse vorenthältst.

Parese

Eine Parese ist eine leichte oder unvollständige Lähmung, die sich durch eingeschränkte Muskelkraft bemerkbar macht. Siehe auch LÄHMUNG und SCHWÄCHE.

Parinaud-Syndrom

Das sogenannte Parinaud-Syndrom ist eine vertikale Blicklähmung. Siehe LÄHMUNG. Der betroffene Mensch weigert sich, einer Situation in die Augen zu sehen. Seine Sichtweise der Welt lähmt ihn.

Parkinsonsche Krankheit

PHYSISCHE BLOCKADE

Als typische Krankheitsmerkmale treten beim Parkinson-Syndrom folgende Symptome mehr oder weniger ausgeprägt auf: Zittern, Gelenkstarre, komplexe Probleme willentlicher und unwillkürlicher Bewegungsabläufe, starres Gesicht, nach vorne gebeugter Kopf, veränderte Sprache, immer schwächer werdende Stimme, zunehmende Probleme beim Schreiben und Verlangsamung der alltäglichen Gesten. Männer sind häufiger davon betroffen als Frauen.

EMOTIONALE BLOCKADE

Meist leiden Menschen, die Angst haben, etwas oder jemanden nicht zurückhalten zu können, an »Parkinson«. Deshalb beginnt die Krankheit auch bei den Händen. Der betroffene Mensch hat einen starren Charakter und hat sich schon lange zurückgehalten, um seine Empfindsamkeit, Verletzlichkeit oder Ängstlichkeit zu verbergen, die besonders dann zutage tritt, wenn er unschlüssig ist. Er wollte alles kontrollieren, doch jetzt zeigt ihm seine Krankheit, dass er an seine Grenzen gelangt ist und die Kontrolle in vielen Bereichen verloren hat. Seine Nerven sind erschöpft und können die innere Spannung nicht mehr ertragen, die durch das ständige Versteckspiel mit seinen Gefühlen entstanden ist.

MENTALE BLOCKADE

Da es sich hier um eine Krankheit handelt, die sich nur langsam entwickelt, haben davon betroffene Menschen die Möglichkeit, den Prozess umzukehren. Ist das Dein Fall, so schenke dem Universum und Deinen Mitmenschen mehr Vertrauen. Überdenke noch einmal Deine Einstellung bezüglich des Loslassens. Eigentlich hast Du es schon längst satt zu glauben, man müsse sich zurückhalten, damit alles perfekt vonstatten geht. Gestehe Dir das Recht zur Unvollkommenheit, zur Unschlüssigkeit und zur Fehlbarkeit zu. So wirst Du auch anderen Fehler erlauben. Finde Dich damit ab, dass es völlig menschlich ist, Ängste zu haben und nicht mehr so stark zu sein, wie Du glaubtest sein zu müssen.

SPIRITUELLE BLOCKADE

Die Fragen am Ende des Buches sollen Dir weitere Aufschlüsse zu Deinem Gesundheitsproblem geben und klären helfen, durch welche spirituelle Blockade Du Dir selbst wichtige Bedürfnisse vorenthältst.

Pellagra

Pellagra ist eine Vitamin-B_2-Mangelerscheinung, die zu wunder Haut, entzündeten Mundschleimhäuten und verschiedenen Verdauungs- und Nervenstörungen führt. Siehe HAUTPROBLEME und (PROBLEME IM) MUNDBEREICH, wobei hier unterschwelliger Zorn vorherrscht.

Peniserkrankungen

PHYSISCHE BLOCKADE

Der Penis des Mannes entspricht der Scheide der Frau. Er dient dem Harnablassen wie dem Geschlechtsverkehr. Durch ihn kann sich der Mann mit der Frau vereinigen und einen Orgasmus erreichen. Die häufigsten Probleme am Penis sind JUCKREIZ, EREKTIONSPROBLEME, IMPOTENZ, frühzeitiger Samenerguss, MISSBILDUNGEN, TUMOREN oder ZYSTEN. Für genauere Details solltest Du unter diesen Punkten nachsehen, jedoch auch folgende allgemeineren Beschreibungen berücksichtigen.

EMOTIONALE BLOCKADE

Probleme, die den Mann am Geschlechtsverkehr hindern, sollen ihm zeigen, dass er eigentlich dazu Lust hätte, sich jedoch innerlich – und meist unbewusst – dagegen sperrt. Entweder hegt er Schuldgefühle oder er hat Angst vor irgendetwas. Es kann sich dabei aber auch um Männer handeln, die meinen, kein Vergnügen zu verdienen – und das nicht nur auf sexueller Ebene. Da die Sexualenergie nötig ist, um neues Leben zu zeugen, versinnbildlicht sie zugleich die Fähigkeit, unser eigenes Leben kreativ zu gestalten. Die Körperbotschaft kann auch darauf hindeuten, dass der betroffene Mann sich Vorwürfe macht oder Angst davor hat, sich sein Leben nach eigenen Wünschen zu gestalten.

MENTALE BLOCKADE

Hast Du Probleme am Penis, so sagt Dir Dein Körper, dass Du es durchaus verdient hast, körperliche Liebe zu genießen. Nicht alles, was Du zur Sexualität gelernt hast, muss auch unbedingt Deiner inneren Wahrheit entsprechen. Der Geschlechtsakt ist ein wunderbares Mittel, der geliebten Person seine Liebe mitzuteilen. Lerne Deinen Penis in Liebe zu gebrauchen, und es wird ihm ein Vergnügen sein, seine natürlichen Funktionen wieder aufzunehmen.

Es ist höchste Zeit, dass Du Dir selbst etwas mehr Respekt zollst und Dir Freude und Vergnügen gestattest, und das nicht nur in der Sexualität, sondern in allen Lebensbereichen. Du hast alles, was Du zum schöpferischen Handeln benötigst. Es genügt, dass Du Dich dazu entscheidest und Dir selbst gestattest, Deine Schaffenskraft wirken zu lassen.

SPIRITUELLE BLOCKADE
Die Fragen am Ende des Buches sollen Dir weitere Aufschlüsse zu Deinem Gesundheitsproblem geben und klären helfen, durch welche spirituelle Blockade Du Dir selbst wichtige Bedürfnisse vorenthältst.

Pfeiffersches Drüsenfieber

Das Pfeiffersche Drüsenfieber, das auch Mononukleose genannt wird, betrifft meist junge Erwachsene. Die ersten Anzeichen sind stark gerötete Angina und angeschwollene Lymphdrüsen im Hals und ein Zuwachs an weißen Blutkörperchen. Antibiotika haben keinerlei Auswirkung, da es sich hier um eine Viruserkrankung handelt. Siehe ANGINA, (PROBLEME DER) BLUTKÖRPERCHEN wie auch MILZERKRANKUNGEN, da das Pfeiffersche Drüsenfieber in direktem Zusammenhang mit der Milz steht. Sind andere Organe wie die Leber davon betroffen, so lies unter diesen Punkten nach. Eine Mononukleose deutet auf starken Widerstand seitens des Kranken hin. Er sollte versuchen, loszulassen und sich nicht so sehr an Dinge zu klammern. Häufig erkranken Jugendliche daran, die sich Vorwürfe machen, sich zu schnell zu verlieben.

Pickel

PHYSISCHE BLOCKADE
Ein Pickel ist ein Eiterbläschen an der Hautoberfläche.

EMOTIONALE BLOCKADE
Gelegentliches Auftauchen von Pickeln deutet auf Ungeduld und unterdrückten Missmut hin, der meist darauf zurückgeht, dass man es nicht akzeptieren wollte, wenn der Lauf der eigenen Pläne durch äußere Einflüsse gestört wurde. Aufschlüsse darüber, worauf sich diese Ungeduld bezieht, kann uns die Stelle geben, an der die Pickel auftreten. Bei längerem und stärkerem Pickelbefall siehe HAUTPROBLEME.

MENTALE BLOCKADE
Hast Du einen ungeduldigen Charakter, so liegt es in Deinem eigenen Interesse zu versuchen, flexibler zu werden und die Dinge weniger kontrollieren zu wollen, wenn sie nicht nach Deinen Wünschen geschehen. Du solltest lieber versuchen, Dich dem Unvorhergesehenen an-

zupassen. Sehr oft sind so unvorhergesehene Ereignisse dazu da, Dich neue Erfahrungen machen zu lassen, oder sie sollen Dir zeigen, dass Deine Pläne nicht unbedingt zu Deinem Besten waren.

Brechen plötzlich viele Pickel in Deinem Gesicht aus, dann gibt es da sehr wahrscheinlich eine Situation, in der Du fürchtest, *das Gesicht zu verlieren.* Ich schlage Dir vor, Dir aus dem Kopf zu schlagen, dass die anderen ebenso hohe Ansprüche an Dich stellen wie Du selbst. Lerne Dich selbst mehr schätzen.

SPIRITUELLE BLOCKADE

Die Fragen am Ende des Buches sollen Dir weitere Aufschlüsse zu Deinem Gesundheitsproblem geben und klären helfen, durch welche spirituelle Blockade Du Dir selbst wichtige Bedürfnisse vorenthältst.

Pilzerkrankungen

Sogenannte Candidiasen sind Infektionen bestimmter Hefepilze der Candida-Familie. Die häufigsten Pilzerkrankungen betreffen den Mund und die Geschlechtsteile. Am häufigsten haben wir es hier mit dem Hefepilz Candida albicans zu tun. Die Mundcandidiasis verursacht kleine weiße Pünktchen auf der Zunge, auf der Wangenschleimhaut und an den Mandeln. Die Genitalcandidiasis tritt vor allem bei Frauen auf und bewirkt Juckreiz im Scheidenbereich und kann beim Geschlechtsverkehr schmerzen.

Siehe PROBLEME IM MUND- bzw. Genitalbereich. Dem sei hinzugefügt, dass die betroffene Person ihre verlorene Unschuld bedauert und gerne hätte, dass man sie ihr nach wie vor zuerkennt. Da es sich um eine Infektion handelt, ist hier auch Zorn im Spiel.

Platzangst

PHYSISCHE BLOCKADE

Platzangst ist eine krankhafte Angst vor freien Plätzen und öffentlichen Orten. Sie ist die häufigste Form der Phobie, von der doppelt so viele Frauen wie Männer betroffen sind. Viele Männer ertränken ihre Platzangst im Alkohol. Sie werden lieber Alkoholiker als sich diese große, unkontrollierbare Angst einzugestehen. Eine beklemmende Situation kann bei der unter Platzangst leidenden Person physiologische Reaktionen nach sich ziehen (Herzklopfen, Schwindelgefühl, Muskelschwäche oder -starre, Schweißausbruch, Atemnot, Übelkeit, Inkontinenz usw.), die manchmal panikartige Ausmaße annehmen. Die Auswirkungen können jedoch die psychologische

Ebene betreffen (Entfremdungsgefühle, Angst, die Kontrolle oder das Bewusstsein zu verlieren, verrückt oder bloßgestellt zu werden oder gar zu sterben) oder aber auch konkrete Verhaltensweisen auslösen (Flucht vor angsterregenden Situationen und natürlich auch vor jedem Ort, der den Agoraphoben von der Stelle oder der Person entfernt, die ihm das Gefühl der Sicherheit einflößt).

Da die meisten unter Platzangst leidenden Menschen häufig auch an UNTERZUCKER leiden, sollte dieses Kapitel ebenfalls in Betracht gezogen werden.

EMOTIONALE BLOCKADE

Die Ängste und Gefühle, die agoraphobe Menschen empfinden, sind so stark, dass sie Situationen zu meiden suchen, denen sie nicht entkommen können. Deshalb suchen sie sich einen Menschen, der ihnen das Gefühl der Sicherheit verleiht und mit dem sie sich in die Welt hinauswagen können, und schaffen sich einen Ort, an den sie zurückfliehen können. So mancher meidet es überhaupt, diesen Zufluchtsort zu verlassen. Ein guter Grund dafür ist stets zur Hand. In Wirklichkeit kommt es jedoch nie zu den befürchteten Katastrophen, wenn man sich mal nach draußen begibt. Die meisten unter Platzangst leidenden Menschen waren als Kinder sehr abhängig von ihrer Mutter und fühlten sich für deren Glück verantwortlich oder zumindest dafür, sie in ihrer Mutterrolle zu stützen. Sie können sich dadurch helfen, indem sie das Verhältnis zu ihrer Mutter klären.

MENTALE BLOCKADE

Am meisten fürchten sich Agoraphobe davor, zu sterben oder verrückt zu werden. An fast allen meinen Seminaren, die ich nun schon seit gut 15 Jahren leite, befanden sich Teilnehmer, die unter Platzangst litten. So lernte ich diese Krankheit ziemlich genau in all ihren Stadien kennen. Das ermöglichte mir, das Problem der Platzangst besonders gut zu erfassen, wodurch bereits Hunderte Menschen ihre Platzangst überwinden konnten. Ihre Ängste gehen auf die Kindheit zurück, die sie völlig alleine durchleben mussten. Die Platzangst tritt oft beim Tod oder bei der Geisteskrankheit eines nahen Mitmenschen zutage. Es ist aber auch möglich, dass der Agoraphobe selbst als junger Mensch dem Tod sehr nahe stand oder dass die Angst vor dem Wahnsinn oder dem Tod einer nahen Person die Familienstimmung beherrschte.

Diese Angst vor dem Tod erleben Agoraphobe auf allen Ebenen, ohne sich ihrer eigentlich bewusst zu werden. Sie halten sich für unfähig, eine wie auch immer geartete Veränderung zu ertragen, da sie einen symbolischen Tod bedeuten würde. Aus diesem Grund durchleben sie mit jedem Übergang große Ängste. Solche Veränderungen können die Pubertät, ein Arbeitswechsel, eine Schwangerschaft, ein Unfall, eine Trennung, der Tod oder auch die Geburt eines Mitmenschen usw. sein.

Solche Ängste und Beklemmungen können jahrelang im Unbewussten schlummern und nicht zum Ausdruck kommen. Eines Tages, wenn die mentalen und emotionalen Grenzen jedoch überschritten werden, brechen diese Ängste aus und werden bewusst.

Solche Menschen haben eine ebenso rege wie unkontrollierte Fantasie. Sie stellen sich Situationen vor, welche die Wirklichkeit bei Weitem übertreffen, und sind davon überzeugt, diesen Veränderungen nicht gewachsen zu sein. Diese rege Geistestätigkeit macht ihnen auch Angst vor dem Wahnsinn. Sie wagen es nicht, mit anderen darüber zu sprechen, weil sie glauben, für verrückt gehalten zu werden. Es ist höchste Zeit zu erkennen, dass es sich hier keineswegs um Wahnsinn, sondern um eine schlecht verarbeitete Übersensibilität handelt.

Treffen die obigen Darlegungen auf Dich zu, so solltest Du verstehen, dass Du keineswegs verrückt bist und dass Du auch nicht daran sterben wirst. Du standest in Deiner Kindheit lediglich den Emotionen der anderen zu offen gegenüber, da Du davon überzeugt warst, für ihr Glück oder Unglück verantwortlich zu sein. So hast Du auch ein enormes Feingefühl entwickelt, um Probleme zu erkennen und vermeiden zu können, wenn Du mit anderen zusammen bist. Das ist auch der Grund dafür, weshalb Du alle Emotionen und Ängste deiner Mitmenschen empfindest, wenn Du Dich in die Öffentlichkeit begibst. Für Dich ist es am wichtigsten zu lernen, was wahre Verantwortung bedeutet. Das Verantwortungsgefühl, das Du bisher unterhalten hast, ist nicht gut für Dich. Der Begriff der Verantwortung stellt einen wichtigen Bestandteil der Lehren von »*Höre auf Deinen besten Freund, auf Deinen Körper*« (Windpferd, 1997) dar.

Spirituelle Blockade

Die Fragen am Ende des Buches sollen Dir weitere Aufschlüsse zu Deinem Gesundheitsproblem geben und klären helfen, durch welche spirituelle Blockade Du Dir selbst wichtige Bedürfnisse vorenthältst.

Pocken

Pocken sind eine sehr ansteckende und ernste Viruserkrankung. Es kommt zu hohem Fieber und beträchtlichem Hautausschlag, der an der Stirn und den Schläfen beginnt und sich in der Folge auf Kopf,

Arme, Brust und Rücken und im Laufe von drei Tagen auf den gesamten Körper ausdehnt. Bei Kindern siehe KINDERKRANKHEITEN, bei Erwachsenen siehe FIEBER und HAUTPROBLEME.

Polypen

PHYSISCHE BLOCKADE

Dieses Problem betrifft vor allem Kinder. Es handelt sich um wuchernde Vegetationen, die anschwellen und schließlich die Nase versperren, weshalb das Kind durch den Mund atmen muss.

EMOTIONALE BLOCKADE

Das an Polypen leidende Kind ist meist recht feinfühlig. Diese Sensibilität erlaubt ihm, Ereignisse vorauszuahnen, die sich zwar anbahnen, jedoch noch nicht eingetreten sind. Sehr häufig fühlt es diese Ereignisse, ob nun bewusst oder nicht, noch vor den davon betroffenen Personen. So spürt es z. B., lange bevor das den Eltern selbst klar ist, dass zwischen ihnen etwas nicht stimmt. Es reagiert, indem es sich (mittels der Geruchswahrnehmung) verschließt, um nicht zu leiden. Es weigert sich außerdem, mit jemandem darüber zu sprechen und lebt seine Ängste deshalb alleine. Die verschlossene Nase versinnbildlicht insofern die Gedanken und Gefühle, die das Kind zurückhält, weil es fürchtet, nicht verstanden zu werden.

MENTALE BLOCKADE

Dieses Kind neigt dazu zu glauben, dass es überflüssig und nicht willkommen ist. Es kann sogar glauben, dass es schuld an den Problemen ist, die es um sich herum spürt. Es wäre gut für ein solches Kind, die Erfahrung zu machen, dass seine Umwelt es keineswegs so sieht, wie es glaubt. Außerdem ist es wichtig, dass es lernt, seine Gefühle besser zum Ausdruck zu bringen und zu akzeptieren, dass die anderen es zwar unter Umständen nicht verstehen können, dass das aber noch lange nicht heißt, dass es nicht geliebt wird.

SPIRITUELLE BLOCKADE

Die Fragen am Ende des Buches sollen Dir weitere Aufschlüsse zu Deinem Gesundheitsproblem geben und klären helfen, durch welche spirituelle Blockade Du Dir selbst wichtige Bedürfnisse vorenthältst.

Prellungen

Zu einer Prellung kommt es durch den Aufprall eines stumpfen Gegenstandes, ohne offene Hautverletzung. Siehe UNFÄLLE und HAUTPROBLEME. Prellungen geschehen oft in Augenblicken großer Müdigkeit und Schwäche, aber auch, wenn wir uns vom Leben verletzt fühlen. Sie sind ein physisches Zeichen innerer Wunden.

Presbyopie

PHYSISCHE BLOCKADE

Presbyopie oder Weitsichtigkeit ist ein Augenproblem. Der Weitsichtige sieht nur Dinge scharf, die etwas von ihm entfernt sind, da die parallelen Lichtstrahlen sich erst hinter der Netzhaut kreuzen.

EMOTIONALE BLOCKADE

Menschen mit einem solchen Sehproblem wollen ihr Innenleben nicht allzu sehr unter die Lupe nehmen. Sie brauchen sehr lange Bedenkzeit, um etwas zu unternehmen. Außerdem gelingt es ihnen nur selten, alle Einzelheiten einer bestimmten Situation zu erfassen, da sie sich nicht zutrauen, sie kontrollieren zu können.

MENTALE BLOCKADE

Dein Auge gibt Dir die Nachricht, dass Du Dich jetzt Menschen und Situationen nähern solltest, ohne davor Angst zu haben, dass Dich das überfordern könnte. Deine Ängste hindern Dich daran, Erfahrungen zu machen, die Dein Leben bereichern könnten. Du siehst das Leben an Dir vorüberziehen, anstatt es wirklich selbst zu leben.

SPIRITUELLE BLOCKADE

Die Fragen am Ende des Buches sollen Dir weitere Aufschlüsse zu Deinem Gesundheitsproblem geben und klären helfen, durch welche spirituelle Blockade Du Dir selbst wichtige Bedürfnisse vorenthältst.

Prostataleiden

PHYSISCHE BLOCKADE

Die Prostata ist eine Nebendrüse, die im männlichen Harnleiter unter der Blase liegt. Sie bildet eine Flüssigkeit, die den Großteil des Sperma darstellt. Diese Flüssigkeit verdünnt den sehr dickflüssigen männlichen Samen, nährt, beschützt und aktiviert zugleich die männlichen Samenzellen. Die häufigsten Gesundheitsprobleme auf dieser Ebene sind: ENTZÜNDUNGEN, TUMOREN und KREBS.

EMOTIONALE BLOCKADE

Diese Drüse stellt die Verbindung zwischen dem männlichen Körper und dem Sakralchakra, dem Energiezentrum der menschlichen Schaffenskraft her. Meist treten Prostatabeschwerden erst nach dem fünfzigsten Lebensjahr auf. Sie zeigen, dass der Betroffene sich durch eine bestimmte Form der Impotenz, die er nicht mit seinem Willen kontrollieren kann, aus der Fassung bringen lässt. Er wird des Lebens überdrüssig. Solche Probleme sollen ihm klarmachen, dass er nicht alles und jeden kontrollieren kann und uns das Universum oft Situationen »schickt«, in denen wir Altes loslassen müssen, um Neues zu schöpfen. Der impotente Mann empfindet auch weniger Lust zum Sexualakt. Dies ist der äußere Widerschein seiner inneren Einstellung.

MENTALE BLOCKADE

Dein Prostataleiden soll Dir helfen, Dich wieder Deiner Fähigkeit zu besinnen, dass Du Deines eigenen Glückes Schmied bist. Es ist unsinnig zu glauben, dass Du in zunehmendem Alter nichts Neues mehr in Deinem Leben schaffen kannst. Natürlich wird unser Körper älter und physisch schwächer. Doch ist das nicht eine ausgezeichnete Gelegenheit, Deine emotionalen und mentalen Kräfte zu pflegen, die Du all die Jahre hindurch hast reifen lassen, um Neues zu schaffen und Dir physisch von Jüngeren helfen zu lassen? Du musst aufhören zu glauben, dass Du weniger wert bist, nur weil Du bestimmte Aufgaben an andere abgibst. Im Gegenteil, das nennt man Weisheit.

SPIRITUELLE BLOCKADE

Die Fragen am Ende des Buches sollen Dir weitere Aufschlüsse zu Deinem Gesundheitsproblem geben und klären helfen, durch welche spirituelle Blockade Du Dir selbst wichtige Bedürfnisse vorenthältst.

Psychose

PHYSISCHE BLOCKADE

Psychosen sind Geistesstörungen, welche die gesamte Psyche eines Menschen betreffen und seine Persönlichkeit stark in Mitleidenschaft ziehen. Es kommt zu derart eindeutigen Verhaltensstörungen, dass kaum Zweifel an der Erkrankung bestehen kann. Psychotiker sind in einer Welt gefangen, die nur ihnen allein zugänglich ist, und verlieren ihre Persönlichkeit zusehends. Neben den Psychosen können auch Halluzinationen oder Delirien auftreten.

Emotionale Blockade

Zu einer solchen Geisteskrankheit kommt es bei Menschen, welche die Verbindung zu ihrem *Ich bin* verloren haben. Im Laufe der Jahre konnte ich feststellen, dass viele Psychotiker ausgeprägte Hassgefühle gegenüber dem andersgeschlechtlichen Elternteil hegen. Seit ihrer Kindheit leiden sie daran, nicht genug Anerkennung von diesem Elternteil bekommen zu haben. So versuchen sie verzweifelt, ein anderer Mensch zu sein, um anerkannt zu werden. Zur Psychose kommt es, wenn dabei die psychischen Grenzen der Selbstverleugnung überschritten werden. Sie haben so lange versucht, andere Persönlichkeiten zu verkörpern, dass sie den Kontakt zu ihrem eigentlichen *Wesen* verloren haben. Meist wollen sich Psychotiker nicht helfen lassen, da sie lieber ihre Mitmenschen – vor allem die des anderen Geschlechts – für ihre Situation verantwortlich machen.

Mentale Blockade

Leidest Du an Psychose oder hast psychotische Tendenzen, so musst Du Dir ein für alle Mal darüber klar werden, dass nur Du allein wieder mit Dir selbst Kontakt aufnehmen kannst. Was auch immer Du in Deiner Jugend erlitten haben magst, es ist nie zu spät, es zu überwinden. Das beste Mittel dazu ist wahres Verzeihen, so wie es am Ende dieses Buches beschrieben ist. Nach meinen Beobachtungen kommt es dadurch zu erstaunlichen und anhaltenden Ergebnissen.

Liest Du diese Zeilen für jemand anderen, so musst Du Dir bewusst sein, dass Du ein so ernstes Problem auch nicht mit den besten Absichten der Welt für ihn lösen kannst. Du kannst ihm vorschlagen, diesen Text zu lesen, doch ohne darauf zu beharren. Es kann aber sehr positive Auswirkungen auf diesen Menschen haben, wenn Du mit ihm über die Liebe sprichst und ihn dazu ermutigst, sich mit seinem Vater bzw. seiner Mutter auszusöhnen oder ihm/ihr zu verzeihen (auch wenn sie vielleicht nicht mehr am Leben sind). In jedem Fall ist es besser, wenn Psychotikern von Menschen desselben Geschlechts geholfen wird. Siehe auch Wahnsinn.

Spirituelle Blockade

Die Fragen am Ende des Buches sollen Dir weitere Aufschlüsse zu Deinem Gesundheitsproblem geben und klären helfen, durch welche spirituelle Blockade Du Dir selbst wichtige Bedürfnisse vorenthältst.

Rachenentzündung

Bei einer Rachenentzündung ist der Pharynx, die Verbindung zwischen Nasenhöhle und Kehlkopf, betroffen. Die Rachenmuskulatur befördert die Nahrungsmittel vom Mund in die Speiseröhre. Doch spielt dieser Bereich auch eine wichtige Rolle bei der Lautbildung und beim Hörvorgang. Siehe HALSSCHMERZEN, wobei es sich hier um verdrängten Zorn handelt. Siehe S. 28.

Rachitis

PHYSISCHE BLOCKADE

Rachitis ist eine Erkrankung, die den Körper während der Wachstumsphase betrifft. Deshalb leiden vor allem Säuglinge an Rachitis. Die Schulmedizin geht davon aus, dass diese Verlangsamung des Wachstums auf einen Mangel an Vitamin D zurückzuführen ist.

EMOTIONALE BLOCKADE

Metaphysisch gesehen leiden rachitische Kinder vor allem an Zärtlichkeitsmangel. Das muss nun nicht unbedingt bedeuten, dass die Eltern sich nicht um das Kind kümmern, sondern vielmehr, dass jenes besonders viel Aufmerksamkeit braucht. Es hindert seinen Körper daran, normal zu wachsen, in der Hoffnung, durch die Krankheit mehr Zuwendung zu erfahren.

MENTALE BLOCKADE

Hast Du ein rachitisches Kind, so solltest Du ihm nicht nur die verschriebene Dosis Vitamin D verabreichen, die es nötig hat, sondern auch versuchen, mit ihm zu sprechen. Dabei kannst Du ruhig wie mit einer vollwertigen Person mit ihm reden. Säuglinge verstehen unsere Sprache auf vibratorischer Ebene. Sage ihm, dass er eines Tages selbstständig werden wird. Ist er weiterhin davon überzeugt davon, dass er mehr Liebe erhalten wird, wenn er von der Aufmerksamkeit anderer abhängt, so wird er eines Tages wohl bitter enttäuscht werden. Seine Mitmenschen werden sich nicht mehr um ihn kümmern, wenn er Zeit seines Lebens ein Baby bleibt. Er muss akzeptieren lernen, dass seine Eltern oder Erzieher sich nach bestem Wissen und Gewissen um ihn kümmern, dass aber auch sie nur beschränkte Möglichkeiten haben.

Spirituelle Blockade

Die Fragen am Ende des Buches sollen Dir weitere Aufschlüsse zu Deinem Gesundheitsproblem geben und klären helfen, durch welche spirituelle Blockade Du Dir selbst wichtige Bedürfnisse vorenthältst.

Räude

Räude oder Krätze ist eine gutartige, aber sehr ansteckende Hautkrankheit, die durch direkten Kontakt übertragen wird. Behandelt, man sie nicht, wird sie sich infizieren und ein Ekzem bilden. Siehe Hautprobleme. Die betroffene Person lässt sich zu sehr von den anderen beeindrucken. Die kleinste Bemerkung regt sie auf, und ihre Nerven sind völlig aufgerieben. Siehe auch Juckreiz.

(Starke und verlängerte) Regelblutungen

Physische Blockade

Kommt es zu überdurchschnittlich starken und langen Regelblutungen, sprechen wir von Menorrhagien. Sie treten oft bei Frauen auf, die eine Spirale tragen.

Emotionale Blockade

Viel Blut zu verlieren, steht im Zusammenhang mit einem Verlust an Lebensfreude. Kommt es erst seit dem Einsetzen einer Spirale zu verstärktem Menstruationsfluss, so leidet die Frau insgeheim darunter, keine Schwangerschaft zulassen zu wollen. Sie hegt einen Kinderwunsch, lässt sich jedoch von ihren Ängsten oder äußeren Einflüssen davon abhalten. Hat die übermäßige Regelblutung nichts mit einer Spirale zu tun, dann siehe auch Menstruationsbeschwerden.

Mentale Blockade

Überlege Dir, was daran so schlimm und unangenehm wäre, ein Kind zu bekommen. Stelle Dir dann die Frage, ob diese Antwort der Wirklichkeit entspricht oder ob sie nicht eher einer regen Fantasie oder dem Einfluss anderer Menschen entspringt. Ist es Dir augenblicklich tatsächlich unmöglich, ein Kind zu bekommen, so gestehe Dir das Recht zu, diesen Plan lediglich aufzuschieben, ohne Dich deshalb schuldig zu fühlen.

Spirituelle Blockade
Die Fragen am Ende des Buches sollen Dir weitere Aufschlüsse zu Deinem Gesundheitsproblem geben und klären helfen, durch welche spirituelle Blockade Du Dir selbst wichtige Bedürfnisse vorenthältst.

Reisekrankheit

Physische Blockade
Zu Reisekrankheit kann es in Schiffen, Autos, Bussen, Flugzeugen und Zügen kommen. Die verschiedenen Bewegungen des Fahrzeugs verursachen Blässe, kalten Schweiß, Übelkeit und Erbrechen. Siehe daher auch Übelkeit, Erbrechen, Benommenheit und Kopfschmerzen.

Emotionale Blockade
Hinter den verschiedenen Formen der Reisekrankheit steckt meist die Angst, an etwas oder durch jemanden zu sterben. Zu solchen Ängsten kommt es vor allem bei Menschen, die alles kontrollieren wollen, um Situationen zu vermeiden, aus denen sie keinen Ausweg mehr wissen. Sie hindern sich dadurch selbst daran, den Augenblick zu leben und von den Freuden zu profitieren, die ihnen das Leben schenkt. Auch bei Menschen mit Platzangst kann es zur Reisekrankheit kommen. Schlage dazu unter jenem Punkt nach.

Mentale Blockade
Fühlst Du Dich unwohl in Verkehrsmitteln, so teilt Dir Dein Körper dadurch mit, dass Du aufhören solltest, alles kontrollieren zu wollen, und dass Du Deine Ängste ruhig zum Ausdruck bringen darfst. Interessanterweise kommt es selten zu Reisekrankheit, wenn die betroffene Person alleine ist. Beantworte Dir ehrlich die Frage, was in solchen Augenblicken in Dir vorgeht. Wem vertraust Du nicht? Zweifelst Du daran, dass andere Menschen Lösungen und Antworten für Dich kennen könnten? Öffne Dich etwas mehr den Ideen und Handlungen Deiner Mitmenschen. Dein Körper sagt Dir hier, dass es in Deinem Interesse liegt, etwas loszulassen und den anderen, ja dem gesamten Universum größeres Vertrauen entgegenzubringen. Das Universum kümmert sich um jeden, der ihm zu vertrauen weiß.

Spirituelle Blockade
Die Fragen am Ende des Buches sollen Dir weitere Aufschlüsse zu Deinem Gesundheitsproblem geben und klären helfen, durch welche spirituelle Blockade Du Dir selbst wichtige Bedürfnisse vorenthältst.

Rheuma

Physische Blockade

Bei Rheuma oder Arthritis handelt es sich um eine Gelenkentzündung, die alle typischen Zeichen einer Entzündung aufweist (Schwellung, Röte, Erwärmung, Schmerzen). Diese können an einem oder mehreren Gelenken zugleich auftreten, die nicht nur bei Bewegung und tagsüber ebenso schmerzen wie nachts. Gelenkschmerzen und nächtliche Entzündungsschmerzen lassen meist auf Arthritis schließen. Außerdem kann die dadurch verursachte Gelenkversteifung ein großes Handicap für den Patienten darstellen.

Emotionale Blockade

Die Medizin unterscheidet zwischen verschiedenen Formen von Rheuma. Der Grad der Erkrankung steht hierbei in direktem Zusammenhang mit dem Grad der emotionalen, mentalen und spirituellen Blockade.

In der Regel leiden besonders Menschen an Rheuma, die recht hart mit sich selbst sind, sich nicht das Recht zugestehen, aufzuhören oder das zu tun, wozu sie Lust haben und andere nur unter großer Überwindung um einen Gefallen bitten können. Sie ziehen es vor, von den anderen so anerkannt zu werden, dass sie das erhalten, was sie eigentlich brauchen. Entsprechen die Mitmenschen jedoch nicht diesen Erwartungen, sind sie enttäuscht, verbittert und nachtragend. Oft durchleben sie deshalb Rachegelüste, doch fühlen sie sich nicht stark genug, diese dann auch tatsächlich zum Ausdruck zu bringen. So kommt es zu Zorn, den sie ebenfalls gut zu verheimlichen wissen. Sie haben einen sehr ausgeprägten, inneren Sinn für Kritik.

Die Stelle, an der es zu rheumatischen Entzündungen kommt, gibt weitere Aufschlüsse bezüglich des betroffenen Lebensbereichs. Tritt Rheuma z. B. in den Handgelenken auf, sollte die betroffene Person versuchen, ihre Einstellung zur Arbeit zu ändern, die sie mit ihren Händen verrichtet. Braucht sie Hilfe, sollte sie lieber lernen, andere darum zu bitten, als telepathische Fähigkeiten von ihnen zu erwarten, damit sie erraten, was sie braucht.

Menschen mit Rheumaproblemen geben oft den Anschein der Folgsamkeit, doch glüht ein innerer Zorn in ihnen, den sie sich selbst übel nehmen. So wie die Arthritis lähmen auch die eigenen Gefühle. Es liegt in ihrem eigenen Interesse, solch lähmende Emotionen nicht weiter anzuhäufen.

Mentale Blockade

Leidest Du an Rheuma, so stell Dir doch einmal die Frage, warum es Dir so schwerfällt, andere um etwas zu bitten. Wenn Du glaubst, Du würdest übertreiben und wärst ein Egoist, wenn Du das tätest, was Dir Spaß macht, so solltest Du diese Einstellung noch einmal ganz genau überdenken und hinterfragen, ob das auch wirklich wahr ist. Du tätest vielleicht gut daran, die Definition des Wortes *Egoist* einmal genauer unter die Lupe zu nehmen. Freunde Dich mit dem Gedanken an, dass Du sehr wohl das Recht dazu hast, Aufgaben abzulehnen, die Du nicht erledigen willst. Entscheidest Du Dich jedoch dazu, dann verrichte sie mit Vergnügen und nicht mit innerem Nörgeln.

Erlegst Du Dir viel Arbeit auf, weil Du dadurch die Anerkennung der anderen erhoffst, so ist das Dein gutes Recht. Sei Dir dabei jedoch dessen bewusst, dass Du das für Dich tust und nicht, weil Dich irgendwer dazu verpflichtet. Andererseits hast Du aber auch das Recht dazu, nach Anerkennung zu streben, wenn Du etwas für andere tust. Verrichtest Du Deine Aufgaben mit Spaß, anstatt sie zu kritisieren, wird Dir das Leben leichter erscheinen, und Dein Körper wird wieder geschmeidig und beweglich werden. Siehe dazu auch S. 28.

Spirituelle Blockade

Die Fragen am Ende des Buches sollen Dir weitere Aufschlüsse zu Deinem Gesundheitsproblem geben und klären helfen, durch welche spirituelle Blockade Du Dir selbst wichtige Bedürfnisse vorenthältst.

Rheumatismus

Rheumatismus ist eine Gelenkerkrankung, die verschiedene Ausmaße annehmen kann. Alle Formen sind schmerzhaft, versteifen das Gelenk und beeinträchtigen so die Bewegungsfreiheit. Wir unterscheiden zwischen zwei großen Kategorien: Degenerative Gelenkerkrankung (Arthrose) und Gelenkentzündung (Arthritis).

Rhinitis

Siehe Nasenprobleme. Bei einer Nasenschleimhautentzündung kommt auch verdrängter Zorn zum Ausdruck. Siehe auch S. 28.

Rippenbruch

Siehe KNOCHENBRÜCHE. Die betroffene Person hat das Gefühl, ihren Panzer zu verlieren. Sie kann sich weder verteidigen noch schützen.

Roger-Krankheit

Bei dieser Krankheit handelt es sich um einen angeborenen Herzfehler, den sogenannten Ventrikelseptumdefekt, durch den zu wenig Blut von der linken in die rechte Herzkammer gelangt. Siehe HERZPROBLEME und die Ausführungen zu angeborenen Krankheiten im Einleitungsteil dieses Buches.

Roseola

Roseola ist eine Kinderkrankheit, die 72 Stunden langes Fieber hervorruft, nach dem sich 48 Stunden lang rote Flecken auf der Haut, der Brust und den Gliedmaßen abzeichnen. Siehe KINDERKRANKHEITEN und HAUTPROBLEME.

Röteln

Röteln sind eine akute und ansteckende Infektionskrankheit, bei der es zu Fieber und Hautausschlägen kommt. Die Krankheitsstadien ähneln stark denen der Masern. Siehe KINDERKRANKHEITEN, HAUTPROBLEME und FIEBER.

(Erbliche) Rückenmarkerkrankung

PHYSISCHE BLOCKADE

Bei der sogenannten Friedreichschen Ataxie handelt es sich um eine Familienkrankheit, bei der der betroffene Mensch zunächst nicht sehr sicher auf den Beinen steht, obwohl er sonst bei guter Gesundheit zu sein scheint. Dann kommt es immer häufiger zu ungeschickten Handgriffen, die Hände und dann die Arme beginnen zu zittern. Die Sprache wirkt zerhackt, da die einzelnen Silben voneinander getrennt werden. Dies sind die ersten Anzeichen dafür, dass die Erkrankung das Gehirn erreicht hat.

EMOTIONALE BLOCKADE

Eine solche Krankheit zeigt, dass die betroffene Person sich viel zu sehr von der Familie beeinflussen lässt. Sie hängt von der Zuneigung ihrer Nächsten ab und zieht es vor, nichts zu sagen, anstatt den Menschen, die sie liebt, dadurch zu missfallen, dass sie für ihre Ansichten einsteht.

MENTALE BLOCKADE

Leidest Du an dieser Krankheit, so versucht Dir Dein Körper mitzuteilen, dass Du schnellstmöglich den Entschluss fassen solltest, wieder Du selbst zu werden, anstatt Dich den Erwartungen Deiner Eltern (meist der Mutter) oder der Familie gegenüber völlig hilflos ausgesetzt zu fühlen und Dich auf kleiner Flamme sterben zu lassen. Es ist möglich, dass die Erwartungen Deiner Mutter schon vor Deiner Geburt bestanden. Gestehe ihr das Recht zu solchen Erwartungen zu. Meist wollen die Eltern, die große Hoffnungen in ihre Kinder setzen, dass jene erreichen, was sie selbst nie geschafft haben. Versuche, Deiner Mutter und dem Rest Deiner Familie gegenüber mehr Mitgefühl aufzubringen und ihnen nichts nachzutragen. Doch versuche zugleich zu erkennen, was Du wirklich willst, und wage den Schritt zur Tat. Akzeptiere auch den Gedanken, dass Deine Handlungen die Erwartungen Deiner Mutter enttäuschen können, doch ist sie selbst für eine solche Enttäuschung verantwortlich. Es lag allein an ihr, ihre eigenen Träume zu verwirklichen, so wie es Deine Lebensaufgabe ist, die Deinigen in die Tat umzusetzen.

SPIRITUELLE BLOCKADE

Die Fragen am Ende des Buches sollen Dir weitere Aufschlüsse zu Deinem Gesundheitsproblem geben und klären helfen, durch welche spirituelle Blockade Du Dir selbst wichtige Bedürfnisse vorenthältst.

Rückenschmerzen

PHYSISCHE BLOCKADE

Im Rücken liegen viele verschiedene Muskeln, doch meinen wir meist die Wirbelsäule, wenn wir von Rückenschmerzen sprechen. Das Rückgrat ist eine lange, biegsame Folge von Knochen, die sich auf das Becken stützen und bis zum Kopf hinaufsteigen, den sie tragen. Das Rückgrat setzt sich aus 33 Wirbeln in folgender Reihenfolge zusammen: Hals-, Brust-, Lendenwirbel, Kreuzbein und Steißbein. Die Beschreibung der Rückenschmerzen bezieht sich auf alle Rückenprobleme außer denen, die das Steißbein und die Halswirbel betreffen. Siehe STEISSBEINPROBLEME und NACKENSCHMERZEN.

Emotionale Blockade

Denjenigen Menschen, die Schmerzen in der unteren Rückenpartie, d. h. im Bereich des Kreuzbeins haben, ist Freiheit heilig. Sie fürchten, ihre Bewegungsfreiheit zu verlieren, wenn die anderen ihre Hilfe brauchen. Oft haben solche Menschen Existenzängste.

Schmerzen vom Lendenwirbel fünf bis zum Brustwirbel elf, d. h. von den Lenden bis zur Taille, stehen in Zusammenhang mit Ängsten, die auf materielle Unsicherheit zurückgehen. Da die Wirbelsäule die Stütze des menschlichen Körpers ist, treten Rückenschmerzen im Allgemeinen dann auf, wenn wir uns nicht genug unterstützt fühlen. Die unteren Rückenpartien stehen in Zusammenhang mit dem *Haben*, wie z. B. Güter, Geld, einen Partner, ein Haus, Kinder, einen guten Job, Diplome usw. Schmerzen in diesem Bereich deuten darauf hin, dass die betroffene Person Dinge besitzen muss, um sich in Sicherheit zu fühlen, jedoch nicht wagt, sich das selbst oder anderen einzugestehen. Deshalb lädt sie sich alles auf den eigenen Rücken, da sie alles selbst tun muss.

Die Angst vor dem materiellen Mangel bewirkt, dass die fragliche Person auf der physischen Ebene sehr aktiv ist, da sie sich so selbst stützt. Es fällt ihr schwer, andere um Hilfe zu bitten. Wenn es jedoch so weit kommt und sie erhält sie nicht, fühlt sie sich völlig in die Enge getrieben, und ihre Rückenschmerzen verschlimmern sich.

Menschen, deren Schmerzen im oberen Rücken, d. h. zwischen den Brustwirbeln bis zu den Halswirbeln, also zwischen Taille und Hals, liegen, erleben diese Unsicherheit im affektiven Bereich. Für sie ist das *Tun* sehr wichtig, da sie sich dadurch in Sicherheit wähnen. Tut jemand etwas für sie, fühlen sie sich geliebt. So zeigen auch sie ihre Zuneigung dadurch, dass sie Dinge für andere verrichten. Doch kann ihnen der Rücken solche Schmerzen bereiten, dass sie eine ausgezeichnete Ausrede dafür haben, nichts mehr tun zu müssen. Sie fürchten nämlich, dass die anderen ihnen nicht mehr helfen, wenn sie zu viel für sie tun.

Folglich setzen sie auch große Erwartungen in ihre Mitmenschen. Werden diese nicht erfüllt, haben sie das Gefühl, alles selbst (auf ihrem Rücken) tragen zu müssen. Da es ihnen besonders schwerfällt, andere um etwas zu bitten, ist es ein besonderer Tiefschlag, wenn ihnen die mühsam erkämpfte Bitte dann abgeschlagen wird. Die Rückenschmerzen werden unmittelbar schlimmer. Andererseits können aber auch solche Menschen unter Rückenschmerzen leiden, die sich in allem, was sie tun, beobachtet fühlen. Sie haben ständig das Gefühl, jemanden *im Rücken zu haben.*

Liegen Deine Schmerzen im unteren Rückenbereich, solltest Du Dir lieber Deiner Grenzen bewusst werden, anstatt zu glauben, Deine Freiheit zu verlieren, wenn Du anderen hilfst. Erkläre den anderen, wo Deine Grenzen liegen, und handle dementsprechend. Vergiss nicht, dass Du zuerst Hilfe säen musst, um später (wenn auch möglicherweise von anderer Seite) Hilfe ernten zu können. Vielleicht hast Du früher einmal die Erfahrung gemacht, dass Du ausgenutzt wurdest, wenn Du zu hilfsbereit warst. Jetzt hindert Dich die Angst vor einem ähnlichen Missgeschick daran, anderen zu geben, was Dir jedoch umgekehrt auch helfen würde, mehr zu bekommen. Hast Du Existenzängste, so werde Dir darüber klar, dass Du nicht eigentlich um Dein Überleben fürchtest, sondern dass der Teil in Dir, der von der Zuneigung der anderen abhängt, glaubt, nicht allein überleben zu können. Doch hast Du alles, was Du dazu brauchst.

Was Schmerzen im Taillenbereich betrifft, so solltest Du lernen, Dein Bedürfnis nach materieller Sicherheit zu akzeptieren. Nur so kannst Du auch wirklich von dem profitieren, was Du *hast*. Auch wenn Du in Deinem tiefsten Inneren davon überzeugt bist, dass es nicht gut ist, zu sehr an materiellen Gütern zu hängen, so musst Du doch damit beginnen, sie Dir zuzugestehen, um in der Folge in der Lage zu sein, Dich auch ohne sie sicher zu fühlen.

Anstatt zu glauben, dass niemand sich um Dich kümmert, solltest Du lieber lernen, Deine Anliegen klarer zu formulieren. Trotzdem ist es wichtig, nicht zu vergessen, dass die anderen keineswegs dazu verpflichtet sind, Deinen Bitten Folge zu leisten. Da andere Menschen dieses *Haben* vielleicht weniger benötigen als Du, sind sie vielleicht auch nicht in der Lage, Deine Bedürfnisse richtig zu verstehen. Auf alle Fälle wird es Dir leichter fallen, diese in Worte zu fassen, wenn Du sie Dir einmal offenen Herzens zugestanden hast.

Liegen Deine Schmerzen im oberen Rücken, zwischen Taille und Nacken, so musst Du aufhören zu glauben, dass Du für das Glück anderer Menschen verantwortlich bist. Du wirst weiterhin gerne etwas für andere tun, doch wird dies nicht mehr aus derselben Motivation geschehen. Tust Du anderen einen Gefallen, so tue es aus Liebe, weil Du Lust hast, Freude machen zu wollen. Du hast es nicht mehr nötig, die affektive Stütze der ganzen Welt zu sein.

Außerdem musst Du verstehen, dass nicht alle so denken wie Du und nicht alles daran setzen müssen, Dich glücklich zu machen. Sie können Dich auch dann lieben, wenn sie nichts für Dich tun oder Deinen Erwartungen nicht entsprechen. Du musst also lernen, Deine

Wünsche in Worte zu fassen und Deinen Mitmenschen zu erklären, dass Du es noch nötig hast, dass sie etwas für Dich tun, um das Gefühl zu haben, geliebt zu werden, dass Du das aber eines Tages nicht mehr brauchen wirst, wenn Du genug Liebe getankt hast.

SPIRITUELLE BLOCKADE
Die Fragen am Ende des Buches sollen Dir weitere Aufschlüsse zu Deinem Gesundheitsproblem geben und klären helfen, durch welche spirituelle Blockade Du Dir selbst wichtige Bedürfnisse vorenthältst.

Rückgratverkrümmung

PHYSISCHE BLOCKADE
Diese Krankheit bezeichnet eine übermäßige Krümmung der Wirbelsäule nach vorne. Sie betrifft oft Kinder und Jugendliche, vor allem Jungen, und führt zu einem gebeugten Rücken oder gar Buckel.

EMOTIONALE BLOCKADE
Der Junge, der an dieser Krankheit leidet, hat das Gefühl, die ganze Welt auf seinen Schultern tragen zu müssen. Oft lebt er in einer Familie, die zu große Hoffnungen in ihn setzt. Der Umstand, eine Zukunft schaffen zu müssen, die sich dieser Hoffnungen würdig erweist, liegt ihm wie eine schwere Last auf dem Rücken und macht ihm Angst. Siehe auch RÜCKENSCHMERZEN.

MENTALE BLOCKADE
Leidest Du an einer Rückgratverkrümmung, ist es höchste Zeit, dass Du Dir darüber klar wirst, was Du wirklich von Deiner Zukunft erwartest. Es ist jedoch wichtig, dass Du dabei Deine eigenen Grenzen nicht zu übertreffen suchst. Außerdem musst Du erkennen, dass Deine Eltern (oder andere Dir nahestehenden Menschen), die diese Erwartungen in Dich setzen, eigentlich nur Dein Bestes wollen. Anstatt Dir zu wünschen, sie endlich loszusein, solltest Du Dich daran erinnern, dass alles, was von außen an uns herankommt, lediglich ein Ausdruck unserer eigenen Innenwelt ist. Ist Dir einmal klar, dass Du Dich auch um Dich selbst kümmern kannst, ohne Dich deshalb unter der Last der Welt zu beugen, wird es ihnen ein Vergnügen sein, Dich auch allein um Deine Zukunft kümmern zu lassen.

Spirituelle Blockade

Die Fragen am Ende des Buches sollen Dir weitere Aufschlüsse zu Deinem Gesundheitsproblem geben und klären helfen, durch welche spirituelle Blockade Du Dir selbst wichtige Bedürfnisse vorenthältst.

Rülpsen

Physische Blockade

Von Rülpsen spricht man, wenn Gase aus dem Magen geräuschvoll aus dem Mund treten. Kommt es wiederholt nach dem Essen oder auch nüchtern zu Aufstoßen, so verweise ich auf Luftschlucken. Siehe auch Aufstossen.

Emotionale Blockade

Jemand, der zu oft aufstößt, schluckt zu viel Luft. Es heißt, dass ein Schreck verursachen kann, dass man Luft schluckt, anstatt sie zu atmen. Dieser Schrecken kann durch ein plötzliches Ereignis oder einen Gedanken verursacht werden. Da es in der Regel nach dem Genuss fester oder flüssiger Nahrungsmittel zum Aufstoßen kommt, hat diese Angst mit dem Essen oder Trinken selbst zu tun. Ein solcher Mensch kann positive Gedanken, Gesten oder Komplimente, die sein Selbstachtungsgefühl stärken könnten, nur schwer annehmen. Sie werden zurückgewiesen. Oft werden gute Vorsätze der anderen schlecht interpretiert, was ebenfalls zu diesen plötzlichen Ängsten führen kann.

Mentale Blockade

Dieses Aufstoßen soll Dir helfen, Dich so zu akzeptieren, wie Du bist und Deine Selbstsicherheit auch dann nicht zu verlieren, wenn die anderen nicht unbedingt mit Dir einverstanden sind. Erlaube Dir, das anzunehmen, was Dir die anderen schenken, und versuche zu erkennen, was sie an Dir schätzen.

Spirituelle Blockade

Die Fragen am Ende des Buches sollen Dir weitere Aufschlüsse zu Deinem Gesundheitsproblem geben und klären helfen, durch welche spirituelle Blockade Du Dir selbst wichtige Bedürfnisse vorenthältst.

Salpingitis

Eine Salpingitis ist eine Entzündung oder Infektion eines Eileiters. Siehe EILEITERERKRANKUNGEN. Die Problematik geht hier auf verdrängten Zorn zurück. Siehe S. 28.

Scharlach

Scharlach ist eine Infektionskrankheit, die zu Hautausschlägen führt. Der plötzliche Krankheitsbeginn zeichnet sich durch Fieber und Angina aus, denen sich etwa 24 Stunden später ein Hautausschlag zugesellt, der praktisch den ganzen Körper scharlachrot werden lässt. Siehe FIEBER, ANGINA, HAUTPROBLEME und HITZBLATTERN. Den dortigen Ausführungen ist hinzuzufügen, dass die betroffene Person wegen eines unerwarteten Ereignisses, das plötzlich und völlig unvorhergesehen über sie hereinbrach, in heftigen Zorn geraten ist.

Scheckhaut

Bei der sogenannten Scheckhaut oder Vitiligo kommt es zur Depigmentation der Haut, die zu weißen Flecken von verschiedener Größe und Form führt. Abgesehen von der Entfärbung dieser Stellen ist die Haut völlig normal. Siehe HAUTPROBLEME.

Scheidenentzündung

Siehe VAGINALLEIDEN, die hier vor allem durch verdrängten Zorn ausgelöst werden. Siehe dazu auch S. 28.

Scheuermann-Krankheit

Meist erkranken Jugendliche an dieser Entzündung der Epiphyse. Es kommt zu heftigen Rückenschmerzen, die nach einigen Monaten deutliche Spuren einer Rückgratverkrümmung erkennen lassen: Der Rücken wölbt sich nach vorne und wird zusehends steifer. Siehe RÜCKENPROBLEME. Der betroffene Mensch versteift sich, weil er die Last eines oder gar mehrerer Menschen in seinem Rücken verspürt. Er muss lernen, sich selbst zu behaupten und zu erkennen, dass er die anderen eigentlich gar nicht ertragen müsste, wenn er dazu nicht bereit wäre.

Schiefhals

Ein Schiefhals ist ein akutes oder chronisches Symptom, bei dem der Kopf sich auf eine Seite neigt. Diese akute oder chronische Körperhaltung ist ebenso ungewollt wie schmerzhaft. Siehe NACKENSCHMERZEN. Die betroffene Person kann sich selbst Vorwürfe für ihre *Neigungen* machen oder aber auch in einem Teufelskreis gefangen fühlen. In jedem Fall gelingt es ihr nicht, den Augenblick zu leben.

Hindert sie der Schiefhals daran, den Kopf zu schütteln, so würde sie gerne »Nein« zu etwas sagen, traut sich aber nicht. Kann sie hingegen nicht mehr nicken, so fehlt ihr der Mut zum »Ja«. Sie ist auf eine falsche Bahn geraten. Doch kann sie dem Abhilfe schaffen, indem sie ihre Situation überdenkt und korrigiert.

Schielen

PHYSISCHE BLOCKADE

Schielt man, so kann man einen Gegenstand nicht mit beiden Augen zugleich ansehen. Jedes Auge funktioniert unabhängig vom anderen.

EMOTIONALE BLOCKADE

Hast Du das Gefühl, gierig auf etwas zu *schielen*? Könnte das auf Dich zutreffen? Wenn ja, in welchem Bereich beneidest Du andere?

Untersuchungen ergaben, dass Menschen, die schielen, Schwierigkeiten haben, beide Gehirnhälften zugleich arbeiten zu lassen. So durchleben sie entweder rationelle oder gefühlsmäßige Phasen, was ihre Wahrnehmung der Wirklichkeit verzerrt. Entweder empfinden sie sie oder aber sie interpretieren sie intellektuell, d. h. auf der Grundlage ihrer Erinnerungen und all ihrer Lernerfahrungen. Hier die verschiedenen Bedeutungen des Schielens:

- *das linke Auge schielt nach oben*: Überdurchschnittliche Gemütserregbarkeit.
- *das rechte Auge schielt nach oben*: Intellektuelle Erregbarkeit und leicht abschweifende Gedanken.
- *das linke Auge schielt nach außen*: Instinktives Handeln ohne verstandesmäßiges Hinterfragen; alle Aktionen werden von großem Feingefühl gelenkt, wobei nicht immer Wort gehalten wird, auch wenn dem keine bösen Absichten zugrunde liegen.
- *das rechte Auge schielt nach außen*: Schwierige Beziehungen zwischen Geist und Objektwelt. Intellektuelle Bemühungen versuchen diese wettzumachen. Der Geist läuft gelegentlich im Kreis und kann zu Depressionen neigen.

- *das linke Auge schielt nach innen*: Minderwertigkeitskomplexe aufgrund verdrängter Ängste. Eine übergroße Sensibilität überdeckt andere Persönlichkeitskomponenten.
- *das rechte Auge schielt nach innen*: Große Erregbarkeit, da die gesamte Aufmerksamkeit auf die eigene Person gerichtet ist. Kämpfernaturen und nachtragende Menschen.
- *das linke Auge schielt nach oben und außen*: Träumer und Irrationalisten, denen der Zeitbegriff fehlt.
- *das rechte Auge schielt nach oben und außen*: Irrationaler, undisziplinierter, ja amoralischer Geist.

Mentale Blockade

Da sich das Schielen meist in der Kindheit oder frühen Jugend einstellt, können wir davon ausgehen, dass auch die ihm zugrunde liegende seelische Blockade in diese Zeit fällt. Schielt das rechte Auge, so hängt dies wahrscheinlich mit Deinem Schulleben oder dem Stellenwert zusammen, der Deiner Bildung in Deiner Familie beigemessen wurde. Das linke Auge lässt hingegen eher auf eine Problematik im affektiven Bereich mit Eltern oder Familie schließen.

Neben den Körperübungen mit einem Kinesiologen, die Dir helfen werden, die beiden Gehirnhemisphären besser zu koordinieren, solltest Du auch die Entscheidungen überdenken, die Du in Deiner Kindheit getroffen hast und dabei die Ausführungen zur emotionalen Blockade berücksichtigen. Finde Dich mit dem Gedanken ab, dass Du selbst Dich geweigert hast, die Dinge und Menschen so zu sehen wie sie waren. Da Du heute jedoch nicht mehr derselbe bist, kannst Du neue Entscheidungen treffen, die Dir helfen werden, genauer zu sehen, was in Dir und um Dich vorgeht.

Spirituelle Blockade

Die Fragen am Ende des Buches sollen Dir weitere Aufschlüsse zu Deinem Gesundheitsproblem geben und klären helfen, durch welche spirituelle Blockade Du Dir selbst wichtige Bedürfnisse vorenthältst.

Schilddrüsenerkrankungen

Physische Blockade

Die Schilddrüse hat die Form eines Schildes und liegt im unteren Halsbereich. Ihre Hormone wirken auf die verschiedensten Körperebenen. Die Probleme der Schilddrüse beziehen sich alle auf eine Überfunktion oder Unterfunktion.

EMOTIONALE BLOCKADE

Die Schilddrüse stellt die Verbindung zwischen unserem Körper und dem Energiezentrum des Halschakras her. Dieses Chakra hat mit unserer Willenskraft und unserer Fähigkeit zu tun, unsere Bedürfnisse zum Ausdruck zu bringen bzw. unser Leben nach ihnen zu gestalten. Nur so kann unsere Individualität wachsen und gedeihen. Dieses Energiezentrum steht in direktem Zusammenhang mit dem Sakralchakra im Genitalbereich. Siehe daher auch EIERSTOCKLEIDEN bzw. HODENBESCHWERDEN, da alle Chakren miteinander verbunden sind und ein Problem auf einer Ebene durchaus auch ein Problem auf einer anderen hervorrufen kann.

Eine Überfunktion der Schilddrüse deutet darauf hin, dass die betroffene Person zu viel tut. Sie möchte sich eigentlich mäßigen und ihr Leben gestalten, erlaubt es sich aber nicht, da sie sich dafür verantwortlich fühlt, das Leben all derer zu gestalten, die sie liebt. Sie nimmt sich nicht die Zeit, sich über ihre eigenen Bedürfnisse klar zu werden, bevor sie zur Tat schreitet. Meist versuchen hyperaktive Menschen, anderen etwas zu beweisen, oder wollen durch ihre Handlungen geliebt werden. Sie verlangen viel von sich selbst und viel von den anderen. Sie fürchten, nicht schnell genug handeln zu können, und haben oft das Gefühl, ihnen seien die Hände gebunden. Alles muss schnell gehen. Ihren Handlungen liegen weder gesunde Motivation noch wahre Bedürfnisse zugrunde. Ihr Tatendrang kann so weit gehen, dass sie völligen Unsinn erzählen oder gar lügen, damit die Dinge in Bewegung geraten.

Eine Unterfunktion der Schilddrüse deutet hingegen darauf hin, dass der betroffene Mensch gerne zur Tat schreiten würde und seine tiefsten Wünsche nicht genug zum Ausdruck bringt. Doch fürchtet er sich davor zu handeln, da er meint, nicht schnell genug zu sein, um das zu erreichen, was er sich wünscht. Er hört nicht genug auf sein *Ich will*. In diesen beiden Worten steckt eine große, kreative Kraft. Sie kann Dinge in Bewegung setzen, um unsere Wünsche zu verwirklichen.

Außerdem wird dieses Energiezentrum auch das »Füllhorn« oder das Chakra des Überflusses genannt. Warum? Ganz einfach, weil wir unserem ***ICH BIN*** Respekt zollen, wenn wir auf unser *Ich will* hören. Ist unser Ich ausgeglichen, leben wir auf allen Ebenen im Überfluss: Glück, Gesundheit, Liebe, Wohlstand usw.

Mentale Blockade

Durch eine Überfunktion der Schilddrüse solltest Du lernen, Dich zu mäßigen und in Ruhe zu überlegen, was Du wirklich willst, um Dir das Leben nach Deinen Wünschen zu gestalten. Es ist unsinnig zu glauben, dass Du immer handeln musst, um anerkannt oder geliebt zu werden. Auch ist nicht alles so dringend, wie Du oft glaubst. Ich bin mir sicher, dass Deine Mitmenschen Dich noch mehr schätzen werden, wenn Du Deinen natürlichen Rhythmus wiedererlangt hast und Deinen wahren Bedürfnissen entsprichst. Die Schilddrüse ist auch für das Wachstum verantwortlich. Entspricht Dein *Ich will* daher Deinen echten Bedürfnissen, wirst Du auch auf der Ebene Deiner Seele wachsen und erkennen, wozu Du auf Erden bist.

Leidest Du an einer Unterfunktion der Schilddrüse, so musst Du Dir darüber klar werden, dass nur Du allein sie wieder zu ihrem Normalzustand bringen kannst. Es tut Dir nicht gut zu glauben, dass Du Dein Leben nicht nach Deinen Wünschen gestalten und Deine Bedürfnisse nicht in Worte fassen kannst. Du hast sehr wohl das Recht dazu, zu tun, was Du willst, da Du ja selbst die Konsequenzen trägst. Auch wenn Du in Deiner Jugend Angst hattest, Deine Wünsche auszudrücken, so sagt Dir Dein Körper jetzt, dass Du eine neue Lebensphase angehen solltest.

Haben Dich bestimmte Personen durch Worte oder Taten verletzt oder Dich glauben lassen, dass Du alleine zu nichts fähig seist, so ist es an der Zeit, dass Du ihnen dafür verzeihst. Sie waren lediglich dazu da, Dir eine Lektion zu erteilen, die Du in diesem Leben zu lernen hattest, und zwar Deine Angst zu überkommen, Dein Leben selbst zu gestalten und für Deine Bedürfnisse einzustehen. (Die Schritte zum Verzeihen findest Du am Ende dieses Buches.)

Spirituelle Blockade

Die Fragen am Ende des Buches sollen Dir weitere Aufschlüsse zu Deinem Gesundheitsproblem geben und klären helfen, durch welche spirituelle Blockade Du Dir selbst wichtige Bedürfnisse vorenthältst.

Schlaflosigkeit

Sind Dauer und Tiefe des Schlafs beeinträchtigt, sprechen wir von Schlaflosigkeit. Psychologische Studien ermittelten, dass Menschen mit Schlafstörungen empfindlich und ängstlich sind oder sich große Sorgen machen. Ich schlage Dir daher vor, unter Beklemmungen nachzulesen und zu versuchen, Deine Empfindlichkeit zu Empfindsamkeit werden zu lassen. Ist man davon überzeugt, dass *der Rat über Nacht kommt*, so können alle Alltagssorgen uns sehr wohl von einem gesunden Schlaf abhalten. Da sollte man sich vielleicht eher zu Herzen nehmen, den Rat im Schlaf zu suchen ...

Schlafwandeln

Meist wandeln Kinder oder Jugendliche im Schlaf. Dabei wird wie im Wachzustand gehandelt oder gesprochen, obwohl die Person tief schläft. Schlafwandler kehren in der Regel allein wieder in ihr Bett zurück und setzen dort ihren Schlaf ununterbrochen fort. Am nächsten Tag entsinnen sie sich keinerlei Einzelheiten. Meines Erachtens ist das Schlafwandeln eher ein Problem für die anderen als für den Schlafwandler selbst. Sie sind es ja, die Angst um ihn haben. Es kommt vor allem bei sehr intensiv erlebten Träumen dazu. Das Kind vermag hier nicht zwischen Wirklichkeit und Traumwelt zu unterscheiden. Daher neigen in der Regel auch besonders fantasiereiche Kinder zum Schlafwandeln, die ihre Sehnsüchte nicht im Wachzustand ausleben können.

Schlafzwang

PHYSISCHE BLOCKADE

Schlummersucht, Schlafzwang oder Narkolepsie ist eine Störung der Regelung der Wach- und Schlafphasen. Es kommt zu ebenso plötzlichen wie unerwarteten »Schlafanfällen«. Diese sind in der Regel zwar sehr kurz, können dafür aber bis zu hundert Mal am Tag auftreten.

EMOTIONALE BLOCKADE

Zu einem solchen Problem kommt es bei Menschen, die ihre Bedürfnisse von Ruhe und Arbeit nicht einzuschätzen wissen. Sie arbeiten – manchmal auch nur in Gedanken – , wenn sie rasten sollten, und arbeiten sie, so träumen sie schon davon, aufzuhören und sich wieder auszuruhen. Solche Menschen kommen nur schwer zur Ruhe und scheinen nach außen hin immer sehr beschäftigt zu sein. Ihre Tätigkeiten sind sehr unausgeglichen.

MENTALE BLOCKADE

Leidest Du an Schlafzwang, so leidest Du sicher auch daran, Dich während des Schlafs nicht wirklich auszuruhen und erholen zu können. Du träumst von einer wahren, durchschlafenen Nacht. Dein Körper versucht Dir hier klarzumachen, dass Du nicht immer tätig sein musst, um die Anerkennung anderer zu gewinnen, geliebt und geachtet zu werden. Es ist höchste Zeit, dass Du Dir erlaubst, Deine Tätigkeiten völlig einzustellen, wenn Du Dich dazu entschließt, Dich auszuruhen, ohne Dir dafür Vorwürfe machen zu müssen. Am schwierigsten wird Dir dabei wahrscheinlich fallen, keine Schuldgefühle mehr zu empfinden. Übung macht den Meister!

SPIRITUELLE BLOCKADE

Die Fragen am Ende des Buches sollen Dir weitere Aufschlüsse zu Deinem Gesundheitsproblem geben und klären helfen, durch welche spirituelle Blockade Du Dir selbst wichtige Bedürfnisse vorenthältst.

Schleimbeutelentzündung

PHYSISCHE BLOCKADE

Hier handelt es sich um eine Entzündung der Gewebesäckchen, welche die verschiedenen Gelenke umgeben. Oft betrifft dies den Ellenbogen oder die Schulter. Eine bestimmte, klar abgegrenzte Zone schwillt an, wird heiß und rötet sich, wobei die Schwellung sehr schmerzhaft ist und sich elastisch anfühlt. Siehe auch SCHULTERSCHMERZEN und ELLENBOGENSCHMERZEN.

EMOTIONALE BLOCKADE

Zu einer Schleimbeutelentzündung kommt es meist dann, wenn die betroffene Person jemand oder etwas am liebsten schlagen würde, sich dies jedoch verbietet und ihren Zorn zurückhält. Oft handelt es sich dabei um Perfektionisten, die sich nicht das Recht zur Wut zugestehen wollen. Diese verzieht sich gleichsam in das Gelenk, das von der Situation metaphysisch gesehen am meisten betroffen ist. So wird sich der Schleimbeutel des Schultergelenks entzünden, wenn die fragliche Person jemanden schlagen wollte, dem gegenüber sie sich zu sehr verantwortlich fühlt. Handelt es sich jedoch um einen wütenden Schlag im Sport, wie z. B. beim Golf oder Tennis, so wird sich die Schleimbeutelentzündung im Ellenbogen einfinden. Dies geschieht umso eher, wenn man sich für etwas Vorwürfe macht oder sich nur schwer so akzeptieren kann, wie man ist.

MENTALE BLOCKADE

Leidest Du an einer Schleimbeutelentzündung, ist es höchste Zeit für Dich zu erkennen, dass Du eine Situation nicht so lange aushalten musst, bis sie Dir Schmerzen bereitet. Das heißt nicht, dass Du dem anderen jetzt »eine scheuern« sollst, wenn Du merkst, dass Du an

Deine Grenze gelangst. Du hast andere Mittel, um das klarzumachen und um das zum Ausdruck zu bringen, was Du willst.

Erinnere Dich an das Beispiel im Vorwort, an die Frau, die keine Lust mehr hatte, so verbissen wie für Wettkämpfe Tennis zu spielen. Sie wollte nur zum Vergnügen spielen. Bei jedem Doppel wurde sie wütend, da ihre Partnerin ihr Vorwürfe machte, nicht gut genug zu spielen, um gegen die anderen zu gewinnen. Außerdem warf sie sich selbst vor, sich das gefallen zu lassen, sich nicht behaupten zu können und vor allem nicht zu wagen, trotzdem nur zum Spaß zu spielen. Sobald sie sich dazu entschlossen hatte, eigentlich nicht mehr spielen zu wollen, kam es zur Schleimbeutelentzündung. Auf S. 28 gehe ich genauer darauf ein, weshalb es erst zum Krankheitssymptom kam, als das auslösende Problem sich bereits entfernt hatte. In diesem Fall hatte die Frau nichts anderes zu tun, als ihr Anliegen zu formulieren. Wer weiß, vielleicht hätte das den anderen dreien sogar gefallen.

SPIRITUELLE BLOCKADE

Die Fragen am Ende des Buches sollen Dir weitere Aufschlüsse zu Deinem Gesundheitsproblem geben und klären helfen, durch welche spirituelle Blockade Du Dir selbst wichtige Bedürfnisse vorenthältst.

Schluckauf

PHYSISCHE BLOCKADE

Beim Schluckauf zieht sich das Zwerchfell brüsk zusammen, was alle 15 bis 30 Sekunden zu kurzem, aber heftigem und meist lautstarkem Einatmen führt.

EMOTIONALE BLOCKADE

Zu Schluckauf kommt es, wenn wir etwas Bestimmtes (wie z. B. Lachen, Essen oder Grübelei) nicht mehr aufhören können. Es geht hier vor allem darum aufzuhören, etwas zu *tun*. Solche Menschen sind oft leicht erregbar und können sich nur schwer selbst beruhigen.

MENTALE BLOCKADE

Um Deinen Schluckauf unter Kontrolle zu bringen, kannst Du ein paarmal tief einatmen, dabei die Luft so lange wie möglich anhalten und dann langsam ein Glas Wasser trinken. Versuche Dir dann darüber klar zu werden, was Du da eigentlich nicht mehr aufhören kannst. Dein Körper versucht, Dir zu verstehen zu geben, dass es damit vorläufig genug ist und dass Du erst zu einem späteren Zeitpunkt wieder damit beginnen solltest. Es tut Dir nicht gut zu glauben, dass Du allein nicht dazu imstande bist, etwas zu stoppen. Du kannst das sehr wohl und bist auch allein dazu fähig, Dich zu beruhigen.

Spirituelle Blockade
Die Fragen am Ende des Buches sollen Dir weitere Aufschlüsse zu Deinem Gesundheitsproblem geben und klären helfen, durch welche spirituelle Blockade Du Dir selbst wichtige Bedürfnisse vorenthältst.

(Probleme am) Schlüsselbein

Physische Blockade
Das Schlüsselbein ist ein langer Knochen, der vom Brustbein zur Schulterplatte reicht. Brüche und Stauchungen sind an dieser Stelle häufig. Manchmal haben Menschen auch ohne offensichtlichen äußeren Grund Schmerzen in der Schlüsselbeingegend.

Emotionale Blockade
Alle Knochenprobleme haben mit Autorität zu tun. Empfindet jemand plötzliche Schmerzen am Schlüsselbein, so kann er die Autorität eines anderen nicht verkraften und hat Schwierigkeiten, sich selbst dieser Person gegenüber zu behaupten. Das Problem liegt vor allem im Widerstreit zwischen dem, was sich jemand wünscht, und dem, was er sich von der Autoritätsperson auferlegen lässt.

Mentale Blockade
Es ist wichtig, dass Du Dir eine eigene Meinung zugestehst. Lässt Du Deine Ängste weiterhin Dein Leben lenken, werden auch Deine Mitmenschen nicht aufhören, Dich herumzukommandieren. Da Schmerzen generell als Zeichen dafür verstanden werden können, dass wir uns selbst für etwas bestrafen wollen, ist es sehr wahrscheinlich, dass Du Dich einerseits für Deine aufmüpfigen Gedanken schuldig fühlst, Dich aber andererseits dafür anklagst, nicht den Mut aufzubringen, Deine Wünsche in die Tat umzusetzen.

Hast Du Dir als Kind oder Jugendlicher von Deinen Eltern vorschreiben lassen, wie und was Du zu tun hast, weil Du sie fürchtetest, so heißt das noch lange nicht, dass das Dein ganzes Leben so sein muss. Sagst Du einmal, was Du denkst und lebst und lernst Deine Bedürfnisse artikulieren, wirst Du sehen, dass Deine Ängste gar nicht so begründet waren und dass es viel leichter ist, sich zu behaupten, als Du dachtest. Siehe auch Knochenleiden und Unfälle, wenn es zu einem Schlüsselbeinbruch kam.

Spirituelle Blockade
Die Fragen am Ende des Buches sollen Dir weitere Aufschlüsse zu Deinem Gesundheitsproblem geben und klären helfen, durch welche spirituelle Blockade Du Dir selbst wichtige Bedürfnisse vorenthältst.

(Plötzlicher) Schmerz

Physische Blockade
Ein plötzlicher Schmerz geht auf eine ungeklärte Ursache zurück, die an jeder beliebigen Körperstelle auftauchen kann.

Emotionale Blockade
Genauso wie das Strafrecht veranlasst, dass Menschen für eine begangene Schuld bestraft werden, so bestehen auch wir darauf, uns selbst zu bestrafen, wenn wir uns schuldig fühlen. Natürlich vollzieht sich diese Form der Selbstbestrafung auf einer völlig unbewussten Ebene. Ein plötzlicher Schmerz ist eine der möglichen Formen, derer wir uns bedienen, um uns zu *ent-schuldigen*: Wir tun uns weh. Seit Menschengedenken ist der Schmerz ein Mittel zur Strafe.

Dieser Schmerz ist also ein Zeichen dafür, dass der betroffene Mensch sich für etwas schuldig hält, was er tun bzw. nicht tun will oder getan bzw. nicht getan hat. Ob er jedoch wirklich schuldig ist, bleibt dabei dahingestellt. Lesen wir unter dem betroffenen Körperteil nach, werden wir erfahren, in welchem Bereich wir uns so schuldig fühlen, um uns dafür selbst bestrafen zu wollen.

Mentale Blockade
Gehörst Du zu den Menschen, die sich leicht selbst anklagen und sich für alles Mögliche schuldig halten, dann gehörst Du wohl auch zu denen, deren Unbewusstes davon ausgeht, dass sie sich durch Selbstbestrafung ent-schuldigen, d. h. ihre Schuld neutralisieren können. Leider nutzt Dir das jedoch gar nichts, da Du jedes Mal von Neuem beginnen musst, wenn Du Dich schuldig fühlst. Du hast wesentlich größere Chancen, Deine Schmerzen loszuwerden, wenn Du diesen ewigen Kreislauf zu durchbrechen suchst, indem Du Dir die Frage stellst, ob Du Dich denn wirklich so schuldig gemacht hast.

Die wenigsten Menschen, die leicht zur Selbstanklage neigen, sind tatsächlich an etwas schuld. Schuldig sein heißt, absichtlich Schaden zuzufügen oder zufügen zu wollen. Fühlst Du Dich schuldig, ohne wirklich schuldig zu sein, solltest Du Dein Wertesystem und Deine Ansichten einmal genauer überprüfen. Es ist diese kleine Stimme in

Deinem Kopf, die Dir immer einredet, an etwas schuld zu sein, nicht Dein Herz, Dein innerer Gott. Diese innere Stimme ist das Echo einer anderen (oft der Stimme der Eltern), die Du gespeichert hast, und der Du absoluten Glauben schenkst. Revidierst Du Deine Vorstellung von Schuldigkeit, wirst Du vermeiden können, Dich unnötigerweise schuldig zu fühlen.

SPIRITUELLE BLOCKADE
Die Fragen am Ende des Buches sollen Dir weitere Aufschlüsse zu Deinem Gesundheitsproblem geben und klären helfen, durch welche spirituelle Blockade Du Dir selbst wichtige Bedürfnisse vorenthältst.

Schnarchen

PHYSISCHE BLOCKADE
Atmet man im Schlaf lautstark durch Mund und Nase, so schnarcht man.

EMOTIONALE BLOCKADE
Der Mensch befreit sich während des Schlafs von Eindrücken des Tages. Das ist auch der Grund dafür, dass wir alle träumen. Menschen, die schnarchen, hätten tagsüber gerne mehr Lärm gemacht, haben sich das jedoch verkniffen oder kamen einfach nicht dazu. Oft haben sie das Gefühl, sich nicht genug Gehör zu verschaffen, und holen das während der Nacht nach. Wagen sie tagsüber aus Angst vor Zurückweisung nicht, das Wort zu ergreifen, so verursacht ihr Schnarchen während der Nacht einen solchen Abstand.

MENTALE BLOCKADE
Was stört Dich am meisten am Schnarchen? Ist es der Umstand, »Mitschläfer« dadurch auf einige Entfernung zu verbannen, so sollst Du dadurch die Nachricht erhalten, dass Du eigentlich Dich selbst zurückweist. Die anderen dienen Dir lediglich als Spiegel.

Stört Dich der Lärm, so solltest Du Dir tagsüber das Recht zugestehen, nach der Aufmerksamkeit der anderen zu streben und angehört werden zu wollen. Findest Du, Deine Mitmenschen schenken Dir nicht genug Gehör, so hältst Du Dich nicht für wichtig genug, um angehört zu werden. Außerdem ist es durchaus möglich, dass die anderen Dich lediglich mit Deiner eigenen Unfähigkeit zuzuhören konfrontieren. Dein Körper meint: *»Höre auf die anderen, und sie werden Dir zuhören. Ja, es wird ihnen ein Vergnügen sein.«*

Spirituelle Blockade

Die Fragen am Ende des Buches sollen Dir weitere Aufschlüsse zu Deinem Gesundheitsproblem geben und klären helfen, durch welche spirituelle Blockade Du Dir selbst wichtige Bedürfnisse vorenthältst.

Schnittwunden

Siehe Unfälle und Arterienerkrankungen. Man fühlt sich von etwas oder jemandem abgeschnitten und macht sich dafür Vorwürfe.

Schnupfen

Physische Blockade

Schnupfen ist eine Entzündung der Nasenschleimhaut. Die Nase beginnt zu laufen oder verstopft sich, und man niest häufig.

Emotionale Blockade

Zu Schnupfen kommt es oft bei geistiger Überlastung. Wir haben das Gefühl, bestimmte Menschen oder Situationen fielen regelrecht über uns her. Wir machen uns viel zu viele Gedanken über unwichtige Einzelheiten des Alltags und wissen nicht recht, wie wir die Dinge anpacken sollen. Wir werden wütend, da wir am liebsten hätten, dass die Dinge schon fertig sind, wenn wir sie beginnen. Vor lauter Gedanken sind wir nicht mehr in der Lage, unsere eigenen Bedürfnisse zu fühlen und den Augenblick zu leben.

Mentale Blockade

Die größte mentale Blockade ist wohl der weitverbreitete Volksglaube, dass die erstbeste Erkältung zwangsläufig Schnupfen nach sich ziehen muss. Je weiter bestimmte Überzeugungen verbreitet sind, desto größer ist ihr Einfluss auf die Gesellschaft. Auch wenn wir uns ihrer nicht unbedingt bewusst sind, so richtet sich unser Leben doch nach unseren Ansichten. Es fällt uns das zu, was und woran wir glauben. Ein weiterer, fest verankerter Volksglaube besagt, dass uns jemand seinen Schnupfen *angehängt* hat. Auch zu einem solchen Schnupfen kommt es nur bei denen, die daran glauben. Versuche zuerst also, diese gängigen Überzeugungen loszuwerden. So wirst Du aktiv dazu beitragen, ihren Einfluss in unserer Welt zu verringern. Doch hat jede Krankheit ihren Nutzen: Nimmst Du Dir solchen Volksglauben zu Herzen, neigst Du generell dazu, Dich etwas zu leicht beeinflussen zu lassen.

Die wahre Botschaft eines Schnupfens lautet: Loslassen! Nimm Dir nicht alles und jeden so zu Herzen. Du hast es keineswegs nötig, Dich von Deiner Gefühlswelt abzuschneiden, um durchs Leben zu kommen. Klagst Du gewisse Umstände oder Personen für Deine augenblickliche Lage an, die Du nicht mehr *riechen* kannst, so wirst Du sie kaum dadurch überwinden können, da Du Deine Prioritäten nicht nur mit dem Kopf, sondern auch mit dem Gefühl setzen musst. Siehe auch NASENPROBLEME.

SPIRITUELLE BLOCKADE
Die Fragen am Ende des Buches sollen Dir weitere Aufschlüsse zu Deinem Gesundheitsproblem geben und klären helfen, durch welche spirituelle Blockade Du Dir selbst wichtige Bedürfnisse vorenthältst.

Schorf

Schorf ist eine Schmarotzerkrankheit der Kopfhaut, die zu Haarausfall führt. Siehe HAUTPROBLEME und HAARAUSFALL.

Schüller-Krankheit

Diese Erkrankung ist eine begrenzte Osteoporose des Schädelknochens, die starke Schmerzen bereitet. Viele Kopfbewegungen können nur noch unter großen Mühen ausgeführt werden. Siehe auch KNOCHENLEIDEN und KOPFSCHMERZEN.

Schulterblattbeschwerden

Das Schulterblatt ist ein breiter, flacher Knochen, der das Schultergelenk mit dem Schlüsselbein und dem Arm verbindet. Schmerzen in diesem Bereich betreffen daher meist auch all diese Zonen. Siehe KNOCHENLEIDEN.

Schulterschmerzen

PHYSISCHE BLOCKADE
Die Schulter verbindet den Arm mit dem Oberkörper und ist ein sehr komplexes Gelenk, das zugleich weite und genaue Bewegungen in alle Richtungen ermöglicht. Die folgende Beschreibung bezieht sich auf Schmerzen in den Schultern. Bei anderen Problemen verweise ich Dich auf KNOCHENBRÜCHE oder UNFÄLLE.

Emotionale Blockade

Zu Schulterschmerzen kommt es vor allem dann, wenn wir das Gefühl haben, eine zu große Last tragen zu müssen. Da die Schultern die Verbindung zwischen Armen und Oberkörper darstellen, geht es hier darum, zu viel für die anderen *tun* zu wollen. Ein solcher Mensch hindert sich selbst daran, in die gewünschte Richtung zu gehen, weil er meint, er sei für Glück und Erfolg der anderen verantwortlich. Es leiden vor allem leistungsstarke Menschen an Schulterschmerzen. Die Botschaft lautet hier nicht unbedingt, weniger zu tun, sondern vielmehr, die Dinge aus Liebe, anstatt aus Verpflichtung zu verrichten. Hindern die Schulterschmerzen die betroffene Person daran, den gesamten Arm zu bewegen, so fällt es ihr schwer, einen anderen Menschen zu umarmen oder eine bestimmte Situation mit offenen Armen aufzunehmen.

Mentale Blockade

Deine Schulterschmerzen sollen Dir zeigen, dass Du Dir unnötige Aufgaben auferlegst. Willst Du zu viel für die anderen tun, erlegst Du Dir Lasten auf, die gar nicht Deine sind. In einer solchen Situation können auch die anderen nicht lernen, sich um ihr eigenes Leben zu kümmern. Ich schlage Dir vor, Deine Verpflichtungen genauer unter die Lupe zu nehmen. Hast Du diesen Menschen versprochen, dass Du Dich um alles kümmerst? Oder glaubst Du, diese Rolle fällt Dir ganz von alleine zu? Es ist Zeit, dass Du Deine Grenzen und Bedürfnisse revidierst und Dir nur die Lasten auferlegst, die Du wirklich tragen willst und kannst. Gestehe Dir das Recht zu, Dich selbst zu lieben und Dich um Dein eigenes Leben zu kümmern. Sei Dir dessen bewusst, dass Du allein entscheidest, welche Last Du tragen willst. Deine Mitmenschen werden Deine Bedürfnisse ebenso respektieren, wie Du die ihren. Gestehe Dir außerdem das Recht zu, flexibler zu sein und mit offenen Armen zu empfangen, wen und was Du willst, ohne Angst davor zu haben, dass die Folgen zu schwer zu tragen sein könnten.

Spirituelle Blockade

Die Fragen am Ende des Buches sollen Dir weitere Aufschlüsse zu Deinem Gesundheitsproblem geben und klären helfen, durch welche spirituelle Blockade Du Dir selbst wichtige Bedürfnisse vorenthältst.

Schuppen

Eine Schuppe ist ein abgetrocknetes Hautplättchen, das sich von der Kopfhaut löst. Dabei kann es zu feinen, staubartigen oder aber auch dicken, fetten Schuppen kommen. Siehe HAUTPROBLEME und HAARPROBLEME.

Schuppenflechte

Die Schuppenflechte ist eine häufig vorkommende Hauterkrankung, die Menschen jeden Alters betreffen kann. Es bilden sich trockene Hautstellen an den Körperteilen, die häufiger Reibung oder Stößen ausgesetzt sind. So kommt die Schuppenflechte vor allem an den Ellbogen, Knien, Handflächen, Fußsohlen, aber auch auf der Kopfhaut vor. Gelegentlich können auch andere Körperzonen davon betroffen sein. Diese Schuppen liegen schichtweise übereinander. Die ältesten fallen wie weißer Staub beim Kontakt mit den Kleidungsstücken ab.

Siehe HAUTPROBLEME. Menschen mit Schuppenflechte scheinen sich eine neue Haut wachsen lassen zu wollen. Sie fühlen sich nicht *wohl in ihrer Haut*, da sie sich nicht für das, was sie eigentlich sind, anerkannt fühlen. Sie können unter Identitätsproblemen leiden und lieber in der Haut eines anderen stecken wollen. Oft akzeptieren sie nur schwer die Rolle, die sie sich in diesem Leben zukommen lassen. Sie erhalten hier die Botschaft, dass sie sich so annehmen sollen, wie sie gerade sind; mit all ihren Stärken und Schwächen, Fehlern und Begabungen, ohne sich dafür zu schämen oder Angst davor zu haben, zurückgewiesen zu werden.

Schüttelkrämpfe

PHYSISCHE BLOCKADE

Von Schüttelkrämpfen spricht man, wenn jemand von unwillkürlichen und ruckartigen Krämpfen überwältigt wird, was bis zur Bewusstlosigkeit führen kann. Sie treten häufiger im Kindesalter auf. Ein Anfall von Schüttelkrämpfen ist eine gewaltige Belastung für den Körper.

EMOTIONALE BLOCKADE

Ein Mensch, der seinem Körper eine solche Form von Gewalt zufügt, erlebt sie oft auch auf der emotionalen und mentalen Ebene. Er ist innerlich aufgewühlt. Meist handelt es sich hierbei um jemanden, der sich anderen gegenüber völlig zurückhält. Nun richtet sich der Zorn, den er nicht zum Ausdruck zu bringen wagte, gegen ihn selbst. Dabei ist es ein Trugschluss zu glauben, dass solche Formen der Gewalt nicht auch schon bei kleinen Kindern auftreten können. Erinnern wir uns daran, dass auch ihre Seele schon viele Erinnerungen in ihren emotionalen und mentalen Körpern gespeichert hat.

MENTALE BLOCKADE

Leidest Du an Schüttelkrämpfen, sagt Dir Dein Körper, dass Du diese innere Gewalt nicht mehr zurückhalten kannst. Du solltest Dir jedoch auch dessen bewusst sein, dass ein gewisser Grad innerer Gewalt menschlich ist. Es ist unsere Aufgabe, sie gut zu kanalisieren und auszugleichen. Die Psychologen gehen sogar so weit zu behaupten, dass die Gewalt ein Teil unseres Lebenswillens und Überlebenstriebs ist. Du hast es nicht nötig, ständig das Bild ewigen Sanftmuts nach außen hin abzugeben, nur weil die anderen das von Dir zu erwarten scheinen, um anderen besser zu gefallen oder mehr geliebt zu werden. Du musst lernen, Deine eigenen Grenzen zu respektieren und nicht all das, was über sie hinausgeht, in Dir aufzustauen. So fügst Du nur Dir selbst Leid zu. Liebe Dich selbst, und die anderen werden Dich lieben.

Leidet ein Säugling oder Kleinkind an solchen Schüttelkrämpfen, dann schlage ich Dir vor, ihm all dies langsam vorzulesen und ihm zu erklären, dass jede Krankheit aus unserem Inneren kommt. Kinder verstehen solche Dinge nicht verstandesmäßig, doch können sie es gefühlsmäßig und auf der energetischen Ebene ziemlich gut verstehen. Sie sind außerdem imstande, sie sehr schnell zu integrieren. In der Regel vollziehen sich innere Prozesse bei Kindern wesentlich schneller als bei Erwachsenen.

SPIRITUELLE BLOCKADE

Die Fragen am Ende des Buches sollen Dir weitere Aufschlüsse zu Deinem Gesundheitsproblem geben und klären helfen, durch welche spirituelle Blockade Du Dir selbst wichtige Bedürfnisse vorenthältst.

Schwäche

PHYSISCHE BLOCKADE

Schwäche ist ein Mangel an Kraft und körperlicher Ausdauer.

EMOTIONALE BLOCKADE

Menschen, die an allgemeinem Schwächezustand leiden, finden alle möglichen Gründe dafür, nicht stark zu sein und das Leben in vollen Zügen leben zu können. Interessanterweise haben solche Menschen oft auch Zahnprobleme. Sie vergleichen sich mit anderen und lassen sich dadurch wichtige Gelegenheiten entgehen. Betrifft diese Schwäche nur ein bestimmtes Körperteil, so lies unter dem entsprechenden Kapitel nach, um festzustellen, auf welchen Bereich sich die Problematik bezieht.

MENTALE BLOCKADE

Du musst zuerst feststellen, warum Du an Deiner Kraft zweifelst und warum Du Dich daran hinderst, Dein Leben auszuleben. Dein Körper schreit: »*Rette mich! Hör auf zu glauben, dass Du ein Schwächling bist. Deine große innere Kraft wird wie eine Bombe platzen, wenn Du sie nicht rechtzeitig benutzt!*« So eine Bombe kann eine Krankheit sein, da unverbrauchte Energie sich auf irgendeine Weise freien Lauf verschaffen muss.

Lies außerdem unter BURN-OUT nach, falls es sich um mehr als einen allgemeinen Schwächezustand handeln sollte.

SPIRITUELLE BLOCKADE

Die Fragen am Ende des Buches sollen Dir weitere Aufschlüsse zu Deinem Gesundheitsproblem geben und klären helfen, durch welche spirituelle Blockade Du Dir selbst wichtige Bedürfnisse vorenthältst.

Schwangerschaftsprobleme

Die häufigsten Probleme bei einer Schwangerschaft betreffen ÜBELKEIT und BLUTUNGEN. Siehe dazu unter diesen Punkten nach, wobei es sich um Ängste bezüglich der nahenden Geburt eines Kindes handelt.

Schwangerschaftsunterbrechung

PHYSISCHE BLOCKADE

Als Schwangerschaftsunterbrechung wird die Entfernung eines Fötus vor dem 6. Schwangerschaftsmonat bezeichnet. Nach diesem Zeitpunkt hat das Kind Überlebenschancen, weshalb man dann von einer Frühgeburt spricht. Eine Schwangerschaftsunterbrechung kann auf verschiedene Weisen geschehen:

- Eine *spontane Schwangerschaftsunterbrechung* gleicht einer kleinen Geburt. Sie tritt ohne äußeres Zutun ein, und der Fötus geht zusammen mit der Plazenta ab. Man spricht daher auch von einer FEHLGEBURT.
- Eine *Abtreibung* wird vor dem zweiten Schwangerschaftsmonat im Krankenhaus vorgenommen. Im Gegensatz zu versteckten »Hausabtreibungen« kommt es hierbei seltener zu Komplikationen.
- Eine *therapeutisch indizierte Abtreibung* wird dann unter medizinischer Kontrolle vorgenommen, wenn der Gesundheitszustand der

schwangeren Frau gegen das Vollenden einer Schwangerschaft spricht und der Fötus unter medizinischer Aufsicht entfernt wird.

Emotionale Blockade

In den meisten Fällen kann eine Fehlgeburt als unbewusste Wahl der Mutter und der Seele des werdenden Kindes betrachtet werden. Entweder hat es sich diese Seele »anders überlegt« oder aber die Mutter fühlt sich zu diesem Zeitpunkt nicht imstande, ein Kind zu bekommen. Während der ganzen Schwangerschaft kommunizieren Mutter und Baby auf Seelenebene miteinander. Es ist möglich, dass dieselbe Seele bei einer erneuten Schwangerschaft zur selben Mutter zurückkehrt und alles gleichsam nur etwas vertagt wurde.

Entschließt sich eine Frau zu einer Abtreibung, so hat sie meist Angst davor. Sie kann sich nach der Operation schuldig fühlen, besonders, wenn es dabei zu Komplikationen kommt. Es ist wichtig, dass sie mit der Seele des Fötus Kontakt aufnimmt und versucht, dieser ihre Ängste mitzuteilen und sich einzugestehen, Grenzen zu haben. Sonst können ihre Schuldgefühle zu Komplikationen führen, wenn sie erneut schwanger wird und an dieses kleine Wesen zurückdenkt, welches sie nicht vollenden wollte.

Bei einer therapeutisch indizierten Abtreibung durchlebt die Frau Ähnliches wie bei einer Fehlgeburt, nur dass sie die Entscheidung nicht selbst treffen will und sie der Medizin überlässt. Vielleicht hat sie zu große Angst vor ihren eigenen Schuldgefühlen.

Oft gehen eine Schwangerschaftsunterbrechung oder Fehlgeburt Hand in Hand mit einem fallen gelassenen oder gescheiterten Projekt. Diese Frau kann oder will ihre Schöpfung nicht zu Ende bringen.

Mentale Blockade

Häufig begegnen mir junge Frauen, die nach einer Schwangerschaftsunterbrechung pausenlos Probleme mit ihren Geschlechtsorganen haben. Da sie sich schuldig fühlen, ein Leben beendet zu haben, glauben sie, sich bestrafen zu müssen. Manche unter ihnen erleben sogar eine Scheinschwangerschaft, d. h. ihr Bauch wölbt sich wie der einer schwangeren Frau. Andere bilden ein Zystengeschwulst an der Gebärmutter. Das ist ein Zeichen, dass sie ihre eigene Wahl noch nicht akzeptieren konnten. Gehörst Du zu denen, die eine Abtreibung durchmachen mussten, dann sag Dir, dass es zu jenem Zeitpunkt Deine Grenzen überschritten hätte, ein Kind zu bekommen.

Erwägst Du jedoch den Gedanken einer Abtreibung, dann möchte ich Dir ans Herz legen, diesen Schritt eingehend zu bedenken. Ich bin überzeugt davon, dass eine Frau, die schwanger wird, eine bestimmte Erfahrung zu machen hat, und dass sich alles zum Besten wenden wird, wenn sie ihre Ängste überkommen kann und sich in die Hände der göttlichen Energie begibt. Viele glauben, ihre Grenzen erreicht zu haben, wenn noch viel mehr Kraft in ihnen steckt, als sie meinen.

Es ist ungeheuer wichtig, dass Du Dich in dieser Entscheidung von niemandem beeinflussen lässt. Nimm Dir Zeit, mit diesem kleinen Wesen in Dir in Kontakt zu treten und fasse Deinen Entschluss selbst. Entscheidest Du Dich zu einer Abtreibung, so solltest Du Dir dessen bewusst sein, dass die Ablehnung, die Du diesem Baby entgegenbringst, Dir eines Tages selbst widerfahren wird – ganz nach der Absicht, die Dein heutiges Handeln bestimmt. Bist Du in Frieden mit Dir selbst, wird es Dir leichtfallen, die Folgen Deines Handelns zu tragen.

Anstatt nur die negativen Aspekte einer Sache zu sehen, versteht der Weise, dass all seine Handlungen und Entscheidungen Konsequenzen nach sich ziehen. So akzeptierst Du geistig und gefühlsmäßig, dass Du eines Tages mit einer bestimmten Form der Ablehnung konfrontiert sein wirst.

Gestehe Dir außerdem zu, dass Du nicht in allem Erfolg haben kannst und nicht unbedingt alles zu Ende bringen kannst, was Du begonnen hast. Erkenne Deine Grenzen in allem.

Spirituelle Blockade

Die Fragen am Ende des Buches sollen Dir weitere Aufschlüsse zu Deinem Gesundheitsproblem geben und klären helfen, durch welche spirituelle Blockade Du Dir selbst wichtige Bedürfnisse vorenthältst.

Schwindel

Physische Blockade

Bei Schwindelgefühlen handelt es sich um die subjektive Wahrnehmung einer Bewegung des eigenen Körpers oder der Gegenstände der Außenwelt. Eine solche Bewegung kann als drehend, vertikal oder horizontal empfunden werden, läuft jedoch immer in dieselbe Richtung. Dieser Eindruck geht vom Vestibulum, einem Teil des Innenohrs, aus, das für das Körpergleichgewicht verantwortlich ist.

Emotionale Blockade

Wird uns schwindlig, so haben wir den Eindruck, das Gleichgewicht zu verlieren, das wir zuvor hatten, auch wenn dieses nicht unbedingt unseren wirklichen Bedürfnissen entsprach. Wir scheuen uns davor,

Entscheidungen zu treffen und etwas Neues anzupacken. Doch hindern wir uns so auch selbst daran, uns unsere Wünsche zu erfüllen.

Es ist aber auch möglich, dass wir gerade eine Reihe von Veränderungen durchmachen mussten, die uns oder unseren Mitmenschen nicht sehr ausgewogen erschienen. Wir tun uns schwer, das Urteil der anderen zu akzeptieren und versuchen es zu ignorieren.

MENTALE BLOCKADE

Dein Körper versucht Dir hier mitzuteilen, dass Du lernen musst, auf Deine wahren Bedürfnisse zu hören und Dein Idealbild eines *ausgeglichenen* Lebens oder Menschen überdenken solltest. Je mehr Du fürchtest, keine ausgeglichene Person zu sein, desto wahrscheinlicher wird Dein Leben aus den Fugen geraten. Lies außerdem die Ausführungen zur PLATZANGST. Da könnte einiges vielleicht auch auf Dich zutreffen.

SPIRITUELLE BLOCKADE

Die Fragen am Ende des Buches sollen Dir weitere Aufschlüsse zu Deinem Gesundheitsproblem geben und klären helfen, durch welche spirituelle Blockade Du Dir selbst wichtige Bedürfnisse vorenthältst.

Schwindelanfälle

PHYSISCHE BLOCKADE

Bei Schwindelanfällen hat man das Gefühl, alles drehe sich und die Glieder würden taub. Schwindel kann halb ohnmächtig machen und dabei Sicht und Gehör beeinträchtigen.

EMOTIONALE BLOCKADE

Zu Schwindelanfällen kommt es, wenn die betroffene Person etwas oder jemandem entkommen will, da sie dadurch an eine alte Verletzung erinnert wird, die noch nicht verheilt ist. Es kann sich dabei aber auch um Menschen handeln, die ohne Überlegen handeln, zerstreut und unorganisiert sind.

MENTALE BLOCKADE

Wird Dir oft schwindelig, so versuche festzustellen, was in diesem Augenblick geschah, gesagt wurde oder was Du für den nächsten Moment befürchtetest. Du musst wissen, dass diese Schwindelanfälle einer regen Fantasie entspringen, und dass Du oft zu viel von Dir verlangst. Vielleicht neigst Du dazu, bestimmte Geschehnisse zu übertreiben, was auf ein großes Leid Deiner Kindheit zurückgeht, das Du noch nicht verdaut hast. Das Universum lässt Dich immer wieder ähnliche Situationen erleben, um Dich an diese Vergangenheit zu erinnern und Dir die Gelegenheit zu geben, dieses Problem ein für alle Mal loszuwerden, indem Du Dir und den anderen verzeihst (siehe dazu auch das Ende dieses Buches).

SPIRITUELLE BLOCKADE
Die Fragen am Ende des Buches sollen Dir weitere Aufschlüsse zu Deinem Gesundheitsproblem geben und klären helfen, durch welche spirituelle Blockade Du Dir selbst wichtige Bedürfnisse vorenthältst.

Schwitzen

PHYSISCHE BLOCKADE
Schwitzen wir, so scheiden die Poren unserer Haut Schweiß aus, der die Aufgabe hat, den Körper auf einer gleichmäßigen Temperatur von 37 °C zu halten. Die folgenden Ausführungen beziehen sich auf Menschen, die unter übermäßigen Schweißausbrüchen leiden, wie sie sonst nur bei starken, körperlichen Anstrengungen auftreten. Doch auch die, die in solchen Extremfällen nicht oder nur wenig schwitzen, betrifft dieses Kapitel.

EMOTIONALE BLOCKADE
Der Schweiß besteht zu 95 % aus Wasser, was darauf hindeutet, dass wir es hier mit einer Problematik der Gefühlswelt zu tun haben, da die Körperflüssigkeiten unsere Emotionskörper symbolisieren. Menschen, die zu wenig schwitzen, sind innerlich emotionsgeladen, stauen ihre Gefühle jedoch in sich auf, da sie fürchten, andere sonst zu verletzen. Sie neigen generell auch zu diversen Hautkrankheiten. Siehe daher auch HAUTPROBLEME.

Menschen, die unter häufigen und starken Schweißausbrüchen leiden, haben ihre Emotionen lange zurückgehalten, sind jedoch nun an eine Grenze gelangt, an der sie sich freien Lauf verschaffen wollen. Ihr Körper versucht sie hier dazu zu bewegen, diese Gefühle zum Ausdruck zu bringen, selbst wenn dies anderen vielleicht nicht gefallen mag. Es ist durchaus möglich, dass ihnen dies anfangs schwerfällt, da sie keine Übung haben, anderen ihr Innenleben anzuvertrauen, doch genügt es, sie vorzuwarnen, um sie psychologisch darauf vorzubereiten.

Hat der Schweiß einen starken Geruch, so kann sich die fragliche Person in manchen Situationen selbst nicht leiden. Sie macht sich Vorwürfe für all die negativen Gefühle, die sie seit Jahren in sich aufgestaut hat. Es ist höchste Zeit, dass sie denen verzeiht, auf die sich diese Emotionen beziehen. Noch wichtiger ist es jedoch, dass sie lernt, sich selbst zu vergeben. Die am Ende dieses Buches erläuterten Schritte des Verzeihens werden ihr dabei behilflich sein.

MENTALE BLOCKADE
Dein Körper lässt Dir hier eine eindeutige Nachricht zukommen: Es schadet Dir zu glauben, dass Du Deine Gefühle nicht zum Ausdruck bringen darfst. Verdrängte oder aufgestaute Emotionen bringen niemandem etwas. Lernst Du, sie in Worte zu fassen, wirst Du auch erkennen, dass es durchaus menschlich ist, Gefühle zu haben. So wirst Du Deine ursprüngliche Sensibilität wiedererlangen. Denn alle Menschen, die versuchen, sich gegen ihre eigenen Emotionen zu sperren, blockieren zugleich auch ihr Feingefühl. Nur so kannst Du langsam Deine Emotionen abbauen und trotzdem ein sensibler Mensch sein.

SPIRITUELLE BLOCKADE
Die Fragen am Ende des Buches sollen Dir weitere Aufschlüsse zu Deinem Gesundheitsproblem geben und klären helfen, durch welche spirituelle Blockade Du Dir selbst wichtige Bedürfnisse vorenthältst.

Sehnenentzündung

PHYSISCHE BLOCKADE
Sehnen verbinden Muskeln und Knochen, um die Bewegung auf die verschiedenen Körperteile zu übertragen. Sie können sich entzünden oder reißen, wobei es zu heftigen Schmerzen kommt. Sehnenentzündungen können bestimmte Sehnen völlig degenerieren lassen.

EMOTIONALE BLOCKADE
Sehnenentzündungen deuten auf verdrängten Zorn hin. Die betroffene Person versagt sich bestimmte Dinge aus Angst, etwas zu zerbrechen. Lies unter den betroffenen Körperteilen nach, um festzustellen, auf welchen Bereich sich diese Angst bezieht. Liegt die Sehnenentzündung z. B. in der Hand, so sollte sich die betroffene Person fragen, was sie nicht mit ihren Händen tun will, weil sie fürchtet, dadurch etwas zu zerstören, wofür sie sich schuldig fühlen könnte.

MENTALE BLOCKADE
Du sollst hier verstehen lernen, dass Deine Überzeugung, Du dürftest Dinge nur dann tun, wenn sie anderen gefallen, überholt ist. Vielleicht ist Deine Trennungsangst allein eine Frucht Deiner Fantasie. Es wäre

demnach anzuraten, direkt mit der fraglichen Person zu überprüfen, ob Deine Ängste der Wirklichkeit entsprechen. Teile ihr Deine Wünsche und Bedürfnisse mit.

Werde Dir klar darüber, dass Zorn, der sich gegen Dich selbst richtet, darauf zurückgeht, dass Du nicht auf Deine eigentlichen Bedürfnisse hörst. Oft scheint unsere Wut auf Außenfaktoren zurückzugehen. Erst wenn wir uns Zeit nehmen, ihre Ursachen genauer unter die Lupe zu nehmen, stellen wir fest, dass der Grund in uns liegt und wir sie eigentlich gegen uns selbst richten. Siehe dazu auch S. 28.

Spirituelle Blockade

Die Fragen am Ende des Buches sollen Dir weitere Aufschlüsse zu Deinem Gesundheitsproblem geben und klären helfen, durch welche spirituelle Blockade Du Dir selbst wichtige Bedürfnisse vorenthältst.

Selbstmord(-versuche)

Physische Blockade

Nimmt sich jemand willentlich das Leben, so sprechen wir von Selbstmord.

Emotionale Blockade

Ganz offensichtlich sieht ein Mensch, der sich das Leben nehmen will, keinen anderen Ausweg, ganz gleich, ob sein Versuch nun gelingt oder nicht. Da jedoch wesentlich mehr Selbstmordversuche fehlschlagen, beziehen sich die folgenden Ausführungen vor allem auf diese Fälle.

Menschen mit Selbstmordneigungen versuchen, die Aufmerksamkeit der anderen zu erlangen, die sich mehr um sie kümmern sollen. Oft gefallen sie sich in der Opferrolle, um von ihren Mitmenschen bemitleidet zu werden. So haben sie auch einen starken Hang zum Selbstmitleid. Ihre Opferrolle ist derart ausgeprägt, dass sie tatsächlich pausenlos Probleme haben, was sie in ihrer Überzeugung nur bestärken kann.

Menschen mit Selbstmordgedanken müssen unbedingt lernen zu verzeihen, denn sie machen all jenen bittere Vorwürfe, die sich ihrer Meinung nach in ihrer Jugend nicht genug um sie gekümmert haben. Häufig missachten sie ihre eigenen Grenzen und würden alles am liebsten gleich sofort haben. Es fehlt ihnen an Geduld und Mut, um ihre Projekte schrittweise zu verwirklichen.

Mentale Blockade

Hegst Du häufig Selbstmordgedanken oder hast schon mehrere Selbstmordversuche unternommen, so willst Du in Deinem tiefsten Inneren eigentlich leben, doch machen Dir Deine bisherigen Lebensansichten dabei schwer zu schaffen. Du solltest versuchen, Dir einen neuen Lebensplan zu erstellen. Lass Dir dabei von einer objektiven Person helfen, die sich nicht für Dein persönliches Glück verantwortlich fühlt. Denn oft befinden sich Menschen mit Selbstmordgedanken in einem derart schwarzen Loch, dass sie den Ausweg aus ihrer Situation nicht wahrnehmen können.

Leb einen Tag nach dem anderen und lerne, Deine Grenzen zu respektieren und Dein Leben kreativ zu gestalten. Es ist *Dein Leben,* und Du kannst damit tun, was Du willst. Das Leben ist unendlich und die Seele unsterblich. Entscheidest Du Dich dazu, dieses Leben zu beenden, bevor Du das vollbracht hast, wozu Du auf Erden warst, so wirst Du wiederkommen und alles von Neuem beginnen müssen. Nur *Du allein* hast die Konsequenzen Deiner Entscheidungen zu tragen. Die Menschen bedienen sich unzähliger Ausflüchte, um der Verantwortung ihres eigenen Lebens zu entkommen. Der letzte Ausweg ist der Selbstmord.

Liest Du diese Zeilen, da Du eine nahestehende Person durch Selbstmord verloren hast, so solltest Du sie nicht dafür verurteilen. Sie hatte das Gefühl, an die Grenze des Erträglichen gelangt zu sein, und versuchte, dem so zu entkommen. Abermillionen Menschen auf dieser Erde fliehen in Alkohol, Essen, Drogen, Medikamente, Arbeit usw. und bringen sich so um. Auch das ist eine Form des Selbstmords, auch wenn er nicht ganz so offensichtlich ist. Akzeptiere den Gedanken, dass ihre Seele nach wie vor in einer anderen Daseinsebene existiert, da das Leben nie abreißt. Fasst diese Seele erneut den Entschluss zu einem Erdenleben, so wird ihr die Erfahrung des Selbstmordes auf die eine oder andere Weise dienlich sein. Aus jeder Erfahrung können wir etwas lernen. Du sollst hier die Entsagung und die Tatsache verstehen lernen, dass niemand eines anderen Eigentum ist.

Spirituelle Blockade

Die Fragen am Ende des Buches sollen Dir weitere Aufschlüsse zu Deinem Gesundheitsproblem geben und klären helfen, durch welche spirituelle Blockade Du Dir selbst wichtige Bedürfnisse vorenthältst.

Skoliose

Eine Skoliose ist eine seitliche Rückgratverkrümmung. Die Wirbelsäule biegt sich bei geradem Becken in der Form eines S. Siehe RÜCKENSCHMERZEN. Menschen, die an Skoliose leiden, halten sich nicht für stark genug, Entscheidungen zu treffen. Sie neigen auf eine Seite.

Skorbut

PHYSISCHE BLOCKADE

Skorbut ist eine Mangelerscheinung, bei der der Körper kein oder zu wenig Vitamin C zugeführt bekommt. Es kommt zu großer Erschöpfung, schwachen Knien, Muskelschmerzen, wunder Haut, offenen Stellen im Mund, geschwollenem, blutendem Zahnfleisch und Zahnausfall.

EMOTIONALE BLOCKADE

Kommt es auf der physischen Ebene zu Mangelerscheinungen, so betrifft dies auch die emotionale Ebene. Menschen mit Skorbut sind sehr abhängig von anderen. Sie brauchen ihre Anerkennung, Liebe und Aufmerksamkeit, um sich geliebt zu fühlen. Sie müssen lernen, sich selbst mit Liebe zu versorgen. Die Liebe der anderen sollte nicht mehr als eine Zugabe wie die Zuckerglasur auf einem guten Kuchen sein. Sie sind nur selten in der Lage, ihre Bedürfnisse zu formulieren und ihre Wünsche in die Tat umzusetzen.

MENTALE BLOCKADE

Diese Krankheit soll Dir zu erkennen geben, dass Du eigentlich über alles verfügst, was Du brauchst, um Dir selbst Freude zu bereiten. Besinne Dich zunächst darauf, was Du eigentlich willst. Im nächsten Schritt fasst Du den Entschluss, es Dir zukommen zu lassen. Das soll Dir nun keineswegs verbieten, unterwegs um Hilfe zu fragen, doch musst Du lernen, Deine Entscheidungen unabhängig von den anderen zu treffen. Ein selbstständiger Mensch verrichtet nicht unbedingt all seine Aufgaben selbst. Er trifft vielmehr seine Entschlüsse selbst und fällt nicht in sich zusammen, wenn ihm jemand seine Unterstützung versagt. Er wird einen anderen Weg finden, um seine Vorhaben zu verwirklichen.

SPIRITUELLE BLOCKADE

Die Fragen am Ende des Buches sollen Dir weitere Aufschlüsse zu Deinem Gesundheitsproblem geben und klären helfen, durch welche spirituelle Blockade Du Dir selbst wichtige Bedürfnisse vorenthältst.

Sodbrennen

Beim Sodbrennen handelt es sich um eine Reizung und Entzündung des Magens. Siehe daher MAGENPROBLEME. Die betroffene Person brennt darauf, etwas Bestimmtes zu tun, doch erlaubt sie es sich noch nicht. Es kann aber auch sein, dass sie sich durch etwas oder jemanden verraten fühlt und darüber wütend ist. Siehe dazu auch S. 28.

Spasmophilie

Die klinischen Symptome der Spasmophilie gleichen denen der PLATZANGST. Lies daher unter diesem Punkt nach. Hier hat die betroffene Person das Gefühl, ihr großes Herz wird nicht anerkannt.

Speicheldrüsenerkrankungen

PHYSISCHE BLOCKADE

Die Speicheldrüse produziert den Speichel, dem mehrere wichtige Aufgaben zukommen: Er befeuchtet die Mundschleimhaut, weicht die Nahrung auf, um den Speisebrei formen und schlucken zu können, und beginnt schließlich mit der Vorverdauung der Speisestärken. Die häufigsten Probleme an der Speicheldrüse treten auf, wenn sie zu viel oder zu wenig Speichel produziert oder wenn wir an MUMPS erkranken.

EMOTIONALE BLOCKADE

Läuft uns das Wasser im Munde zusammen, so haben wir große Lust auf etwas. Menschen mit übermäßigem Speichelfluss verlieren sich oft in ihren Sehnsüchten und Wünschen. Sie sind ungeduldig und stürzen sich ohne weitere Überlegung auf neue Ideen. Sie nehmen sich nicht die Zeit dazu, zu überprüfen, ob sie sie wirklich brauchen. Sie wollen zu viel, das jedoch meist, um andere damit glücklich zu machen.

Vielleicht sammelt die fragliche Person jedoch auch unbewusst ihren Speichel, um auf jemanden zu spucken.

Zu einem Mangel an Speichel kommt es hingegen bei argwöhnischen Personen, die keine fremden Ideen *schlucken* wollen. Sie haben Angst, sich übers Ohr hauen zu lassen und bringen sich so um viele neue Erfahrungen. Sie legen eine relativ trockene Haltung an den Tag, die sie gleichgültiger scheinen lässt, als sie eigentlich sind. Vielleicht verbieten sie sich auch ihre eigenen Wunschträume.

Mentale Blockade

Hast Du zu viel Speichel, so meint Dein Körper, es wäre an der Zeit aufzuhören, alles, was von Deinen Mitmenschen kommt, zu schlucken. Niemand kann einen anderen glücklich machen. Du kannst andere mit all Deiner Liebe überhäufen, doch bleibt allein ihnen die Entscheidung überlassen, ob sie das glücklich macht oder nicht. Bewahrst Du so Deine Energie für Deine eigenen Bedürfnisse und Dein eigenes Glück auf, wirst Du anderen nichts mehr nachtragen oder zornig auf sie sein. Es gibt keinen Grund mehr, auf alles und jeden spucken zu wollen. Besinne Dich Deiner Bedürfnisse und sei realistisch, was ihre Umsetzung betrifft. Du bist in der Lage, den gesunden Weg der Mitte zu finden.

Hast Du häufig einen trockenen Mund, so will Dir Dein Körper zu verstehen geben, dass Du anderen und neuen Ideen offener gegenüberstehen solltest. Du weißt, dass wir alle ernten, was wir gesät haben. Vielleicht ist nun Deine Erntezeit angebrochen. Lass die schönen Dinge in Dein Leben. Der Fall der Mumps wird eigens unter jenem Schlagwort behandelt.

Spirituelle Blockade

Die Fragen am Ende des Buches sollen Dir weitere Aufschlüsse zu Deinem Gesundheitsproblem geben und klären helfen, durch welche spirituelle Blockade Du Dir selbst wichtige Bedürfnisse vorenthältst.

Speiseröhrenbeschwerden

Die Speiseröhre verbindet den Rachen mit dem Magen. Sie läuft durch den Hals, die Brust, das Zwerchfell und mündet schließlich im Magen. Es kann hier zu Divertikulitis, Brüchen oder Missbildungen kommen. Fremdkörper können Schmerzen bereiten, wenn sie in der Speiseröhre stecken bleiben.

Da die Speiseröhre am Beginn des Verdauungsapparats liegt, deuten Probleme in diesem Bereich auf Schwierigkeiten hin, Neues aufzunehmen und zu akzeptieren. Siehe daher auch (Probleme im) Mundbereich und Magenprobleme. Menschen mit Problemen an der Speiseröhre neigen dazu, neue Ideen sofort zu verwerfen. Auch ihre innere Kritik ist unmittelbar, weshalb sie sich verkrampfen, sobald sich ihre Vorstellungen nicht in die Tat umzusetzen scheinen.

Speiseröhrenentzündung

Meist geht eine Speiseröhrenentzündung oder Ösophagitis auf ein Aufstoßen von Magenflüssigkeit zurück. Siehe Speiseröhrenbeschwer-

DEN. Hier kommt verdrängter Zorn unablässig wieder hoch, was den Betroffenen immer zorniger macht und ihn daran hindert, eine bestimmte Gegebenheit »zu schlucken«. Siehe auch S. 28.

Splenitis

Eine Splenitis ist eine Entzündung der Milz. Siehe MILZERKRANKUNGEN. Zu den damit verbundenen Gefühlen des Zorns siehe S. 28.

Sprachverlust

PHYSISCHE BLOCKADE

Sprachverlust ist auf einen Gehirnschaden zurückzuführen. Der betroffene Mensch verliert die Fähigkeit, sich der Sprache als Kommunikationsmittel zu bedienen. Er kann sich anderen weder schriftlich noch mündlich verständlich machen. Siehe dazu auch HIRNPROBLEME und LÄHMUNGEN, wenn diese den Sprachverlust begleiten.

EMOTIONALE BLOCKADE

Dieses Problem betrifft besonders Menschen, die sehr gut in der Lage sind, ihre Gedanken, nicht aber ihre Gefühle zum Ausdruck zu bringen. Sie führen und kümmern sich gern um ihre Mitmenschen, doch tun sie sich schwer, ihre Dankbarkeit oder ihren Zorn zum Ausdruck zu bringen. Sie nehmen sich dieses Kommunikationsmanko jedoch übel, da sie denken, dass ihre Mitmenschen sie anders lieber hätten.

Sprachverlust geht häufig mit Gehörverlust einher, wenn die betroffene Person Angst davor hat, die Gefühle der anderen nicht verkraften zu können. Sie zieht es vor, sich zu verschließen und nicht mehr zu hören.

MENTALE BLOCKADE

Du hast Deine Sprache verloren, da Du eine innere Grenze überschritten hast. Dein Körper sagt Dir, dass Du aufhören sollst zu glauben, dass Du Deine Gefühle unbedingt in Worte fassen musst, damit Deine Mitmenschen verstehen, was Du erlebst und ihnen gegenüber empfindest. Das können sie auch anders erfahren.

Gestehe Dir zu, Dich so zum Ausdruck zu bringen, wie *Du bist,* und nicht so wie die anderen oder Deine Überzeugungen aus der Vergangenheit es von Dir erwarten.

SPIRITUELLE BLOCKADE

Die Fragen am Ende des Buches sollen Dir weitere Aufschlüsse zu Deinem Gesundheitsproblem geben und klären helfen, durch welche spirituelle Blockade Du Dir selbst wichtige Bedürfnisse vorenthältst.

Staublungenkrankheit

Zu Staublungen kommt es durch wiederholtes Einatmen von Siliziumstaub. Diese Erkrankung wird durch den Umstand erschwert, dass sie sich auch nach dem direkten Einfluss der Staubpartikel weiterentwickelt. Siehe LUNGENLEIDEN. Die Problematik steht hier jedoch in direktem Zusammenhang mit der Einstellung zur Arbeit. Interessanterweise leiden bei Weitem nicht alle Arbeiter derselben Risikogruppe an einer Staublunge.

Wir Menschen benötigen immer einen physischen Grund, um eine Person oder Sache für eine bestimmte Krankheit verantwortlich machen zu können. Hier haben wir ein schönes Beispiel für einen solchen Krankheitsgrund, denn die Rolle des Siliziumstaubs ist eindeutig erwiesen. Dennoch müssen wir uns in Acht nehmen, um uns nicht von unserem Ich und dem stofflichen Schein überzeugen zu lassen.

(Nieren-, Blasen-, Gallen-,...) Steine

PHYSISCHE BLOCKADE

Als »Steine« bezeichnet man kieselförmige Ablagerungen von Mineralsalzen oder organischen Substanzen, die gelegentlich auch mit anderen Stoffen vermengt sind und sich unter abnormalen Bedingungen bilden. Bestimmte Steine sind so klein, dass sie kaum mit bloßem Auge sichtbar sind, und häufen sich sandähnlich in einem Organ. Andere wiederum können einen Durchmesser von mehreren Zentimetern ausmachen, treten dann jedoch meist isoliert auf. Solche Steine können sich in der Gallenblase, den Nieren, der Prostata und manchen anderen Organen bilden.

EMOTIONALE BLOCKADE

Je nach dem Organ, in dem sich diese Steine ablagern, variiert auch ihre metaphysische Bedeutung. Eine genauere Definition erhältst Du also, wenn Du unter dem jeweiligen Organ nachliest. Im Allgemeinen hat ein Mensch schwere Gedanken von Aggressivität und Unzufriedenheit, Neid oder Eifersucht unterhalten, damit sich ein oder mehrere solcher Steine bilden können. Diese Gedanken werden geheim gehalten und kommen nie zum Ausdruck. Unflexible Menschen, die sich selbst daran hindern, Dinge zu empfinden, leiden öfter an solchen Steinen.

MENTALE BLOCKADE

Zu Gallensteinen kommt es oft, wenn ein Mensch anders handelt, als er denkt. Er möchte z. B. vorwärtskommen und lässt sich pausenlos von anderen aufhalten oder tut selbst nichts dazu. So häufen und verhärten sich in ihm Unzufriedenheit und Zorn. Dieser Mensch sollte versuchen, weniger zu planen und mehr zu handeln.

SPIRITUELLE BLOCKADE

Die Fragen am Ende des Buches sollen Dir weitere Aufschlüsse zu Deinem Gesundheitsproblem geben und klären helfen, durch welche spirituelle Blockade Du Dir selbst wichtige Bedürfnisse vorenthältst.

Steißbeinprobleme

PHYSISCHE BLOCKADE

Das Steißbein oder Coccyx ist das Ende der Wirbelsäule. Es handelt sich hierbei um einen äußerst empfindlichen Knochen, der aus fünf zusammengewachsenen Wirbeln besteht. Probleme an dieser Stelle sind vor allem deshalb sehr störend, weil sie große Schmerzen beim Sitzen bereiten. Ein Steißbeinbruch verheilt in der Regel ziemlich gut.

EMOTIONALE BLOCKADE

Da das Steißbein an der Basis der Wirbelsäule liegt, symbolisiert es unsere grundlegenden Bedürfnisse. Personen, die Probleme damit haben, machen sich Sorgen um ihre materielle Lebensgrundlage und vertrauen nicht ausreichend auf die Hilfe des Universums. Sie hätten gern, dass andere sich um sie kümmern, doch wollen sie sich andererseits auch keine Abhängigkeit eingestehen. Schmerzt der Coccyx nur beim Sitzen, so fühlt sich der betroffene Mensch schuldig, dass sich andere um ihn kümmern. Er möchte sich lieber aktiv zeigen und gefällt sich besser allen anderen voran, als zugeben zu müssen, von ihnen abzuhängen.

Es ist auch möglich, dass er sich dafür schämt zu sitzen, während andere arbeiten müssen, oder einfach dafür, sich Ruhe zu gönnen, auszuspannen oder ins Kino zu gehen. Da er von anderen abhängig ist, geht er auch davon aus, dass die anderen von ihm abhängen.

MENTALE BLOCKADE

Der erste Schritt besteht darin, Dich Deiner Einstellungen bewusster zu werden und zu erkennen, dass Du willst, dass andere sich um Dich kümmern, da Du weder Dir noch dem Universum vertraust. Doch warum willst Du unbedingt verbergen, dass Du es brauchst, dass man sich mit Dir beschäftigt? Das heißt ja nicht, dass Du Dein ganzes Leben so bleiben wirst. Je mehr Du Deine Abhängigkeit leugnest, desto abhängiger wirst Du werden. Hab den Mut, Dir Deine Abhängigkeit einzugestehen, da Du weißt, dass das nur ein vorübergehender Zustand ist, denn alles bewegt sich im Leben und auch dieses temporäre Bedürfnis wird sich ändern. So schenkst Du Dir selbst etwas Liebe.

Außerdem solltest Du unbedingt überprüfen, ob die anderen wirklich von Dir abhängen und ob Du Dir nicht auch ohne ihr Beisein oder ihre Zustimmung Freude machen könntest. Ob die Antwort hierauf nun ja oder nein lautet, in jedem Fall wird dieser Schritt allen Beteiligten erlauben, ihre persönlichen Bedürfnisse auszudrücken. Bei einem Bruch des Steißbeins siehe KNOCHENBRÜCHE.

SPIRITUELLE BLOCKADE

Die Fragen am Ende des Buches sollen Dir weitere Aufschlüsse zu Deinem Gesundheitsproblem geben und klären helfen, durch welche spirituelle Blockade Du Dir selbst wichtige Bedürfnisse vorenthältst.

(Insekten-)Stiche

Insektenstiche oder Verletzungen mit spitzen Gegenständen (wie Nadeln) führen oft zu Brennen und Jucken. Siehe VERBRENNUNGEN und JUCKREIZ.

Stimmlosigkeit

PHYSISCHE BLOCKADE

Von Stimmlosigkeit sprechen wir beim Verlust der Stimme. Treten Schmerzen und Entzündung auf, handelt es sich jedoch eher um LARYNGITIS.

EMOTIONALE BLOCKADE

Dieses Problem folgt einem emotionalen Schock, der die Sensibilität der betroffenen Person aus der Bahn gebracht hat. Das Sprechen wird ihr zu einer zu großen Anstrengung, vor allem da sie nicht imstande ist, das in Worte zu fassen, was ihr Herz eigentlich sagen will. Diese Überanstrengung führt zu einer Art Notschrei, der schließlich in ein Nichts mündet, aus dem keine Laute mehr hervorkommen.

MENTALBLOCKADE

Anstatt zu glauben, dass Du verstummen und gänzlich zu sprechen aufhören musst, solltest Du lieber überprüfen, was Dein Herz wirklich sagen will, und Dir erlauben, in Liebe und Wahrheit zu sprechen. Du hast es nicht nötig, Dich zum Reden zu zwingen, um anderen gut zu erscheinen oder akzeptiert und geliebt zu werden.

Spirituelle Blockade
Die Fragen am Ende des Buches sollen Dir weitere Aufschlüsse zu Deinem Gesundheitsproblem geben und klären helfen, durch welche spirituelle Blockade Du Dir selbst wichtige Bedürfnisse vorenthältst.

Stirnhöhlenentzündung

Von einer sogenannten Sinusitis sprechen wir, wenn die Schleimhäute der Nase und der Stirn eitern. Siehe Nasenprobleme. Der betroffene Mensch hat das Gefühl, etwas oder jemand leistet ihm Widerstand oder widerspricht ihm.

Stottern

Physische Blockade
Das Stottern ist eine Sprachstörung, die in der Regel im Laufe der Kindheit auftritt und sich bis ins fortgeschrittene Alter halten kann.

Emotionale Blockade
Jemand, der stottert, hatte in seiner Jugend Angst davor, seine Sehnsüchte und Wünsche zum Ausdruck zu bringen. Er hat noch immer Angst vor jeder Form der Autorität, vor allem, wenn es darum geht, mitzuteilen, dass er etwas Bestimmtes will.

Mentale Blockade
Es ist Zeit, dass Du erkennst, dass auch Du das Recht zu wünschen hast, auch wenn Dein Kopf Dir zu sagen versucht, dass das unvernünftig ist, oder Du fürchtest, dass andere glauben könnten, Deine Wünsche seien ungerechtfertigt. Du hast nichts zu beweisen. Du darfst Dir alles wünschen, was Du willst, da die Folgen Deiner Wahl ohnehin nur Dich betreffen. Wir haben alle diese eine Verantwortung.

Außerdem findest Du, dass die anderen autoritär sind. Doch steckt diese Autorität auch in Dir und will zum Ausdruck kommen. Hast Du einmal erkannt, dass diese autoritäre Seite keineswegs böse ist und dass sie Dir helfen kann, Dich zu behaupten, wird Dich das auch mit denen versöhnen, die Du als gebieterisch empfindest.

Spirituelle Blockade
Die Fragen am Ende des Buches sollen Dir weitere Aufschlüsse zu Deinem Gesundheitsproblem geben und klären helfen, durch welche spirituelle Blockade Du Dir selbst wichtige Bedürfnisse vorenthältst.

Striemen

PHYSISCHE BLOCKADE

Striemen entstehen durch die Dehnung der Haut an bestimmten Körperstellen, meist jedoch auf dem Bauch. Sie können sich bilden, wenn jemand plötzlich viel zunimmt. Auf diese Weise kann es auch zu den sogenannten Schwangerschaftsstreifen auf dem Bauch der Mutter kommen.

EMOTIONALE BLOCKADE

Da solche Striemen entstehen, indem das elastische Hautgewebe reißt, soll die betroffene Person dadurch die Nachricht erhalten, dass sie flexibler und anderen gegenüber toleranter sein soll. Sie hat es nicht nötig, sich durch einen starren Panzer zu schützen. Frauen, bei denen es zu Schwangerschaftsstreifen kommt, neigen dazu, sich die verschiedensten Dinge vorzuschreiben, weil sie schwanger sind. Sie täten besser daran, wenn sie sie selbst blieben und sich ihre kleinen Schwächen eingestünden.

MENTALE BLOCKADE

Deine Striemen sind in dem Augenblick aufgetreten, in dem Du glaubtest, nach außen hin stark scheinen zu müssen. Dazu hast Du Dir eine starre Maske zugelegt, durch die Du glaubtest, diese Situation am besten bewältigen zu können. Nun sagt Dir Dein Körper, dass Du gut daran tätest, loszulassen und Deine alten Vorstellungen zu revidieren. Um festzustellen, auf welchen Bereich sich diese Starrheit bezieht, genügt es, den betroffenen Körperteil zu analysieren. Lies unter diesem Stichwort wie auch unter HAUTPROBLEMEN nach.

SPIRITUELLE BLOCKADE

Die Fragen am Ende des Buches sollen Dir weitere Aufschlüsse zu Deinem Gesundheitsproblem geben und klären helfen, durch welche spirituelle Blockade Du Dir selbst wichtige Bedürfnisse vorenthältst.

Syphilis

Eine chronische, durch eine meist durch sexuellen Kontakt übertragene Bakterie ausgelöste Infektionskrankheit. Siehe GESCHLECHTSKRANKHEITEN.

Tachykardie

Als Tachykardie bezeichnen wir eine regelmäßige oder unregelmäßige, gesteigerte Herzfrequenz. Siehe ANGSTZUSTÄNDE und HERZPROBLEME. Sie kann auch durch PLATZANGST ausgelöst werden.

Tetanus

Tetanus oder Wundstarrkrampf ist eine ernste Infektionskrankheit, die durch die Giftstoffe der Nicolaier-Bazille (Clostridium tetani) verursacht wird. Es handelt sich dabei um Krankheitskeime, die vor allem in der Erde vorkommen. Dieser Bazillus dringt durch eine Wunde in die Blutbahn, wenn diese durch Erde oder Schmutz infiziert wird. Siehe KRÄMPFE, wobei es sich beim Wundstarrkrampf um eine sehr dringende Botschaft Deines Körpers handelt. Der Gesichtsausdruck kann bei einem Wundstarrkrampf so zur Unkenntlichkeit verzerrt werden, dass die betroffene Person wie besessen scheint. Möglicherweise hat der Unfall bzw. die Wunde, durch welche die Tetanuserreger in den Körper gelangten, alte Seelenschmerzen wachgerufen. Vielleicht hat die betroffene Person auch großen Zorn gegen jemanden in sich aufgestaut. Allein das Verzeihen, wie es am Ende dieses Buches beschrieben wird, kann hier zu wirksamer und beständiger Genesung führen.

Thrombose

Eine Thrombose ist eine Pfropfbildung in einem Blutgefäß, einer Vene, einer Arterie oder einem Herzgefäß. Je nachdem wie groß das Hindernis ist, das der Blutpfropf für den Kreislauf darstellt, kann es zu mehr oder weniger schwerwiegenden Gesundheitsproblemen kommen, die auch zum Tod führen können. Siehe ARTERIENERKRANKUNGEN und BLUTPROBLEME. Irgendetwas blockiert Dein augenblickliches Leben und beeinträchtigt Deine Lebensfreude. Handelt es sich hierbei um einen Menschen oder eine Situation? Nur Du allein hast diesem Pfropf ermöglicht, sich in Dir festzusetzen. Insofern hast Du auch nicht dieser Blockade in Deinem Leben, sondern eher Deiner inneren Einstellung etwas vorzuwerfen.

(Erkrankungen der) Thymusdrüse

Die Thymusdrüse liegt in der unteren Halsgegend. Ihre Hauptaufgabe ist die Bewahrung des Immunsystems. Siehe HERZPROBLEME. Den dortigen Ausführungen sei Folgendes hinzugefügt:

Diese Drüse stellt die Verbindung zwischen unserem physischen Körper und dem Energiezentrum des Herzchakras dar. Daher deutet ein Problem auf dieser Ebene auch auf eine Blockade, einen Verschluss des Herzens hin. Es ist interessant anzumerken, dass diese Drüse im Alter von zwei Jahren ihren Maximalumfang erreicht und danach immer kleiner wird, um schließlich beim Erwachsenen praktisch völlig zu verschwinden. Dieser Schwund steht wohl in direktem Zusammenhang mit unserer abnehmenden Fähigkeit, uns selbst zu lieben.

Ich bin überzeugt davon, dass die Medizin in ein paar Generationen feststellen wird, dass diese Drüse immer weniger schwindet und dem erwachsenen Menschen so eine vergrößerte Immunität gegen alle möglichen Krankheiten (wie auch AIDS) verleiht. Das Wort *immun* bedeutet »geschützt vor, frei von«. Immunprobleme lassen also darauf schließen, dass die betroffene Person sich nicht genug selbst liebt, um sich vor dem Alltagsstress zu schützen. Zu einer solchen globalen, menschlichen Immunität kann es jedoch erst kommen, wenn wir gelernt haben, so bedingungslos zu lieben, wie es uns die großen spirituellen Meister der Menschheit seit Jahrhunderten gelehrt haben.

Tollwut

PHYSISCHE BLOCKADE

Tollwut ist eine gefährliche Viruskrankheit der Tiere, die durch den Biss, genauer gesagt durch den Speichel, eines erkrankten Tieres auch auf Menschen übertragbar ist. In jedem Fall betrifft die Erkrankung das Nervensystem. Es kommt zu Reizbarkeit, Aufregung, Aggressivität und schließlich Lähmung.

EMOTIONALE BLOCKADE

Menschen, die von tollwütigen Tieren gebissen werden, stauen selbst schon seit einiger Zeit großen inneren Zorn in sich auf, der auf ein sehr penibles, ja lähmendes Ereignis zurückgeht. Diese Wut wurde so lange verdrängt, bis sie heute in all ihrer lähmenden Kraft zum Ausdruck kommt und die betroffene Person daran hindert, ihre alltäglichen Aufgaben normal zu verrichten.

Mentale Blockade

Es handelt sich hier um eine wichtige Botschaft Deines Körpers, der Dir mitzuteilen sucht, dass Du diese verdrängte Wut zum Ausdruck bringen sollst und aufhören musst, sie allein in Deinem Inneren zu leben. Du verfügst wahrscheinlich über ausgezeichnete Selbstkontrolle und hältst all Deinen Zorn zurück. Dieser innere Zorn geht auf einen großen Schmerz oder auf Vorwürfe zurück, die Du einem Menschen machst, der Dich aufregt und den Du als aggressiv empfindest.

Dein Körper zeigt Dir, dass Du Deine Grenzen überschritten hast und Dich nicht mehr kontrollieren kannst. Bringe Dir selbst etwas mehr Mitgefühl entgegen und gestehe Dir zu, leiden zu dürfen. Außerdem will ich Dir ans Herz legen, die Schritte des Verzeihens durchzumachen, die Du am Ende dieses Buches finden wirst.

Spirituelle Blockade

Die Fragen am Ende des Buches sollen Dir weitere Aufschlüsse zu Deinem Gesundheitsproblem geben und klären helfen, durch welche spirituelle Blockade Du Dir selbst wichtige Bedürfnisse vorenthältst.

Tourette-Syndrom

Physische Blockade

Diese Krankheit beginnt mit einfachen Nervenzuckungen und führt in der Folge zu verschiedenen und komplexen Muskelbewegungen, die zu Sprach- und Atembeschwerden führen können.

Emotionale Blockade

Zu dieser Erkrankung kommt es bei Menschen, die sich überwacht fühlen und Angst haben, die Kontrolle zu verlieren und völlig von anderen überrannt zu werden. Oft fühlten sie sich in ihrer Jugend von einem der beiden Eltern (meist jedoch dem Elternteil des anderen Geschlechts) bestimmt, während dem anderen Elternteil eine völlig untergeordnete Rolle zukam. Machen sie nun selbst die Erfahrung, in einem bestimmten Bereich die Kontrolle zu verlieren, so fällt ihnen das unheimlich schwer. Sie neigen zu Wutanfällen und stehen anderen sehr kritisch gegenüber. Sie verdrängen ihre Verletzlichkeit, da sie nach außen hin stark scheinen wollen.

Mentale Blockade

Du solltest Dir unbedingt das Recht zugestehen, ein sanfter und verletzlicher Mensch sein zu dürfen. Auch wenn Du schon früher die Kontrolle über Dich selbst verloren hast, so muss das nicht Dein ganzes Leben lang der Fall sein. Gelingt es Dir, Deinen Eltern zu verzeihen, so wird Dir dies eine wertvolle Hilfe sein, Dir selbst zu vergeben. (Siehe dazu die Schritte des Verzeihens am Ende dieses Buches.)

Spirituelle Blockade

Die Fragen am Ende des Buches sollen Dir weitere Aufschlüsse zu Deinem Gesundheitsproblem geben und klären helfen, durch welche spirituelle Blockade Du Dir selbst wichtige Bedürfnisse vorenthältst.

(Mangelnder) Tränenfluss

Physische Blockade

Die Tränensekretion stellt einen wichtigen Schutz der Hornhaut dar. Sie reinigt und nährt sie. Ein Mangel an Tränenflüssigkeit trocknet, reizt und brennt die Augen. Dieses Problem verschlimmert sich, wenn der betroffene Mensch die Augen nicht oft genug durch regelmäßiges Zwinkern schließt.

Emotionale Blockade

Ein Mensch, der an trockenen Augen leidet, versucht oft, seine große Sensibilität zu verbergen. Er hindert sich daran, zu zart und höflich zu sein, da er davon ausgeht, dass dies Zeichen von Schwäche sind. Er hat Angst, sich von den anderen ausnutzen zu lassen. Er findet, schon genug für seine Mitmenschen zu tun, da er sich ständig um irgendetwas oder irgendjemanden kümmert. Menschen, die nicht genug mit den Augen zwinkern, fürchten sich vor etwas und verharren in ständiger Alarmbereitschaft, um nicht unvorbereitet überrascht zu werden.

Mentale Blockade

Dieses Gesundheitsproblem soll Dir klarmachen, dass Du Deine Vorstellungen von Zärtlichkeit und Höflichkeit überdenken solltest. Du darfst so nett sein, wie Du willst, ja Deine Nächsten beschützen, ohne deshalb das Gefühl haben zu müssen, das überschreite Deine persönlichen Grenzen. Eigentlich bist Du freundlicher Natur. Freundlichkeit hat nichts mit Schwäche und Unterwürfigkeit zu tun. Du solltest überprüfen, ob die Ängste, die Dich ständig dazu treiben, alles um Dich herum auszuspähen, wirklich begründet sind und der Wirklichkeit entsprechen.

Spirituelle Blockade
Die Fragen am Ende des Buches sollen Dir weitere Aufschlüsse zu Deinem Gesundheitsproblem geben und klären helfen, durch welche spirituelle Blockade Du Dir selbst wichtige Bedürfnisse vorenthältst.

Tuberkulose

Tuberkulose (TBC) ist eine ansteckende Infektionskrankheit, die vor allem die Lunge betrifft. Siehe Lungenleiden, wobei es sich hier um eine ebenso ernste wie dringliche Nachricht des Körpers handelt. Ist ein anderes Organ von Tuberkulose befallen, so lies unter dem entsprechenden Stichwort nach.

Tumor

Für gutartige Geschwulste siehe Zysten oder Auswüchse, für bösartige Tumoren siehe Krebs. Oft bereitet schon das Wort »Krebstumor« Todesängste. Es ist sehr wichtig, Dich nicht von diesen Ängsten übermannen zu lassen, wenn Du diese Krankheit erfolgreich überwinden willst.

Typhus

Siehe Fieber, wenn die Nachricht hier auch besonders dringend ist, da es sich um eine extrem gefährliche Krankheit handelt, falls sie nicht rechtzeitig behandelt wird. Die betroffene Person lebt so sehr in Wut und Zorn, dass sie völlig niedergeschlagen und erschöpft ist und ihr ihre Umwelt völlig gleichgültig wird. Sie muss daher schnellstmöglich der Person verzeihen, die sie für ihre Wut verantwortlich hält und sich nicht von ihrem Stolz davon abhalten lassen. Siehe dazu die Schritte des Verzeihens am Ende des Buches.

Übelkeit

PHYSISCHE BLOCKADE
Übelkeit ist das Gefühl bevorstehenden Erbrechens, das sich in Magen und Hals ankündigt und jeden Appetit auf Nahrung vergehen lässt. Kommt es zu ERBRECHEN, so siehe unter diesem Punkt nach.

EMOTIONALE BLOCKADE
Kommt es zu Übelkeit, so fühlen wir uns durch eine Situation oder Person bedroht. Ein Ereignis stößt uns ab, da es nicht nach unseren Vorstellungen geschieht. Oder aber etwas oder jemand geht uns gegen den Strich, und es wird uns beim bloßen Kontakt schlecht.

Interessanterweise leiden viele schwangere Frauen unter Übelkeit, da es ihnen schwerfällt, die zukünftigen Änderungen in ihrem Leben zu akzeptieren. Entweder missfällt es ihnen, dass ihr Körper während der Schwangerschaft zusehends dicker wird, oder aber sie fürchten, durch das kommende Kind ihre Freiheit, ihren Mann usw. zu verlieren.

MENTALE BLOCKADE
Deine Übelkeit soll Dir zu verstehen geben, dass Du Deine Einstellung bezüglich Deines gegenwärtigen Lebens ändern solltest. Anstatt Dich selbst, einen anderen Menschen oder ein bestimmtes Ereignis zurückzuweisen, solltest Du zu erkennen suchen, was Dir an dieser Situation oder Person Angst macht. Vielleicht dramatisierst Du die Umstände oder vertraust nicht genug auf Deine Fähigkeiten und die Möglichkeiten, sich damit auseinanderzusetzen. Bringe Dir mehr Liebe und Aufmerksamkeit entgegen und Deine Übelkeit wird sich in Glücksgefühl wandeln.

SPIRITUELLE BLOCKADE
Die Fragen am Ende des Buches sollen Dir weitere Aufschlüsse zu Deinem Gesundheitsproblem geben und klären helfen, durch welche spirituelle Blockade Du Dir selbst wichtige Bedürfnisse vorenthältst.

Unfälle

PHYSISCHE BLOCKADE
Da es sich bei einem Unfall um ein unvorhergesehenes Ereignis handelt, sehen viele darin bloßen Zufall. Immer öfter hören wir heute, dass es den berühmten Zufall gar nicht gibt. Persönlich glaube ich, dass der Zufall

eines der Mittel ist, durch die das Göttliche sich uns mitteilt. Das gilt auch für Unfälle. Die verletzte Stelle sowie die Ausmaße der Verletzung sind dabei natürlich von Bedeutung. Handelt es sich dabei um einen KNOCHENBRUCH, solltest Du überdies unter diesem Punkt nachlesen.

EMOTIONALE BLOCKADE

Jeder Unfall soll der betroffenen Person klarmachen, dass sie sich schuldig fühlt und sich etwas auf der Ebene des **Ich bin** vorwirft. Nehmen wir das Beispiel einer Mutter, die gerade zu tun hat und das Rufen ihres Kindes im Nebenzimmer ignoriert. Sie geht ihrer Beschäftigung weiter nach, stürzt und verletzt sich den Fuß. Stellt sie sich die Frage: »*Woran dachte ich gerade?*« wird ihr sofort klar, dass sie sich gerade vorwarf, eine Rabenmutter zu sein. So verletzte sie sich den Körperteil, der ihrer Meinung nach dazu beitrug, eine schlechte Mutter zu sein. Ein Unfall ist also eines unserer Mittel, unsere Schuldgefühle loszuwerden. Wir gehen davon aus, unsere Schuld auf diese Weise bezahlt zu haben. Leider geschieht all dies völlig unbewusst.

Sind die Unfallfolgen schwerwiegend genug, uns an der Arbeit oder irgendeiner anderen Tätigkeit zu hindern, so gesteht sich die betroffene Person dadurch unbewusst eine Pause zu. Sie würde sich zu schuldig fühlen, wenn sie aus eigenem Willen aufhören würde.

MENTALE BLOCKADE

Du solltest Deine Vorstellung von Schuld einmal gehörig revidieren. In unserem Rechtssystem gilt jemand als schuldig, wenn ohne jeglichen Zweifel erwiesen wurde, dass er einer anderen Person absichtlich Schaden zufügen wollte. Stelle Dir doch jedes Mal, wenn Du Dir Vorwürfe machst, die Frage, ob Du dem anderen wirklich Schaden zufügen wolltest. Wenn nein, so brauchst Du Dich weder anzuklagen noch zu bestrafen.

Glaubst Du, die Mutter im obigen Beispiel wollte ihrem Kind durch ihr Handeln etwas Böses tun? Außerdem kümmert sich das Gesetz von Ursache und Wirkung ausgezeichnet um alle, die wirklich schuldig sind, da uns alles nach unserer Absicht vergolten wird. Weise und verantwortungsbewusst ist, der seine Schuld eingesteht, wenn er wirklich schuldig ist, die verletzte Person um Verzeihung bittet und den Gedanken akzeptiert, dass dies eines Tages auf ihn zurückfallen wird. In einem solchen Bewusstsein wird die schuldige Person die Vergeltung des Schicksals harmonisch als Ausgleich akzeptieren und wissen, dass die göttliche Gerechtigkeit so wieder die ursprüngliche Ordnung hergestellt hat.

Hast Du den Unfall unbewusst bewirkt, um Dir Zeit für Dich zu nehmen, musst Du unbedingt verstehen lernen, dass Du Dir diese Pause hättest gönnen können, ohne Dich deshalb verletzen zu müssen, sondern den direkteren Weg gehen und Deine Wünsche artikulieren solltest.

Hattest Du einen schweren Unfall und leidest unter großen Schmerzen, wie das z. B. bei einem KNOCHENBRUCH der Fall sein kann, so ist das ein Zeichen dafür, dass Du einer anderen Person gegenüber aggressive Gedanken hegst, egal ob diese nun bewusst sind oder nicht. Da Du diese Gefühle jedoch nicht ausleben, sie aber auch nicht mehr zurückhalten konntest, richtete sich die Gewalt gegen Dich. Du musst Dich von diesen Gefühlen befreien und Dich der betreffenden Person mitteilen. Vergiss nicht, Dir Deine Gedanken zu verzeihen.

SPIRITUELLE BLOCKADE

Die Fragen am Ende des Buches sollen Dir weitere Aufschlüsse zu Deinem Gesundheitsproblem geben und klären helfen, durch welche spirituelle Blockade Du Dir selbst wichtige Bedürfnisse vorenthältst.

Unfruchtbarkeit

PHYSISCHE BLOCKADE

Unfruchtbarkeit oder Sterilität ist die Unfähigkeit, sich fortzupflanzen, d. h. fruchtbare Samen bzw. Eizellen zu erzeugen oder ihre Vereinigung zu ermöglichen. Sterilität ist also nicht mit IMPOTENZ zu verwechseln.

EMOTIONALE BLOCKADE

Ich kenne mittlerweile zahlreiche Beispiele, in denen von der Medizin für unfruchtbar erklärte Menschen eines oder gar mehrere Kinder bekamen oder aber völlig »normale«, d. h. fruchtbare Paare keine Kinder bekommen konnten.

Für manche Menschen gehört die Erfahrung der Unfruchtbarkeit zu den Erfahrungen, die sie in diesem Leben machen müssen. Vielleicht wünschen sie sich nur deshalb Kinder, weil sie dies für normal erachten oder ihre Eltern es eilig haben, Großeltern zu werden. Manche Frauen hegen einen Kinderwunsch vor allem, um ihre Weiblichkeit unter Beweis zu stellen, die sie selbst nur schwer akzeptieren können. Solche Frauen sind vielleicht unfruchtbar, um zu lernen, auch ohne Kinder glücklich zu sein und sich selbst zu akzeptieren. Andere wiederum haben mehr Ängste als Sehnsüchte, Kinder zu bekommen. So ist die Sterilität ein Mittel ihres Unbewussten, um keine Kinder bekommen zu müssen. Sie sollten ihren Kinderwunsch deshalb jedoch keineswegs aufgeben. Oft sind Menschen unfruchtbar, die sich Vorwürfe machen, nicht produktiv genug zu sein und nicht die gewünschten Ergebnisse in einem bestimmten Bereich zu erzielen. Sie können sich selbst nutzlos vorkommen.

Mentale Blockade

Um festzustellen, ob Du unfruchtbar bist, um eine bestimmte Lebenserfahrung zu machen oder aber, weil Du Angst vor etwas hast, ziehe die Fragen zur mentalen Blockade am Ende dieses Buches zurate. Bist Du eine Frau, so kennst Du vielleicht eine andere Frau, die eine schwere Geburt durchmachen musste. Was hast Du von Deinen Eltern bezüglich des Kinderkriegens gelernt? Fürchtest Du jemanden (oder vielleicht auch nur Deine schlanke Linie) wegen eines Kindes zu verlieren?

Werde Dir bewusst, dass alle Ängste der Vergangenheit nicht unbedingt immer und für jeden gültig sein müssen. Du musst Dich entscheiden, ob Du lieber Deinen Wünschen oder Ängsten nachkommen willst. Wie auch immer Dein Entschluss lauten mag, gestehe ihn Dir zu. Es ist Dein Leben, und Du kannst damit tun und lassen, was Du willst, da Du die Folgen Deiner Entscheidungen selbst zu tragen hast. Außerdem schlage ich Dir vor, andere zu fragen, ob auch sie Dich für einen Taugenichts halten, und Du wirst feststellen, dass sie ein völlig anderes Bild von Dir haben.

Spirituelle Blockade

Die Fragen am Ende des Buches sollen Dir weitere Aufschlüsse zu Deinem Gesundheitsproblem geben und klären helfen, durch welche spirituelle Blockade Du Dir selbst wichtige Bedürfnisse vorenthältst.

Unterzucker

Physische Blockade

Unterzucker oder Hypoglykämie ist eine Erkrankung der Bauchspeicheldrüse, die sich bemerkbar macht, wenn der Blutzuckerspiegel unter die durchschnittlichen Werte sinkt. Sie äußert sich durch plötzlichen Heißhunger auf Süßes, Übelkeit, Schwindelgefühl, Magenkrämpfe, Herzklopfen, Blässe und vor allem kalten Schweiß.

Emotionale Blockade

In der Metaphysik steht die Bauchspeicheldrüse mit den Gefühlen, den Wünschen und dem menschlichen Geist (Intellekt) in Verbindung. Wer an Unterzucker leidet, kümmert sich um die Wünsche der anderen, vernachlässigt dabei jedoch seine eigenen Bedürfnisse und fühlt sich deshalb eingeengt und unfrei. Sein Körper sagt ihm, dass er seinem

Leben auch ein paar *süße Seiten* gönnen sollte, ohne sich dafür schuldig zu fühlen. Er kümmert sich zu sehr darum, all seine Mitmenschen glücklich zu machen, steht jedoch selbst große Ängste durch und neigt oft sogar zur PLATZANGST. Vielleicht solltest Du auch unter diesem Kapitel nachlesen.

MENTALE BLOCKADE

Es ist höchste Zeit, dass Du Deine Energie für Dich selbst aufbewahrst und aufhörst zu glauben, dass Du der Vater oder die Mutter Deiner Nächsten zu sein hast. Nimm Kontakt mit Deinem inneren Kind auf, das spielen und sich vergnügen will. Wahrscheinlich hast Du schon in jungen Jahren gelernt, dass Du nicht das Recht hast, an Dich zu denken. Da Du Dir selbst nicht genug Liebe entgegenbrachtest, versuchtest Du sie von anderen zu bekommen, was jedoch nie genug war. So kamst Du zur Überzeugung, dass Liebe wehtut, weil nie genug davon da ist. Das Leben hat Dich viel zu schnell erwachsen sein lassen, doch ist es nie zu spät dazu, dem Abhilfe zu leisten ...!

Du brauchst nicht mehr zu glauben, dass Du ein Egoist bist, wenn Du an Dich selbst denkst. Ein Egoist drängt anderen seinen Willen zu seinen eigenen Gunsten auf. Ein Mensch, der jedoch zuerst an sich denkt, bevor er auf die Wünsche der anderen eingeht, liebt sich selbst. Schenke Dir also mehr Liebe, und Du wirst mehr Liebe von den anderen bekommen.

SPIRITUELLE BLOCKADE

Die Fragen am Ende des Buches sollen Dir weitere Aufschlüsse zu Deinem Gesundheitsproblem geben und klären helfen, durch welche spirituelle Blockade Du Dir selbst wichtige Bedürfnisse vorenthältst.

Vaginalleiden

Physische Blockade

Die Scheide erstreckt sich vom Gebärmutterhals zu den Schamlippen. Beim Geschlechtsverkehr dringt der männliche Penis in die Scheide ein, bei der Geburt gelangen Neugeborenes und Mutterkuchen durch die Scheide nach außen. Die häufigsten Probleme in diesem Bereich sind Scheidenentzündung, Herpes, Tumoren und Krebs.

Emotionale Blockade

Die meisten Vaginalleiden stehen in Zusammenhang mit dem Sexualleben der Frau, da sie sie am Geschlechtsverkehr hindern können. Sie weisen die Frau darauf hin, dass ihr Sexualleben sie nicht befriedigt, doch auch darauf, dass sie auch ihre Ansichten zur Sexualität überdenken sollte. Sie hat das Gefühl missbraucht, manipuliert oder missachtet zu werden. Diese Frau ist zornig, da sie sich selbst nicht das Recht zu sexuellen Beziehungen zugesteht.

Mentale Blockade

Dein Körper versucht Dir mitzuteilen, dass Deine Ansichten und übernommenen Überzeugungen bezüglich der Sexualität Dir heute schaden. Vielleicht dienten sie Dir früher einmal, doch sind sie für Dein heutiges Leben überholt. Neigst Du dazu, andere zu kontrollieren, fühlst Du Dich vielleicht übergangen, wenn nicht Du den Augenblick zum Sex gewählt hast. Statt jedoch zu glauben, Du wurdest sexuell manipuliert oder missbraucht, wünscht sich Dein Körper nichts mehr, als dass Dein Geist diesen Umstand als Kompliment aufnimmt, vom anderen begehrt worden zu sein. Fühlst Du Dich manipuliert, so solltest Du Dir eingestehen, dass auch Du in anderen Bereichen dazu neigst, andere zu manipulieren, ohne dabei jedoch – ganz wie Dein Sexualpartner – schlechte Absichten zu verfolgen.

Kannst Du keine Befriedigung in Deinem Sexualleben finden, weil Du in Deiner Jugend sexuell missbraucht wurdest, so versucht Dein Körper Dir hier mitzuteilen, dass es Dir heute schadet, Dich so zu sperren, da Du so nur Platz für Deine Ängste aus der Vergangenheit schaffst. Das schnellste und wirksamste Mittel, Dich dieser schweren Vergangenheit zu entledigen, ist auch hier das Verzeihen, auf das ich am Ende dieses Buches genauer eingehe.

Alle anderen Scheidenerkrankungen werden unter den spezifischen Stichworten behandelt.

SPIRITUELLE BLOCKADE

Die Fragen am Ende des Buches sollen Dir weitere Aufschlüsse zu Deinem Gesundheitsproblem geben und klären helfen, durch welche spirituelle Blockade Du Dir selbst wichtige Bedürfnisse vorenthältst.

Venenentzündung

Einer Venenentzündung liegt meist die Bildung eines Blutgerinnsels innerhalb der Vene zugrunde, welche die Venenwand reizt. Meist bilden sich solche Gerinnsel in den Fuß- oder Beinvenen. Siehe WADENBEINBESCHWERDEN und THROMBOSE, wobei sich die betroffene Person hier große Sorgen macht, von Unsicherheit geplagt wird und in zorniger Erwartung verharrt. Siehe S. 28.

Venenprobleme

Durch die Venen gelangt das verbrauchte Blut wieder zum Herzen zurück, während die Arterien das Blut vom Herzen an die verschiedenen Körpergefäße liefern. Siehe ARTERIENERKRANKUNGEN, wobei die Problematik hier jedoch Dinge betrifft, die von außen kommen. Die betroffenen Menschen haben das Gefühl, immer Pech zu haben.

Verbrennungen

PHYSISCHE BLOCKADE

Eine Verbrennung ist eine Verletzung des Gewebes durch jede Form von Hitze, aber auch Elektrizität, chemische Substanzen oder Strahlung. In jedem Fall gibt der betroffene Körperteil Aufschlüsse über die genauere Bedeutung der Verbrennung.

EMOTIONALE BLOCKADE

Da es sich bei einer Verbrennung um einen UNFALL handelt, schlage ich Dir vor, auch dort nachzulesen. Je schlimmer die Verbrennung, desto tiefer und schwerwiegender war das ihr zugrunde liegende Schuldgefühl.

MENTALE BLOCKADE

Den Anmerkungen zu Unfällen muss hier hinzugefügt werden, dass wir es außerdem mit einer Form der Anklage zu tun haben. Weshalb fühlst Du Dich so schuldig? Anstatt immer zu urteilen, solltest Du versuchen, sanfter und toleranter mit Dir und den anderen zu sein. So wirst Du aufhören, Dich zu bestrafen und Dir wehzutun.

SPIRITUELLE BLOCKADE

Die Fragen am Ende des Buches sollen Dir weitere Aufschlüsse zu Deinem Gesundheitsproblem geben und klären helfen, durch welche spirituelle Blockade Du Dir selbst wichtige Bedürfnisse vorenthältst.

Verdauungsprobleme

Als Verdauung bezeichnen wir alle Veränderungen, die die Nahrungsmittel in unserem Verdauungsapparat erfahren. Da der Magen das erste Organ des Verdauungstraktes ist, der den Nahrungsbrei empfängt, will ich die Leser mit Verdauungsproblemen hauptsächlich auf das Kapitel MAGENPROBLEME verweisen. Erkennst Du Dich in dieser Beschreibung nicht wieder, so schlage unter LEBERERKRANKUNG, BAUCHSPEICHELDRÜSENENTZÜNDUNG und DARMPROBLEMEN nach.

Verdauungsstörungen

Probleme mit der Verdauung können die verschiedensten Gründe haben. Sie reichen von übermäßigem Essen oder Trinken oder Alkoholgenuss zu Nahrungsmittelintoleranz oder -vergiftung. Siehe deshalb auch MAGENPROBLEME. Gehen die Verdauungsstörungen eher auf eine Nahrungsmittelvergiftung zurück, so lies unter VERGIFTUNG nach. Wurden sie jedoch durch übermäßigen Alkoholgenuss verursacht, so ist den Ausführungen unter Magenproblemen hinzuzufügen, dass Du innerlich zu viel aufstaust und zu einem gewissen Zeitpunkt von einer Person oder Situation genug hast. Vergiss nicht, dass dieses Gefühl der Schwere oder Fülle vielmehr auf Deine innere als auf Deine äußere Haltung zurückgeht.

Vergreisung

PHYSISCHE BLOCKADE

Vergreisung oder Senilität ist eine zunehmende Schwächung der Körper- und Geistestätigkeit, wie wir sie bei älteren Menschen, aber auch im Falle einer zu intensiven oder monotonen Tätigkeit antreffen können. Gefühlssinne, Beziehungen und Geist werden stark in Mitleidenschaft gezogen.

EMOTIONALE BLOCKADE

Besonders Menschen, die sich in ihrem Alter verwöhnen lassen möchten oder sich wünschen, dass man sich um sie kümmert, da sie in ihrer Jugend solche Aufmerksamkeit entbehren mussten, werden senil. Noch heute leiden sie an Liebesentzug.

MENTALE BLOCKADE

Hast Du Dich um einen senilen Menschen zu kümmern, so solltest Du versuchen, ihn zu lieben und als solchen zu akzeptieren. Sonst wird die Situation derart unerträglich werden, dass beide Seiten dabei verlieren werden. Doch kannst Du ihm erklären, dass es keineswegs nötig ist, sich so krank zu machen, um die Aufmerksamkeit anderer zu erlangen. Es gibt andere Mittel, an denen er weniger leiden würde. Du kannst ihm anbieten, ihm auf der Suche nach diesen Mitteln behilflich zu sein. Fühlt er sich versichert, auch ohne seine Senilität noch verwöhnt werden zu dürfen, hat er gute Chancen zur Besserung.

Er muss lernen, seinen Eltern dafür zu verzeihen, ihm in seiner Jugend so wenig Aufmerksamkeit und Liebe entgegengebracht zu haben. Das wird ihm leichter fallen, wenn er versteht, dass sie selbst sehr wenig davon bekommen haben und niemand etwas geben kann, worüber er nicht verfügt. Dann muss er auch sich selbst dafür verzeihen, seinen Eltern solche Vorwürfe gemacht zu haben, und darf sich das Recht zugestehen, heute verwöhnt zu werden. Siehe die Schritte des Verzeihens am Ende des Buches.

SPIRITUELLE BLOCKADE

Die Fragen am Ende des Buches sollen Dir weitere Aufschlüsse zu Deinem Gesundheitsproblem geben und klären helfen, durch welche spirituelle Blockade Du Dir selbst wichtige Bedürfnisse vorenthältst.

Verhornung

So bezeichnen wir eine Verdickung der äußeren Hautschicht der Handflächen oder Fußsohlen, wo die Hornhaut ohnehin schon dicker ist als an den übrigen Körperteilen. Siehe HAUTPROBLEME, HAND- oder FUSSBESCHWERDEN.

Verstauchung

PHYSISCHE BLOCKADE

Eine Verstauchung ist eine Gelenksverletzung, welche durch eine brüske Bewegung verursacht wird, die die physiologischen Grenzen des Gelenks übersteigt, doch keine bleibende Verschiebung verursacht. Es kommt zu einem unmittelbaren und starken Schmerz. Am meisten sind davon die Fußknöchel, die Knie und die Handgelenke betroffen.

EMOTIONALE BLOCKADE

Zieht sich jemand eine Verstauchung oder Verrenkung zu, fühlte er sich gezwungen in eine bestimmte Richtung zu gehen (Füße) oder etwas Bestimmtes zu tun (Hände), was er selbst nicht wollte. Er lässt sich führen, überschreitet seine Grenzen und macht sich selbst Vorwürfe, nicht *Nein* sagen zu können. Er hat Angst, bestimmten Regeln zu widersprechen. So verschafft er sich durch eine Verstauchung eine passende Ausrede aufzuhören, ohne offenen Widerstand leisten zu müssen.

MENTALE BLOCKADE

Wie stark Du Dir ein Gelenk verstaucht hast, zeigt Dir, wie sehr Du Dich selbst leiden lässt, indem Du darauf bestehst, die Dinge allein aus Deinem Blickwinkel sehen zu wollen. Du solltest flexibler sein. Anstatt zu glauben, dass man Dich zu etwas zwingt, was Du nicht willst, versuche lieber, die Motivation der anderen nachzuvollziehen.

Dann wirst Du entweder die Version des anderen akzeptieren oder aber es wird Dir klar, dass Du seinen Forderungen nicht Folge leisten kannst, da sie Deine Grenzen übersteigen. Ist das der Fall, musst Du es ihn wissen lassen. Zwingst Du Dich selbst zu etwas, so überprüfe, welche Angst Dich dazu treibt, und ob sie heute noch für Dich gültig ist. Wirst Du Dir und anderen gegenüber flexibler, wird es Dir leichter fallen, Deinen eigenen Bedürfnissen zu entsprechen.

SPIRITUELLE BLOCKADE

Die Fragen am Ende des Buches sollen Dir weitere Aufschlüsse zu Deinem Gesundheitsproblem geben und klären helfen, durch welche spirituelle Blockade Du Dir selbst wichtige Bedürfnisse vorenthältst.

Verstopfung

PHYSISCHE BLOCKADE

Ein Mensch leidet unter Verstopfung, wenn sein Stuhl zu lange in den Därmen bleibt und die Ausscheidungsphasen durch harten und trockenen Stuhl mehr oder weniger verzögert werden. Ist der Stuhl zeitlich verzögert, doch von normaler Beschaffenheit, handelt es sich nicht um Verstopfung.

EMOTIONALE BLOCKADE

Da dem Dickdarm die Aufgabe zukommt, all das auszuscheiden, was dem Körper nicht mehr nützlich ist, steht eine Verstopfung in direktem Zusammenhang mit dem Loslassen alter, überkommener Vorstellungen. Außerdem hindern sich Menschen, die ihren Stuhl zurückhalten, auch daran, Dinge zu sagen oder zu tun, weil sie sich fürchten, zu missfallen oder etwas zu verlieren.

Es kann sich dabei aber auch um eine knauserige Person handeln, der es schwerfällt, Dinge wegzugeben, die sie gar nicht mehr braucht, um sie für den unwahrscheinlichen Fall des Falles aufzuheben. Zu Verstopfung kann es auch kommen, wenn sich jemand verpflichtet fühlt, Geld, Zeit oder irgendetwas von sich selbst hergeben zu müssen. Er gibt das jedoch gegen seinen Willen, nur um keine Schuldgefühle zu haben.

Andere wieder haben Fixideen bezüglich eines vergangenen Ereignisses, das sie dramatisieren. Sie können diese Vorstellungen nicht loswerden. Der Stress, den dieses Festklammern an die Vergangenheit erzeugt, bewirkt Sorgen, Negativität, Wut, Eifersucht und Angst vor Erniedrigung.

MENTALE BLOCKADE

Leidest Du an Verstopfung, so versucht Dein Körper Dir klarzumachen, dass es höchste Zeit ist, dass Du Dich Deiner überkommenen Vorstellungen entledigst, die Dir heute nichts mehr bringen. Mach Platz für Neues. Dein Körper sagt Dir, dass Deine Eingeweide sich leeren müssen, um neue Nahrung aufnehmen zu können. Dasselbe gilt auch für Deine Gedanken. Sorgen, Negativität usw. entsprechen diesen Ausscheidungsprodukten auf der mentalen Ebene und sollten ebenso eliminiert werden. Es schadet Dir zu glauben, dass Du alles und jeden zurückhalten musst, weil Du meinst, es könnte Dir sonst an etwas fehlen. Überprüfe lieber einmal, ob Du wirklich so viel verlieren würdest, wenn Du Dir erlaubtest, das zu tun und zu sagen, wozu Du Lust hast. Eine solche, neue Einstellung würde Dir sicher guttun.

SPIRITUELLE BLOCKADE

Die Fragen am Ende des Buches sollen Dir weitere Aufschlüsse zu Deinem Gesundheitsproblem geben und klären helfen, durch welche spirituelle Blockade Du Dir selbst wichtige Bedürfnisse vorenthältst.

Verwachsungen

PHYSISCHE BLOCKADE

Verwachsungen sind die Folgen einer Entzündung, die der Organismus einer Aggression entgegensetzt. Dadurch wird Gewebe erzeugt, welches Organe aneinanderwachsen lässt, die sonst voneinander getrennt sind. Sie können mehrere Organe zugleich betreffen. Es kommt zu Anhäufungen von Fasergewebe, das sich verhärtet. Die Organe, an die sich dieses Gewebe haftet, geben nähere Aufschlüsse über die Krankheitsursachen.

EMOTIONALE BLOCKADE
Dieses Problem betrifft oft Menschen, die sich innerlich verhärten und an ihre Ideen klammern, um einer bestimmten Aggression besser standhalten zu können. Diese Ideen jedoch nehmen zu viel Platz ein und hindern sie daran, ihre eigentlichen Empfindungen wahrzunehmen.

MENTALE BLOCKADE
Dass Dein Körper unnötiges Gewebe produziert, ist ein Zeichen dafür, dass die Ansichten, an die Du Dich so klammerst, schon sehr alt sind. Jede Verwachsung, die Dein Körper bildet, deutet darauf hin, dass Du schon lange an bestimmten Überzeugungen hängst. Du kannst, ja solltest Dir nun erlauben, diese alten Anschauungen, die Dir heute schaden, fahrenzulassen. Du hast es nicht mehr nötig zu glauben, dass Du nur akzeptiert und geliebt werden kannst, wenn Du eine harte Schale um Deine Gefühle legst.

SPIRITUELLE BLOCKADE
Die Fragen am Ende des Buches sollen Dir weitere Aufschlüsse zu Deinem Gesundheitsproblem geben und klären helfen, durch welche spirituelle Blockade Du Dir selbst wichtige Bedürfnisse vorenthältst.

Viruserkrankungen

PHYSISCHE BLOCKADE
Ein Virus ist ein Mikroorganismus, der nur unter dem Mikroskop erkenntlich ist. Viren sind die kleinsten und zugleich einfachsten Organismen der Natur. Wir haben es hier mit derart winzigen Lebewesen zu tun, dass sie überall eindringen können. Sie können sich jedoch nur innerhalb einer lebenden Zelle vermehren.

EMOTIONALE BLOCKADE
Führt ein Virus zu einer Krankheit, so deutet dies darauf hin, dass der Kranke sich von Gedankenformen überwältigen lässt, die er selbst erzeugt hat und die ihn daran hindern, er selbst zu sein. Es muss eine Lücke geben, durch die der Mensch diese Gedanken in seinen Emotions- und Mentalkörper eindringen lässt. Solche Lücken können nur durch Hassgefühle entstehen oder wenn wir anderen Vorwürfe machen. Der von den Viren befallene Körperteil gibt Aufschlüsse über den betroffenen Bereich. Lies deshalb unter dem fraglichen Stichwort nach.

Mentale Blockade

Viren sind Lebewesen. Leidest Du also unter einer Virenkrankheit, schlage ich Dir vor, so mit dem Virus zu sprechen, als handelte es sich um eine Person. Versuche die Gedankenformen zu erkennen, die anderen Vorwürfe machen. Behandle auch diese Gedanken so, als wären sie eigenständige Personen, die versuchen, Dich gegen andere aufzuwiegeln. Erkläre ihnen, dass Du keine Lust hast und dass es Dich krank macht, anderen Dein ganzes Leben lang böse zu sein, und dass Du lieber lernen willst zu vergeben.

Auch wenn Du augenblicklich vielleicht nicht in der Lage bist zu verzeihen, so zählt doch der gute Vorsatz. Ist Dein innerer Schmerz einmal abgeklungen, wird es Dir umso leichter gelingen. Bist Du Dir von nun an bewusst, dass Du Dich von Deinen Gedankenformen überwältigen lässt, muss Dir Dein Körper auch nicht mehr helfen, Dir dies durch eine Viruserkrankung vor Augen zu führen. Der Virus hat seine Existenzberechtigung verloren. Siehe dazu auch die Schritte des Verzeihens am Ende dieses Buches.

Spirituelle Blockade

Die Fragen am Ende des Buches sollen Dir weitere Aufschlüsse zu Deinem Gesundheitsproblem geben und klären helfen, durch welche spirituelle Blockade Du Dir selbst wichtige Bedürfnisse vorenthältst.

Wadenbeinbeschwerden

Physische Blockade

Die Waden liegen zwischen Knie und Fußknöchel und gehören daher zu den unteren Gliedmaßen. Sie können vor allem beim Stehen oder Gehen schmerzen.

Emotionale Blockade

Es ist klar, dass wir ohne Beine weder gehen noch laufen könnten. Deshalb stehen Schmerzen an den Beinen immer in direktem Zusammenhang mit unserer Zukunftsperspektive und der Art und Weise, in der wir in unserem Leben vorwärtskommen. Wadenschmerzen deuten also auf Ängste in diesem Bereich hin. Wir fürchten uns vor dem Neuen und Unbekannten oder vor den Taten, die uns zu einem bestimmten Ziel bringen sollen. Das kann sich ebenso auf unser Berufs- als auf unser Liebesleben beziehen.

Treten die Schmerzen jedoch vor allem im Ruhezustand auf, so gewährt sich der betroffene Mensch nicht genug Zeit, um sich auf eine bevorstehende Aufgabe vorzubereiten. Sind die Wadenschmerzen Folgen eines Unfalls, so siehe unter diesem Schlagwort nach.

Mentale Blockade

Schmerzen Deine Waden, wenn Du Dich bewegst, so ist die Botschaft klar: Dein Körper versucht Dir mitzuteilen, dass es nicht gut für Dich ist, zu viel zu grübeln, bevor Du neue Dinge anpackst. Diese lange Überlegungszeit geht wohl ebenso wie Dein Mangel an Entschlusskraft auf Deine Ängste zurück. Auch wenn sie Dir helfen sollen, Fehler zu vermeiden, so hindern sie Dich jetzt doch daran, nötige Erfahrungen zu machen, die Dir von Nutzen sein werden.

Stellen sich Deine Wadenschmerzen jedoch im Ruhezustand ein, dann gehörst Du zu denen, die zu viel und das auch noch zu schnell tun. Dein Körper teilt Dir mit, dass die Überzeugung, als undankbarer Faulpelz abgestempelt zu werden, wenn Du Dir eine Pause gönnst, Dir schadet.

Spirituelle Blockade

Die Fragen am Ende des Buches sollen Dir weitere Aufschlüsse zu Deinem Gesundheitsproblem geben und klären helfen, durch welche spirituelle Blockade Du Dir selbst wichtige Bedürfnisse vorenthältst.

Wadenschmerzen

Die Waden sind Muskeln zwischen Knie und Fußknöchel. Den Definitionen unter WADENBEINBESCHWERDEN sollte hier hinzugefügt werden, dass der Wadenmuskel dem Unterschenkel die Kraft verleiht, vorwärts schreiten zu können. Ein Problem am Wadenmuskel soll uns zeigen, dass wir gerne schneller oder beständiger vorwärtskommen würden, uns jedoch von unseren Ängsten davon abhalten lassen.

Wahnsinn

PHYSISCHE BLOCKADE

Wahnsinn ist eine Störung der Geistestätigkeit. Er kann verschiedene, mehr oder weniger ernste Formen annehmen: Entfremdung, WAHNVORSTELLUNGEN, ALTERSSCHWACHSINN, HALLUZINATIONEN, MANIEN, NEUROSEN, PARANOIA, PSYCHOSEN oder SCHIZOPHRENIE.

EMOTIONALE BLOCKADE

Eine Geisteskrankheit steht in direktem Zusammenhang mit der Ebene des ***Ich bin.*** Der betroffene Mensch durchlebt eine Identitätskrise. Er weiß nicht, wer er wirklich ist. Er sperrt sich gegen seine Gefühle und kompensiert sie, indem er sich darauf versteift, Menschen und Dinge verstehen zu wollen, anstatt sich zu öffnen und sie zu empfinden. In fast allen Fällen der oben genannten Formen konnte ich beobachten, dass die betroffene Person einem oder beiden Eltern etwas nachtrug, eine Form der Rachsucht, die bis zum Hass reichen kann. Fast immer handelte es sich dabei um das Elternteil des anderen Geschlechts.

Eine so schwerwiegende Erkrankung müssen wir ins früheste Kindesalter zurückverfolgen, um die Ursachen zu finden. Dieses Kind wurde daran gehindert, es selbst zu sein, weshalb es sich eine Innenwelt schuf, in die es fliehen konnte. Deshalb fällt es auch dem Erwachsenen noch so schwer, sich in der »normalen« Welt zurechtzufinden.

Sehr häufig sind solche Menschen allen möglichen Formen der Besessenheit unterworfen. Sie beanspruchen eine bestimmte Person oder Sache für sich, was ihnen wieder Gelegenheit zur Wirklichkeitsflucht gibt. Das erlaubt ihnen jedoch zugleich, sich nicht mit sich selbst auseinandersetzen zu müssen. Kann sie eines Tages nicht mehr in ihre Zwangsvorstellungen entkommen, flieht sie in den Wahnsinn, wie andere in den Alkohol, Medikamente oder Drogen fliehen.

MENTALE BLOCKADE

Meiner Erfahrung nach ist der einzige Weg, der wirkliche Resultate zeigt, der des wahren Verzeihens. Da jedoch die verrückte Person ihren Zustand selbst nicht unbedingt ändern will, da sie ja selbst in ihn geflohen ist, brauchen die, die ihr helfen wollen, sehr viel Liebe und Geduld, um ihr dabei beizustehen, wenn sie lernt, sich und den anderen zu verzeihen.

Weiters glauben verrückte Menschen oft an Gott oder Satan in personifizierter Gestalt, welche allein dazu da sind, über sie zu urteilen und sie zu bestrafen. Sie leben daher in ständiger Angst. Deshalb sind sie oft von einer Religion besessen und fürchten sich vor dem Teufel, so wie sie sich vor einem oder beiden Elternteilen fürchteten. Um geheilt zu werden, müssen sie eine andere Vorstellung von den Worten Gott und Satan gewinnen: Sie müssen verstehen lernen, dass es sich dabei nicht um übermächtige Personen, sondern vielmehr um eine Energie der Liebe und der Schöpfung einerseits und des Hasses und der Zerstörung andererseits handelt, die ihr selbst innewohnen; ein Zustand, nichts weiter. Die Schritte der Verzeihung werden am Ende dieses Buches behandelt.

SPIRITUELLE BLOCKADE

Die Fragen am Ende des Buches sollen Dir weitere Aufschlüsse zu Deinem Gesundheitsproblem geben und klären helfen, durch welche spirituelle Blockade Du Dir selbst wichtige Bedürfnisse vorenthältst.

Wangenbeschwerden

Siehe GESICHTSLEIDEN. Den dortigen Ausführungen soll hinzugefügt sein, dass die betroffene Person lieber eine Ohrfeige bekommt, als die Liebe eines nahen Mitmenschen zu verlieren.

Warzen

Eine Warze ist eine gutartige Hautgeschwulst, die einen hervorstehenden Auswuchs bildet. Siehe AUSWÜCHSE und HAUTPROBLEME. Da Warzen sich an der Oberhaut befinden und oft ein rein ästhetisches Problem darstellen, ist die betroffene Person von ihrer Hässlichkeit überzeugt. Zumindest meint sie, in dem Bereich zu versagen, der in Beziehung zu dem Körperteil steht, an dem die Warze liegt. Solche Menschen neigen manchmal auch dazu, sich an jemand anderen zu binden, um sich zu verteidigen oder beschützt zu werden.

Warzenfortsatzentzündung

Der Warzenfortsatz ist ein kleiner Knochen im äußeren Gehörgang. Meist ist eine Entzündung in diesem Bereich eine Nebenerscheinung einer akuten Mittelohrentzündung. Siehe Ohrenleiden.

Wasserkopf

Physische Blockade
Hier handelt es sich um eine abnormale Ansammlung von Gehirnflüssigkeit, die Druck auf die Gehirngefäße ausübt und den gesamten Kopf vergrößert. Im Fachvokabular heißt ein Wasserkopf Hydrozephalus.

Emotionale Blockade
Da das Wasser metaphysisch gesehen mit dem Emotionskörper in Verbindung steht, können wir davon ausgehen, dass ein Mensch mit einem Wasserkopf zu viele Gefühle in sich aufstaut. Er ist sogar so weit gelangt, davon überzeugt zu sein, dass er mit seinen Emotionen identisch ist. Deshalb ist er überempfindlich, und seine gesamte Denkweise richtet sich nach seinen Gefühlen. Er weiß nicht recht, wer er eigentlich ist, und hat Angst, sich lächerlich zu machen.

Mentale Blockade
Ist das Dein Fall, so musst Du schnellstens den Unterschied zwischen Feinfühligkeit und Empfindlichkeit verstehen lernen. Außerdem solltest Du versuchen, die Dinge, die Du erlebst, in Worte zu fassen, anstatt sie in Deinem Inneren aufzustauen. Siehe dazu die Schritte am Ende dieses Buches, die Dir genauer erklären, wie Du Deine Gefühle zum Ausdruck bringen und Dir und Deinen Mitmenschen verzeihen kannst.

Liest Du diese Beschreibung, weil Dein Baby davon betroffen ist, so bringt seine Seele diese Haltung aus einem Vorleben mit. Du kannst ihm diese Zeilen in aller Ruhe vorlesen, da seine Seele die Worte verstehen wird. Über diesen neuen Körper trägt seine Seele die alleinige Verantwortung, all das zu klären, was sie bisher nicht klären konnte. Die Erwachsenen können dabei lediglich die Seele des Kindes führen, jedoch nicht sein Leben leben.

Spirituelle Blockade
Die Fragen am Ende des Buches sollen Dir weitere Aufschlüsse zu Deinem Gesundheitsproblem geben und klären helfen, durch welche spirituelle Blockade Du Dir selbst wichtige Bedürfnisse vorenthältst.

Wechseljahre

Physische Blockade

Die Wechseljahre oder Menopause sind ein völlig natürlicher Vorgang bei Frauen um das fünfzigste Lebensjahr. Für Frauen kann diese Periode ebenso penibel sein und sie auf der physischen und emotionalen Ebene genauso aus der Bahn werfen wie die Pubertät. Es kommt zu Hitzewallungen, Müdigkeit, Schlaflosigkeit und Angstzuständen. Auch bei Männern um das sechzigste Lebensjahr kann es zu solchen Erscheinungen kommen. Siehe Andropause.

Emotionale Blockade

Die Menopause ist ein völlig natürlicher Vorgang im Leben einer Frau in den Fünfzigern. Hat sie damit Probleme, so gehen diese darauf zurück, dass sie nicht akzeptiert, älter zu werden. Da ihre Fortpflanzungsfähigkeit in diesem Alter endet, leidet sie darunter, eine wichtige Aufgabe ihrer Weiblichkeit zu verlieren. Dieser Aspekt der Zeugung sollte sich nun in der Kreativität Ausdruck verschaffen. Dieser maskuline Aspekt ihres Wesens wird ihr den Übergang in eine neue Lebensphase leicht und angenehm gestalten. Frauen, denen es schwerfällt, ihre männliche Seite auszuleben, haben größere Schwierigkeiten in den Wechseljahren.

Mentale Blockade

Je schwerer Dir die Menopause fällt, desto deutlicher versucht Dich Dein Körper darauf hinzuweisen, dass Du keine Angst vor dem Altern zu haben brauchst. Dass Dein Körper an Leistungsfähigkeit verliert, heißt ja noch lange nicht, dass Du Dir deshalb nicht trotzdem noch ein schönes Leben schaffen kannst. Überdenke noch einmal Deine Definition des Alters. Altern heißt keineswegs sterben, impotent oder invalide zu werden und nichts Neues mehr unternehmen zu können. Mit zunehmendem Alter nehmen auch unsere Erfahrungen zu. Wir sind auf dem Weg zu einer gewissen Lebensweisheit, die uns erlauben sollte, uns leichter an die verschiedensten Situationen anpassen zu können.

Bereitete es Dir bisher vielleicht Probleme, so darfst Du Dir von heute an zugestehen, Dinge für Dich selbst zu schaffen. Meist zeugen und schaffen Frauen vor den Wechseljahren für die anderen. Jetzt bist Du dran! Dir selbst etwas zu schaffen und dabei Deine maskuline Seite zu benutzen heißt, Dir Zeit zur Überlegung zu nehmen, Deine Entschlüsse in aller Ruhe zu fassen und Dir mehr Zeit zum Alleinsein zu nehmen.

Spirituelle Blockade
Die Fragen am Ende des Buches sollen Dir weitere Aufschlüsse zu Deinem Gesundheitsproblem geben und klären helfen, durch welche spirituelle Blockade Du Dir selbst wichtige Bedürfnisse vorenthältst.

Weißfluss

Physische Blockade
Beim Weißfluss handelt es sich um eine Scheideninfektion, die in der Fachsprache Leukorrhoe oder auch Leukorrhagie genannt wird. Er kann durch Keime, Parasiten oder, wie es meist der Fall ist, von dem Pilz Candida albicans verursacht werden (siehe Pilzerkrankungen). Es kommt zu dickflüssigem, weißem, leicht säuerlich riechendem Ausfluss, der gestockter Milch ähnelt und starkes Brennen im Vaginalbereich verursacht.

Emotionale Blockade
Frauen, die an Weißfluss leiden, sind zornig auf ihr Sexualleben. Sie fühlen sich in diesem Bereich missbraucht. Sie klagen ihren Partner an, zu viel von ihnen zu verlangen oder werfen sich selbst vor, sich zu leicht verführen zu lassen und nicht Nein sagen zu können. Sie wollen alles kontrollieren und sind wütend, keine Kontrolle über diesen Bereich zu haben. Außerdem hegen sie Schuldgefühle, weil sie oft der Ansicht sind, Sexualität sei etwas *Schmutziges*. Am liebsten sähen sie sich in *weißer* Unschuld.

Mentale Blockade
Dieses Problem soll Dir zu verstehen geben, dass es höchste Zeit ist, Deine Ansichten zur Sexualität zu ändern. Du richtest es Dir ein, keinen Sex haben zu können, obwohl Dein Körper sich eigentlich danach sehnt. Allein Deine Denkweise schränkt Deinen Freiraum ein. Es liegt in Deinem eigenen Interesse, von Deinem Sexualleben zu profitieren, um das Loslassen zu lernen, was auch die Beziehung zu Deinem Partner erheblich verbessern wird. Ich will damit nicht sagen, dass Du Deinem Partner jetzt immer »Ja und Amen« sagen sollst. Es geht vielmehr darum, Dir selbst das Recht zur Freude an der Liebe einzugestehen und das auch zuzugeben, ohne Angst davor zu haben, Dein Partner könnte Dich deshalb ausnutzen oder kontrollieren. Akzeptiere, dass es keineswegs *schmutzig* ist, Vergnügen am Sex zu haben. Der Geschlechtsakt ist vielmehr ein Mittel der Kommunikation und der Vereinigung mit dem geliebten Menschen.

Spirituelle Blockade

Die Fragen am Ende des Buches sollen Dir weitere Aufschlüsse zu Deinem Gesundheitsproblem geben und klären helfen, durch welche spirituelle Blockade Du Dir selbst wichtige Bedürfnisse vorenthältst.

(Alters-)Weitsichtigkeit

Physische Blockade

Bei der Weitsichtigkeit handelt es sich um eine Sehstörung, bei der Gegenstände nur aus einer bestimmten Entfernung klar gesehen werden können.

Emotionale Blockade

Die Schulmedizin geht davon aus, dass Menschen ab einem Alter von etwa 45 Jahren weitsichtig werden. Sie basiert hier jedoch auf Statistiken und Hypothesen, die aufzeigen, dass mehr als die Hälfte der Bevölkerung in der zweiten Lebenshälfte weitsichtig ist. Dem Problem liegt eine Anpassungsschwierigkeit des Auges zugrunde.

Metaphysisch gesehen schließen wir, dass weitsichtige Menschen Schwierigkeiten haben, sich an äußere Umstände anzupassen, die ihr unmittelbares Umfeld betreffen. Vielleicht fällt es ihnen schwer, ihren Körper im Spiegel altern zu sehen und sich nicht mehr so attraktiv zu finden. Oder sie leiden an einer Situation in ihrem gegenwärtigen Familien- oder Arbeitsleben.

Mentale Blockade

Der Umstand, Dinge in Deiner Nähe nur mehr verschwommen wahrzunehmen, sollte Dir zu denken geben. Vielleicht lässt Du Dich zu sehr durch Ereignisse aus der Fassung bringen, die in Deinem nächsten Umfeld geschehen. Dein Körper versucht Dir zu sagen, dass Du aufhören sollst zu glauben, Du seist weniger wert, nur weil Du alterst. Vielleicht zeigt Dein Körper bereits die natürlichen Abnützungserscheinungen, doch gewinnen Deine Gefühls- und Geisteswelt mit dem Alter an Kraft, da Du reifer und weiser wirst.

Du bekommst hier die Nachricht, dass Du Dich zu sehr auf Dein Äußeres fixierst. Dadurch wird auch Deine innere Sicht unklar, und Du siehst nicht den Wert, den Du im Lauf der Jahre gewonnen hast. Vergiss nicht, dass Deine heutige Lebenssicht auch Deine Zukunft bestimmen wird. Lernst Du, Dich den Menschen und Umständen anzupassen, die Dein Leben ausmachen, so wird sich nicht nur Deine Sehkraft, sondern auch Deine Lebensqualität drastisch verbessern.

Spirituelle Blockade
Die Fragen am Ende des Buches sollen Dir weitere Aufschlüsse zu Deinem Gesundheitsproblem geben und klären helfen, durch welche spirituelle Blockade Du Dir selbst wichtige Bedürfnisse vorenthältst.

Windpocken

Windpocken sind wohl die häufigste und auch gutartigste Kinderkrankheit. Der Hautausschlag betrifft vor allem den Oberkörper und die Gliedmaßen, manchmal aber auch das Gesicht. Siehe Kinderkrankheiten.

Wintermüdigkeit

Physische Blockade
Dieses Problem kennzeichnet sich sowohl durch Müdigkeit, Schläfrigkeit und Niedergeschlagenheit während der Jahres- oder Tageszeiten schwacher Sonneneinstrahlung.

Emotionale Blockade
Interessanterweise finden Menschen, die an Wintermüdigkeit leiden, nach ein paar Sonnentagen all ihre Vitalität wieder. Alles scheint sich wieder einzurenken – sie fühlen sich wieder topfit. Angesichts der Tatsache, dass die Intensität der Sonneneinstrahlung ihr Innenleben beeinflusst, erhalten diese Menschen die Körperbotschaft, dass sie nicht genug mit ihrem inneren Licht in Verbindung stehen. Sie fühlen sich deprimiert, da sie sich als böse, schlecht oder unanständig fühlen und ihre innere Schönheit missachten.

Mentale Blockade
Die Nachricht, die Du hier erhältst, ist eindeutig. Seit einem Vorfall, der zeitlich vor dem Beginn Deines Problems liegt und bei dem Du Dich schuldig fühltest, bist Du überzeugt davon, ein schlechter Mensch zu sein. Dieses falsche Schuldgefühl löscht Dich völlig aus. Dein Körper versucht Dir mitzuteilen, dass Du Dir das Recht zur Lücke zugestehen solltest, und dass Du Dir darüber bewusst werden solltest, welch schöner und *lichtvoller* Mensch Du bist.

Spirituelle Blockade
Die Fragen am Ende des Buches sollen Dir weitere Aufschlüsse zu Deinem Gesundheitsproblem geben und klären helfen, durch welche spirituelle Blockade Du Dir selbst wichtige Bedürfnisse vorenthältst.

(Verschobener) Wirbel

Physische Blockade

Die Wirbelsäule besteht aus 33 Wirbeln. Ihre Beweglichkeit verdankt sie den Bandscheiben, die wie bikonvexe Linsen zwischen jedem Wirbel liegen. Ein verschobener Wirbel zieht unmittelbar die Beweglichkeit des ganzen Rückgrats in Mitleidenschaft und kann den ganzen Menschen lähmen, was in der Regel mit großen Schmerzen einhergeht.

Emotionale Blockade

Menschen, die an einem verschobenen Wirbel leiden, unterhalten negative Gedanken, die sie daran hindern, in ihren eigenen Plänen vorwärtszukommen. Es fällt ihnen schwer, einen bestimmten Entschluss zu fassen. Sie warten darauf, vom Leben oder von ihren Mitmenschen unterstützt zu werden, um sich zu entscheiden.

Mentale Blockade

Gehörst Du zu dieser Art Menschen, so solltest Du lernen, Deine Entscheidungen schneller zu treffen. Werde Dir selbst zur Stütze, anstatt auf die anderen oder die perfekten Umstände zu warten. Schenke Dir größeres Vertrauen, gehe geradeaus, ohne dabei jedoch Deine Grenzen zu missachten. Gestehe Dir das Recht zu, Erfahrungen zu machen und durch sie zu lernen. Sind die Bandscheiben nicht wie Schallplatten, auf denen wir immer dieselben Lieder hören? Vielleicht solltest Du mal Dein Inventar überholen?

Spirituelle Blockade

Die Fragen am Ende des Buches sollen Dir weitere Aufschlüsse zu Deinem Gesundheitsproblem geben und klären helfen, durch welche spirituelle Blockade Du Dir selbst wichtige Bedürfnisse vorenthältst.

Wirbeltuberkulose

Ist das Rückgrat von Tuberkulose befallen, kommt es zunächst zu Bandscheibenschmerzen. Diese werden in der Folge so stark angegriffen, dass sie teilweise oder gänzlich zerstört werden. In der Folge breitet sich die Erkrankung auf die gesamte Wirbelsäule aus. Siehe Tuberkulose und Rückenschmerzen.

Zahnbelag

Siehe ZAHNPROBLEME. Menschen mit Zahnbelag neigen dazu, sich das Leben schwer zu machen.

Zahnfleischentzündung

Siehe ZAHNFLEISCHSCHMERZEN. Bei jeder Form der Entzündung handelt es sich auch um verdrängten Zorn.

Zahnfleischschmerzen

PHYSISCHE BLOCKADE
Das Zahnfleisch ist der Teil der Mundschleimhaut, der über den Zahnwurzeln liegt. Die folgende Definition bezieht sich ausschließlich auf Schmerzen in diesem Bereich. Kommt es zu Zahnfleischbluten siehe BLUTUNGEN.

EMOTIONALE BLOCKADE
Haben wir Zahnschmerzen, so scheuen wir uns davor, einen bereits gefassten Entschluss in die Tat umzusetzen, da wir uns vor den Folgen fürchten. Dies steht in direktem Zusammenhang mit der Angst, unsere Wünsche offen zu formulieren. Wir fühlen uns niedergeschlagen und machtlos.

MENTALE BLOCKADE
Du solltest unbedingt überprüfen, wie begründet Deine Ängste sind und ob sie tatsächlich der Wirklichkeit entsprechen. Ist Dir früher einmal etwas misslungen, so heißt das noch lange nicht, dass auch ein erneuter Versuch scheitern muss. Außerdem solltest Du nie aus den Augen verlieren, dass es keine Fehler im Leben gibt, sondern nur Erfahrungen, die Dich weiterbringen und Dir eines Tages nutzen werden. Dein Körper sagt Dir, dass Du für Deine Bedürfnisse einstehen, sie in Worte fassen und zugleich einen neuen Schritt in Deinem Leben machen solltest, anstatt sofort am Ziel sein zu wollen. Hab mehr Vertrauen in Deine Fähigkeit und Kraft, Dir Dein eigenes Leben zu schaffen.

SPIRITUELLE BLOCKADE
Die Fragen am Ende des Buches sollen Dir weitere Aufschlüsse zu Deinem Gesundheitsproblem geben und klären helfen, durch welche spirituelle Blockade Du Dir selbst wichtige Bedürfnisse vorenthältst.

Zahnprobleme

PHYSISCHE BLOCKADE

Unter Zahnprobleme fallen KARIES, Zahnverlust und Zahnschaden. Oft erzählen Leute mit unregelmäßigen Zähnen von ihren Zahnproblemen. Ich möchte diesen Punkt hier nicht dazuzählen, da es sich hier um eine rein *ästhetische Frage* handelt. Andererseits jedoch halte ich das Zähneknirschen für ein tatsächliches Zahnproblem.

EMOTIONALE BLOCKADE

Die Zähne zermahlen die Nahrung und stehen somit in Verbindung mit dem Verarbeiten neuer Ideen und Umstände, um sie in der Folge gut »verdauen« zu können. Oft leiden Menschen an Zahnproblemen, die Schwierigkeiten haben, sich zu entscheiden, da sie Situationen nicht richtig analysieren. Außerdem sind Zähne zum Beißen da. So kann ein Zahnproblem darauf hindeuten, dass die betroffene Person sich nicht imstande fühlt, sich in ihrem Leben zu verteidigen.

Zu diesem Thema möchte ich mich auf die Forschungen einer französischen Zahnchirurgin beziehen, die sich jahrelang mit diesem Thema beschäftigt hat:

Die acht Zähne des rechten Oberkiefers beziehen sich auf die Wünsche, die wir für unser äußeres Leben hegen: Ein Problem an einem dieser Zähne deutet darauf hin, dass wir Schwierigkeiten haben, unseren Platz in der Außenwelt zu behaupten. Die acht Zähne des linken Oberkiefers stehen mit dem Bedürfnis in Verbindung, unserer Innenwelt nach außen hin Ausdruck zu verleihen. Ein Problem auf dieser Ebene deutet auf Schwierigkeiten beim Verwirklichen von Existenzwünschen hin. Der rechte Unterkiefer lässt auf Probleme schließen, das Leben von der konkreten Seite anzupacken, während der linke Unterkiefer in Verbindung mit der Veräußerung unserer Sensibilität und intimen Innenwelt steht. Ein Problem mit Zähnen dieses Quadranten lässt auf fehlende Anerkennung und Zuneigung seitens der Familie schließen. Verschobene Zähne in diesen Zonen können durchaus auch mit den hier zitierten Problematiken zu tun haben. (Für weitere Details zu den einzelnen Zähnen verweise ich auf Michèle Caffins: *Was Zähne zeigen*, Aurum, 1997).

MENTALE BLOCKADE

Da unsere rechte Körperhälfte in direkter Verbindung zu unserem Vater steht, zeigen Dir Probleme an den Zähnen der rechten Seite, dass Du noch Konflikte mit ihm zu lösen hast. Du solltest versuchen, ihm gegenüber anders zu reagieren und ihn so zu akzeptieren, wie er ist. Bei den Zähnen der linken Seite gilt dasselbe für Deine Mutter.

Die vier oberen Schneidezähne versinnbildlichen den Platz, den Du Deinen Eltern gegenüber einnehmen willst, während die vier unteren den Stellenwert symbolisieren, den Deine Eltern in Deinem Leben einnehmen. Die Botschaft der Zähne lautet vor allem: Schreite zur Tat, verwirkliche Deine Wünsche. Lerne die Situationen so zu sehen, wie sie sind. Lass Dir helfen, um ein klareres Unterscheidungsvermögen zu gewinnen. Anstatt anderen etwas nachzutragen, solltest Du Dich lieber um Dein ***Ich will*** kümmern.

Zeigen Deine Zähne Abnützungserscheinungen, bei denen der Zahnschmelz zusehends schwindet, dann lässt Du Dich wahrscheinlich von den anderen ausnutzen. Du gehörst zu den Menschen, die innerlich alles und jeden kritisieren, diese Kritik jedoch nicht äußern. »Sollen die anderen sich doch ändern!« Der beste Schutz dagegen, sich von anderen ausnützen zu lassen, ist, ihnen wahre Liebe entgegenzubringen.

Zähneknirschen ist Zeichen für zurückgehaltenen Zorn und Spannungen des Alltags. Der Körper bedient sich geschickterweise der Nacht, um sich während des Schlafs der Spannungen zu entledigen, die er untertags erlebt. Doch ist eine solche Befreiung nur vorübergehend. Du musst Dich selbst um diese verhaltene Wut kümmern, bevor sie Dir schlimmere Probleme als das Zähneknirschen verursacht. Ich schlage Dir daher vor, die Stufen des Verzeihens zu versuchen, die Du am Ende dieses Buches findest.

SPIRITUELLE BLOCKADE

Die Fragen am Ende des Buches sollen Dir weitere Aufschlüsse zu Deinem Gesundheitsproblem geben und klären helfen, durch welche spirituelle Blockade Du Dir selbst wichtige Bedürfnisse vorenthältst.

Zehenprobleme

PHYSISCHE BLOCKADE

Die Zehen sind die Verlängerung der Fußknochen. Hier kann es zu folgenden Problemen kommen: MISSBILDUNGEN, BRÜCHE, KRÄMPFE, HÜHNERAUGEN, VERLETZUNGEN und eingewachsene Nägel (NAGELPROBLEME).

EMOTIONALE BLOCKADE

So wie die Füße die Art und Weise symbolisieren, in der wir in unserem Leben vorwärtskommen, so zeigen die Zehen, wie wir Einzelheiten unseres eigenen Fortschritts wahrnehmen. Die meisten Probleme an den Zehen, die uns das Gehen erschweren, sind ein Zeichen für unnötige Ängste bezüglich unserer Entwicklung oder unserer Zukunft. Wir sorgen uns zu sehr um Details, was uns erschwert, eine Situation als Ganzes zu erfassen. Wir sehen den Wald vor lauter Bäumen nicht, vernachlässigen unsere Wünsche und bremsen unseren Lebenselan.

Die meisten Probleme betreffen den großen Zeh, der den anderen gewissermaßen die Richtung vorgibt. Probleme am großen Zeh deuten auf Bedauern bezüglich der eingeschlagenen Richtung bzw. Schuldgefühle für zukünftige Pläne hin. Solche Selbstvorwürfe haben unmittelbaren Einfluss auf die Zukunft.

Mentale Blockade

Die Probleme, die Dir Deine Zehen bereiten, sollen Dich darauf hinweisen, dass Du Dir darüber klar werden solltest, welche Zukunft Du eigentlich wirklich willst, und aufhören solltest, Dir zu große Sorgen um Details zu machen. Finde Dich damit ab, dass die Angst vor dem Unbekannten normal und menschlich ist und dass Du nur durch Versuche erfahren kannst, was gut für Dich ist und was nicht. Lässt Du Dich von Einzelheiten aufhalten, unterhältst Du nur Deine Ängste und sperrst Dich gegen Deine eigenen Wünsche. Sei Dir dessen bewusst, dass bedauerte Entscheidungen lediglich Dein Unwohlsein und Deine Ängste nähren. *Es gibt keine Fehler, nur Erfahrungen*, die Dir in der Zukunft nützlich sein werden.

Spirituelle Blockade

Die Fragen am Ende des Buches sollen Dir weitere Aufschlüsse zu Deinem Gesundheitsproblem geben und klären helfen, durch welche spirituelle Blockade Du Dir selbst wichtige Bedürfnisse vorenthältst.

Zellulitis

Physische Blockade

An diesem Gesundheitsproblem leiden meist Frauen. Es betrifft hauptsächlich den Nacken, das Becken und die Oberschenkel und ist vor allem ein ästhetisches Problem. Es handelt sich um eine Entzündung des Gewebes, die zu einer schmerzhaften Verhärtung der betroffenen Körperzone führen kann. Zellulitis erkennt man daran, dass die betroffene Stelle einer Orangenschale mit all ihren kleinen Kratern gleicht, wenn man die Haut etwas zusammenschiebt. Beim Betasten kann man körniges Gewebe fühlen, das von harten Stellen durchzogen ist.

Emotionale Blockade

Zellulitis ist meist ein Zeichen dafür, dass die betroffene Person ihre Schaffenskraft blockiert. Ein genauerer Blick auf die Stelle, an der die Hautverdickung auftritt, gibt Aufschlüsse darüber, in welchem Bereich ihre Kreativität sich Ausdruck verschaffen sollte. Diese Person hält sich zu sehr zurück und traut sich nicht genug zu.

Da es sich außerdem um ein ästhetisches Problem handelt, liegt es auf der Hand, dass die fragliche Person sich viel zu sehr Gedanken darüber macht, was ihre Mitmenschen von ihr denken. Sie ist leicht beeinflussbar und lässt sich auch von Außenstehenden davon abhalten, ihrer großen kreativen Begabung freien Lauf zu lassen.

Zellulitis kann auch darauf schließen lassen, dass eine Person viele Emotionen durchlebt, weil sie ihre Mitmenschen kontrollieren möchte, ohne dass diese es bemerken. Sie kann diese Gefühle folglich auch nicht ausleben, schirmt sich durch vorgetäuschte Härte gegen unangenehme Situationen ab und gibt vor, ihr sei all das völlig gleichgültig.

Mentale Blockade

Stell Dir die Fragen: »*Warum habe ich Angst, meine Kreativität auszuleben? Warum will ich die Aufmerksamkeit der anderen nicht durch meine Begabungen auf mich ziehen und zeigen, was ich kann? Habe ich Angst, einer solchen Situation nicht gewachsen zu sein? Halte ich mich für einen Weichling?*« Was Dir schadet, dass Du versuchst, die anderen zurückzuhalten, weil Du Dich selbst zurückhältst. Das geschieht meist völlig unbewusst.

Du solltest unbedingt die Vergangenheit ruhen lassen, da sie Dich daran hindert, Deine Gegenwart völlig auszuleben. Du kannst Dir erlauben, etwas Besonderes zu sein, um Deine Stärken zu zeigen, Komplimente für Dein Talent entgegenzunehmen und Dich für das bewundern zu lassen, was Du bist. Siehe dazu auch S. 28.

Spirituelle Blockade

Die Fragen am Ende des Buches sollen Dir weitere Aufschlüsse zu Deinem Gesundheitsproblem geben und klären helfen, durch welche spirituelle Blockade Du Dir selbst wichtige Bedürfnisse vorenthältst.

Zirbeldrüsenerkrankung

Physische Blockade

Die Zirbeldrüse oder Epiphyse ist eine erbsengroße Drüse im vorderen Teil des Gehirns, die oft auch als »drittes Auge« bezeichnet wird. Die genaue Rolle und Beschaffenheit der Zirbeldrüse ist bis heute noch nicht vollständig geklärt.

EMOTIONALE BLOCKADE

Menschen, die Probleme an der Epiphyse haben, haben oft psychische, ja fast übersinnliche Begabungen, derer sie sich nicht zu bedienen wagen. Vielleicht haben sie in ihrer Kindheit schlechte Erfahrungen damit gemacht. Manchmal geht eine solche schlechte Erfahrung auch auf ein Vorleben zurück. Sie erhalten die Nachricht, sich ihres Talents in Liebe und Respekt zu bedienen, um damit anderen zu helfen. Jede Begabung, ob sie nun körperlich oder geistig ist, sollte dazu benutzt werden, um sich und den anderen zu helfen, und nicht um von den anderen zu profitieren und stolz zu werden. Dieses Problem kann aber auch bei Personen auftreten, die sich zu sehr anstreng(t)en, solche geistigen Begabungen zu entwickeln.

MENTALE BLOCKADE

Durch diese Botschaft versucht Dein Körper Dir zu sagen, dass Du es zulassen solltest, mehr als durchschnittliche Menschen wahrzunehmen. Bist Du jetzt im Besitz solcher Gaben, solltest Du Dich auch jetzt ihrer bedienen, um Glauben und Liebe auf dieser Welt zu verbreiten. Du darfst nicht mehr zulassen, dass Deine Vergangenheit Deine Gegenwart blockiert. Leidest Du jedoch an der Zirbeldrüse, da Du zu sehr versucht hast, übersinnliche Gaben zu erlangen und zu entwickeln, so solltest Du so schnell wie möglich damit aufhören, da das für Menschen, die noch nicht bereit sind, sehr gefährlich sein kann. Lass Dir Zeit, und Du wirst sehen, dass sich diese Gaben mit viel Liebe für Dich und die anderen ganz alleine und auf harmonische Art und Weise entwickeln werden.

SPIRITUELLE BLOCKADE

Die Fragen am Ende des Buches sollen Dir weitere Aufschlüsse zu Deinem Gesundheitsproblem geben und klären helfen, durch welche spirituelle Blockade Du Dir selbst wichtige Bedürfnisse vorenthältst.

Zirrhose

Eine Zirrhose ist eine allgemeine Schwächung der Lebertätigkeit, deren Hauptursache übermäßiger Alkoholgenuss ist (etwa 90 % der erkrankten Männer und 75 % der erkrankten Frauen). Anfangs stellen sich Verdauungsprobleme (Appetitlosigkeit, langsame und schwere Verdauung, Sodbrennen) sowie generelle Beschwerden wie Müdigkeit und Gewichtsverlust ein. In der Folge werden die Probleme ernster, wenn sie die Gefäße in Mitleidenschaft zu ziehen beginnen. Siehe die Beschreibungen unter LEBERERKRANKUNGEN. Da es sich bei der Zirrhose um das ernsteste Leberproblem handelt, ist hier die Botschaft, dass der Kranke sich unbedingt unter Kontrolle bekommen muss, extrem dringlich. Sein Körper schickt ein Warnsignal, dass er seine physischen, emotionalen und mentalen Grenzen erreicht hat und nur der Kranke selbst dem abhelfen kann. Seine Lebensweise ist drauf und dran, ihn zu zerstören. Er muss aufhören, sich aufzulehnen und von der Ungerechtigkeit des Lebens überzeugt zu sein.

Zittern

Zittern ist eine rhythmische Bewegung eines Körperteils oder des gesamten Körpers, die sich unserem Willen entzieht. Siehe PARKINSONSCHE KRANKHEIT, auch wenn die dort dargelegte Problematik bei leichtem Zittern nicht so ernst und tief verwurzelt ist. Zittert nur ein bestimmter Körperteil, so schlage unter dem entsprechenden Stichwort nach, um festzustellen, worauf sich diese Starrheit bezieht.

Zuckerkrankheit

PHYSISCHE BLOCKADE

Diabetes ist eine Erkrankung der Bauchspeicheldrüse, eine wichtige Drüse des menschlichen Körpers, der mehrere Funktionen zukommen. Eine davon ist die Produktion des Insulins, ein Hormon, welches den Blutzuckerspiegel reguliert. Der Diabetes wird durch einen Mangel der endokrinen Funktion der Bauchspeicheldrüse hervorgerufen, welche nicht genügend Insulin produziert. Bestimmte Formen der Zuckerkrankheit, z. B. die Fettleibigkeit, gehen hingegen auf den Widerstand gegen den Insulineinfluss zurück.

EMOTIONALE BLOCKADE

Die Bauchspeicheldrüse steht in Verbindung des Energiezentrums des sogenannten Sonnengeflechts oder Solarplexus. Ein Problem auf dieser Ebene lässt auf emotionale Störungen schließen. Dieses Energiezentrum regelt nämlich nicht nur die Gefühlswelt, sondern zugleich auch die der Wünsche und des menschlichen Geistes (Intellekt). Zuckerkranke sind deshalb oft auch leicht erregbar und voller Sehnsüchte und Wünsche. Sie wünschen sich nicht nur für sich selbst Dinge, sondern ebenso für ihre Nächsten. Sie wollen, dass jedem ein gleiches Stück des großen Kuchens zukommt. So werden sie auch eifersüchtig, wenn ein anderer ein größeres abbekommen hat.

Sie sind meist sehr selbstlos, hegen jedoch viel zu viele Erwartungen. Sie bemuttern alle anderen und sind enttäuscht, wenn ihre Wünsche für die anderen nicht in Erfüllung gehen. Sie sind geistig rege, da sie ständig auf der Suche nach Mitteln sind, ihren Erwartungen zu entsprechen. Die Tatsache, so voll von Sehnsüchten zu sein, verbirgt große, innere Traurigkeit, die eigentlich auf ein unbefriedigtes Bedürfnis nach Zärtlichkeit und Liebe zurückgeht.

So kommt es bei Kindern zur Zuckerkrankheit, wenn diese sich nicht genug anerkannt fühlen. Ihre Traurigkeit erzeugt eine innere Leere, die nach Erfüllung strebt. So suchen sie nach Aufmerksamkeit.

Mentale Blockade

Deine Zuckerkrankheit ist dazu da, Dir zu zeigen, dass Du Dir Zeit nehmen solltest, die Dinge auf Dich zukommen zu lassen, anstatt alles kontrollieren zu wollen. Du brauchst nicht zu glauben, dass es Deine Lebensaufgabe ist, das Glück all Deiner Mitmenschen zu organisieren. Du gehörst zu dem Menschenschlag, dem es gelingt, sich seine Wünsche zu erfüllen, doch hegen die anderen nicht unbedingt dieselben Sehnsüchte wie Du. Nimm Dir Zeit, von der *süßen* Seite des Lebens zu profitieren, anstatt Dich von dem ablenken zu lassen, was Du morgen brauchen könntest. Bis jetzt wolltest Du lieber glauben, dass alles, was Du Dir ersehnst, eigentlich für die anderen ist. Akzeptiere die Vorstellung, dass all diese Wünsche zuerst und vor allem Deine eigenen sind, und überlege Dir dann, was Du so schon alles erreicht hast. Außerdem solltest Du lernen, auch die kleinen Wünsche zu schätzen, die alltäglich fast unbemerkt in Erfüllung gehen, auch wenn ein großes Anliegen schon seit Jahren auf sich warten lässt.

Zuckerkranke Kinder müssen unbedingt verstehen, dass sie keineswegs das verlorene Kind der Familie sind. Sie müssen sich ihren Platz selbst schaffen.

Spirituelle Blockade

Die Fragen am Ende des Buches sollen Dir weitere Aufschlüsse zu Deinem Gesundheitsproblem geben und klären helfen, durch welche spirituelle Blockade Du Dir selbst wichtige Bedürfnisse vorenthältst.

Zungenbeschwerden

PHYSISCHE BLOCKADE

Die Zunge ist ein Muskel der Mund- und Rachenschleimhaut, der eine wichtige Rolle beim Kauen, Sprechen und Schlucken spielt. Außerdem erlauben uns die Geschmackspapillen an ihrer Oberfläche, zwischen süß, salzig, sauer und bitter zu unterscheiden. Folgende Probleme können die Zunge betreffen: GESCHWÜRE, KREBS, VERLETZUNGEN, SCHWELLUNG, Gefühllosigkeit und VERBRENNUNGEN.

EMOTIONALE BLOCKADE

Die meisten Zungenbeschwerden haben mit Schuldgefühlen bezüglich des Essens zu tun. Aber auch Menschen, die *ihren Mund nicht halten,* d. h. indiskret sind, können Probleme an der Zunge haben. Da der Zunge verschiedene Aufgaben zukommen, ist es anzuraten, sich die Zusatzfragen am Ende des Buches zu stellen, um festzustellen, auf welchen Bereich sich diese Schuldgefühle beziehen.

Beißt man sich auf die Zunge, so hat man ein schlechtes Gewissen, weil man gerade etwas Bestimmtes sagte oder sagen wollte.

MENTALE BLOCKADE

Gehörst Du zu den Leuten, die ein schlechtes Gefühl haben, weil sie gerne oder viel essen, so lass Dir folgendes Sprichwort zu Herzen gehen: »*Nicht was der Mund in sich aufnimmt, schadet wirklich, sondern das, was aus ihm herauskommt.*« Egal, welche Vorwürfe Du Dir machst, Deine Schmerzen sollen Dir zu verstehen geben, dass Deine Vorstellungen von Gut und Böse Dir abträglich sind. Du hast sie nicht mehr nötig. Du solltest eher versuchen, Erfahrungen zu machen, die Dich der bedingungslosen Liebe näher bringen. Gestehe Dir das Recht zu, Deine Gefühle auszudrücken, auch wenn es Dir schwerfällt, die richtigen Worte dafür zu finden.

SPIRITUELLE BLOCKADE

Die Fragen am Ende des Buches sollen Dir weitere Aufschlüsse zu Deinem Gesundheitsproblem geben und klären helfen, durch welche spirituelle Blockade Du Dir selbst wichtige Bedürfnisse vorenthältst.

Zwangsvorstellungen

Zwangsvorstellungen sind Gedanken, welche die Geisteswelt eines Menschen so sehr beherrschen, dass er sie nicht mehr aus seinem Bewusstsein zu vertreiben vermag. Besonders religiöse oder moralische

Vorstellungen, zwanghafter Ordnungssinn, übermäßige Genauigkeit oder mehr oder weniger gerechtfertigte Gefahren können diese Form der Besessenheit verursachen. Der Betroffene lebt daher auch ständig in innerer Unruhe oder Angst. Siehe NEUROSEN oder BEKLEMMUNGEN.

Zwölffingerdarmentzündung

Eine Entzündung des Zwölffingerdarms wird oft mit einer Gastritis oder einer Darmentzündung verwechselt. Siehe ZWÖLFFINGERDARMGESCHWÜR.

Zwölffingerdarmgeschwür

Der Zwölffingerdarm ist der erste Teil des Dünndarms. Ein Zwölffingerdarmgeschwür geht auf den Verlust der Schleimhaut im oberen Teil des Zwölffingerdarms zurück, der noch den Magensäften ausgesetzt ist. In seinen Mittelteil münden Kanäle, die zu Leber und Bauchspeicheldrüse führen. Es handelt sich also um einen sehr wichtigen Teil des Verdauungsapparats. Geschwüre an dieser Stelle sind viermal so häufig wie im Magen, wobei der Auslöser meist überflüssige Magensäure ist.

Siehe MAGENPROBLEME. Menschen, die an einem Zwölffingerdarm leiden, neigen zu »geistigem Wiederkäuen« und reiben sich innerlich derart auf, dass es tatsächlich an ihrem Inneren frisst. Ihnen blieb etwas *im Magen liegen* und will nicht wieder fort. Sie sind leicht erregbar und fühlen sich nicht dazu imstande, ihre innere Aufruhr zum Ausdruck zu bringen. Sie müssen lernen, diese Empörung in Worte zu fassen und zuzugeben, dass es ihnen schwerfällt, bestimmte Dinge so zu akzeptieren, wie sie sind.

Zyste

PHYSISCHE BLOCKADE
Eine Zyste ist eine geschlossene, mit Flüssigkeit gefüllte, sackartige Ausstülpung. Ihre Wände verfügen über keine Gefäßverbindung mit dem selten festen Inhalt. Dieses Gebilde ist meist gutartig, kann in seltenen Fällen jedoch auch bösartige Auswirkungen haben.

EMOTIONALE BLOCKADE
Die Blase einer Zyste versinnbildlicht seit Langem aufgestauten Kummer und Schmerz. Solch überflüssiges Gewebe bildet sich gewissermaßen, um die Schläge unseres Ichs zu dämpfen. Hier wird alter, unverdauter Kummer unterhalten. Handelt es sich um eine bösartige Zyste, so lies unter KREBS nach. Untersuche, wozu der betroffene Kör-

perteil dient, und Du wirst verstehen, auf welchen Bereich sich dieses aufgestaute Leid bezieht. So stehen Zysten an der Brust z. B. mit der mütterlichen Seite der betroffenen Person in Zusammenhang.

Mentale Blockade

Die Zyste ist ein Zeichen, dass es höchste Zeit ist, zu verzeihen und aufzuhören, diesen alten Kummer zu unterhalten. Was Du da in Dir aufstaust, schadet Dir. Vielleicht glaubst Du, dass Dir andere diesen Schaden zufügen oder zugefügt haben, doch geht der wirkliche Schmerz auf Deine innere Haltung zu diesem Problem zurück. Diese Fleischblase will Dir zeigen, dass Du es nicht mehr nötig hast, Dir Schutz gegen diverse Schläge zu schaffen und dass Du versuchen solltest, Dir und den anderen zu verzeihen. Siehe dazu die Schritte am Ende dieses Buches.

Spirituelle Blockade

Die Fragen am Ende des Buches sollen Dir weitere Aufschlüsse zu Deinem Gesundheitsproblem geben und klären helfen, durch welche spirituelle Blockade Du Dir selbst wichtige Bedürfnisse vorenthältst.

Zystengeschwulst

Physische Blockade

Ein Zystengeschwulst oder fibroses Kystom ist eine krankhafte Verhärtung von fasrigem Bindehautgewebe. Oft sind Lunge oder Bauchspeicheldrüse von dieser Erkrankung betroffen. Lies in diesem Fall unter den entsprechenden Kapiteln nach.

Emotionale Blockade

Ein an einem Zystengeschwulst erkrankter Mensch ist sich, den anderen und dem Leben gegenüber zu hart und hat kein Vertrauen in das Schicksal mehr. Ein solches Problem betrifft vor allem Menschen, die eine Opferrolle einnehmen und sich der Krankheit bedienen, um die Aufmerksamkeit der anderen zu gewinnen, und sich so erlauben, von den anderen abhängig zu sein.

Mentale Blockade

Du erhältst hier die wichtige Nachricht, dass es Zeit ist, Dein Leben selbst in die Hand zu nehmen und Deine große Schöpferkraft zu erkennen, statt zu glauben, Du könntest es ohne die Hilfe anderer nie schaffen. Eine solche Haltung stellt Deinen gesamten Lebensplan infrage, da sie Dich zum Invaliden machen und Dich so daran hindern kann, tätig in Deinen Lebensweg einzugreifen. Deine Seele schreit: »*Hilfe, ich will leben!*«

SPIRITUELLE BLOCKADE
Die Fragen am Ende des Buches sollen Dir weitere Aufschlüsse zu Deinem Gesundheitsproblem geben und klären helfen, durch welche spirituelle Blockade Du Dir selbst wichtige Bedürfnisse vorenthältst.

Zystitis

PHYSISCHE BLOCKADE
Diese Infektion, bei der es zu Fieber kommen kann, aber nicht muss, zeichnet sich durch ein Brennen beim Wasserlassen aus, zu dem oft ein starkes Bedürfnis besteht, auch wenn bei jedem Mal nur relativ wenig Urin ausgeschieden wird.

EMOTIONALE BLOCKADE
Menschen, die an einer Blasenentzündung leiden, leben viele Frustrationen in ihrem emotionellen Leben. Es verletzt sie, dass die anderen nicht merken, wie sehr sie ihnen wehtun. Sie tun sich schwer, die äußeren Ereignisse zu integrieren und bringen ihren Willen oft auf ziemlich konfuse Weise zum Ausdruck. Sie erwarten zu viel von den anderen. Ihr innerer Zorn reibt sie innerlich auf, brennt sie.

MENTALE BLOCKADE
Diese Infektion sagt Dir, dass es Zeit ist, dass Du die Verantwortung für das übernimmst, was Du lebst. Kein anderer Mensch hat die Lebensaufgabe, Dich glücklich zu machen und sich um Deine Gefühle zu kümmern. Wartest Du auf die anderen, um durch sie glücklich zu werden, kannst Du lange warten. Das kannst nur Du allein bewerkstelligen, indem Du den betreffenden Personen mitteilst, was in Dir vorgeht. Vergiss nicht: Du lebst eine Emotion, wenn Du jemand anderen angeklagt hast. Lernst Du, bedingungslos und ohne Erwartungen zu lieben, wirst Du Dir viele Emotionen sparen können. Siehe auch BLASENLEIDEN und S. 28.

SPIRITUELLE BLOCKADE
Die Fragen am Ende des Buches sollen Dir weitere Aufschlüsse zu Deinem Gesundheitsproblem geben und klären helfen, durch welche spirituelle Blockade Du Dir selbst wichtige Bedürfnisse vorenthältst.

Schlüsselfragen

Stell Dir folgende Fragen, um tieferen Einblick in die Ursachen Deines Problems zu gewinnen

Physische Blockade

»*Welche Worte beschreiben am besten, was ich in meinem Körper erfahre?*« Die Antwort wird Dir Aufschlüsse darüber geben, was Du gegenüber der Person oder in der Situation empfindest, die Dein Problem ausgelöst hat.

Emotionale Blockade

»*Woran hindert mich dieses Problem in meinem Leben?*« Die Antworten auf diese Frage zeigen Dir, welche Wünsche »blockiert« sind.

»*Wozu verpflichtet mich dieses Problem?*« Setze ein »nicht« vor jede Antwort, und Du siehst die Wunschblockaden klar vor Dir.

Spirituelle Blockade

»*Was wäre ich, wenn ich mir diese Wünsche erlauben würde?*« (Es geht hier um die in der vorherigen Stufe ermittelten Wünsche.) Die Antwort auf diese Frage zeigt ein tiefes Bedürfnis an, das durch eine Deiner Überzeugungen verhindert wird.

Mentale Blockade

»*Was würde aus meinem Leben werden, welche unangenehmen oder inakzeptablen Konsequenzen hätte es, wenn ich mir gestatten würde …(Antwort der vorigen Frage einfügen)?*« Die Antwort auf diese Frage entspricht der negativen Anschauung, welche die Erfüllung Deiner Wünsche boykottiert und Dich daran hindert, Dich zu entfalten. So entsteht das Gesundheitsproblem.

Schlussfolgerung

Hast Du einmal die nachteilige Überzeugung oder Denkweise erkannt, die Dich daran hindert, so zu sein wie Du willst, musst Du Dir zunächst einmal zugestehen, dass es eine bestimmte Zeit lang wichtig für Dich war, an sie zu glauben. Versetze Dich dazu in das Kind zurück, das durch eine leidvolle Erfahrung zu dieser Ansicht kam. Stelle Dir dann die Frage, ob Dir diese Überzeugung heute noch dienlich ist, um glücklich zu sein.

Wenn ja, so ist das ein Zeichen dafür, dass sie Dir auch jetzt noch nützlich ist. Da Du Meister/in Deines Lebens bist, steht es Dir frei, sie beizubehalten, doch solltest Du Dir dessen bewusst sein, dass Du mit bekannten Ergebnissen zu rechnen haben musst. Erwarte keine Veränderungen.

Bist Du davon überzeugt, dass diese Anschauung auch heute noch wahr ist, sie Dich aber nicht glücklich macht, so frage Dich, ob sie Dir heute noch immer so wahr vorkommt wie vor einigen Jahren. Wahrscheinlich ist das jedoch nicht der Fall. Du bist auf dem Weg der Heilung.

Bist Du in Deinem tiefsten Inneren überzeugt davon, dass Du eine bestimmte Ansicht fallen lassen kannst, brauchst Du nur noch die notwendigen Handlungen zu unternehmen, um Deine Wünsche zu äußern und Dir zu erlauben *zu sein, wie Du sein willst.*

Die sieben Schritte zur wahren Vergebung

Es liegt mir am Herzen, zum Ende dieses Buches noch einmal darauf hinzuweisen, dass die Heilung erst dann einsetzen kann, wenn Du Dir selbst verzeihst. Erst dieser Schritt hat die Kraft der Wandlung nicht nur was unsere Eigenliebe, sondern zugleich auch was das Herz und Blut unseres leiblichen Körpers betrifft.

Das neue Blut, das durch den Einfluss dieser wiederentdeckten Liebe reenergetisiert wurde, ist wie ein Balsam, der durch unseren ganzen Körper läuft. Es vermag die Körperzellen in seinem Lauf umzuwandeln und zu reharmonisieren. Vielleicht fällt es Dir schwer, das intellektuell nachzuvollziehen, doch was hast Du dabei schon zu verlieren?

Hier also die Schritte zur wahren Vergebung, die bereits von Tausenden Menschen mit erstaunlichem Erfolg erprobt wurden und auf die ich bereits in meinem Buch *Höre auf Deinen besten Freund, auf Deinen Körper* detaillierter einging:

1) Deine Emotionen erkennen (oft mehrere zugleich)

Werde Dir bewusst, was Du empfindest, wenn Du Dich oder andere anklagst.

2) Deine Verantwortung übernehmen

Verantwortlich sein heißt erkennen, dass Dir immer die Wahl offensteht, in Liebe oder aber aus Angst zu reagieren. Wovor hast Du Angst? Sei

Dir überdies bewusst, dass Du Angst hast, gerade Deine Vorwürfe aus dem Munde anderer zu hören.

3) Andere akzeptieren und loslassen
Um loszulassen und einen Mitmenschen zu akzeptieren, versetze Dich in seine Position und versuche, seine Absichten nachzuempfinden. Mache Dich mit dem Gedanken vertraut, dass der andere sich und Dir wahrscheinlich dasselbe vorwirft wie Du und dass er unter denselben Ängsten leidet.

4) Dir selbst verzeihen
Dies ist sicher der wichtigste Schritt. Gestehe Dir das Recht zu, Ängste, Überzeugungen, Schwächen und Grenzen (gehabt) zu haben, die Schmerz und Reaktion in Dir hervorrufen. Akzeptiere Dich so, wie Du gerade bist, weil Du weißt, dass auch das nur vorübergehend ist.

5) Das Verzeihen zum Ausdruck bringen wollen
Als Vorbereitung zum sechsten Schritt sollst Du Dir vorstellen, wie Du jemanden um Verzeihung bittest, ihn verurteilt und kritisiert zu haben. Wirklich bereit dazu bist Du, wenn der Gedanke daran, Deine Erfahrung mit dem anderen zu teilen, ein Gefühl der Freude und Befreiung in Dir hervorruft.

6) Mit der betroffenen Person reden
Erzähle ihr, was Du erlebt hast, und bitte Sie um Verzeihung, sie angeklagt, verurteilt und ihr etwas nachgetragen zu haben. Nur wenn Du danach gefragt wirst, erzählst Du ihr auch, dass Du ihr vergeben hast.

7) Die Beziehung zu einer Elternbindung oder eine Deine Eltern betreffende Entscheidung herstellen
Versuche, in Deiner Vergangenheit ein ähnliches Ereignis zu finden, das sich mit einer Autoritätsperson, Vater, Mutter, Großeltern, Lehrern u. Ä. abspielte. Meistens ist diese vom selben Geschlecht wie die Person, der Du gerade verziehen hast. Gehe mit dieser Autoritätsperson durch alle obigen Schritte.

Richtet sich die erlebte Emotion gegen Dich selbst, so mache die Schritte 1, 2, 4 und 7.

Einige Hinweise aus meinen anderen Büchern, die mir auch für dieses Werk wichtig erscheinen

- Nimm Dir genügend Zeit für diesen Verzeihensprozess. Zwischen jeder Etappe können Tage, ja Jahre vergehen. Wichtig ist vor allem Dein Wunsch, es zu schaffen. Je tiefer die Wunde und je mehr Widerstand von Deinem Ich kommt, desto länger wird dieser Prozess dauern.
- Hast Du besonders beim sechsten Schritt Schwierigkeiten, so sei Dir bewusst, dass Dir hier Dein Ich Widerstand leistet. Denkst Du: »*Warum sollte ich mich bei ihm entschuldigen, ihm etwas nachgetragen zu haben, dass er mich beleidigt hat? Dazu hatte ich ja nun wirklich allen Grund!*«, dann spricht Dein Ich und nicht Dein Herz. Der größte Wunsch Deines Herzens ist, Frieden zu schließen und Mitleid für Deine Nächsten zu empfinden.
- Kümmere Dich nicht um die Reaktion des anderen, wenn Du ihn um Verzeihung bittest. Er kann auf die verschiedensten Weisen reagieren: Er kann sich einfach in Schweigen hüllen, das Thema wechseln, sich überrascht zeigen, nicht darüber sprechen wollen, weinen, sich seinerseits entschuldigen, Dir in die Arme fallen usw. Respektiere die Reaktion des anderen ebenso wie Deine eigene. Niemand kann vorhersehen, was geschehen wird.
- Der Rat des sechsten Schritts, dem anderen nicht zu sagen, dass Du ihm verziehen hast, ist wichtig. Ja, es stehen sogar drei Gründe dafür:
  1) Oft glauben wir, von jemand anderem beleidigt worden zu sein, obwohl das gar nicht in seiner Absicht stand. Häufig deckt sich die Wirklichkeit nicht mit unserer Wahrnehmung. Vielleicht hat er gar nie bemerkt, Dich verletzt zu haben.
  2) Du musst Dir darüber im Klaren sein, dass der Prozess des Verzeihens allein Deiner eigenen Befreiung dient. Dem anderen zu verzeihen stellt insofern nur einen Schritt auf dem Weg dar, Dir selbst zu verzeihen.
  3) Sei Dir überdies bewusst, dass es eigentlich gar nicht in Deiner Macht steht, jemandem zu verzeihen, da er nur sich selbst verzeihen kann.
- Fällt es dem anderen schwer, Deine Entschuldigung anzunehmen, so hat er Schwierigkeiten, sich selbst zu verzeihen. Auch wenn Du ihm vergeben hast, so kannst Du es dennoch nicht für ihn selbst tun. Das muss er selbst bewerkstelligen. Du bist nicht für die Reaktion des anderen, sondern nur für Deine eigene verantwortlich.

Du kannst dem anderen jedoch helfen, indem Du vorlebst, wie Du Dir selbst verzeihst.

- Teilst Du einer anderen Person mit, was Du gerade durchmachst, und sie fühlt sich vor den Kopf gestoßen oder beginnt sich zu rechtfertigen, so versichere Dich sofort, ob sie sich nicht durch Deine Worte angegriffen fühlte. Wenn ja, so höre in Dein Inneres, ob Du ihr nicht doch noch etwas zur Last legst und die stille Hoffnung hegst, dass sie sich noch ändern wird.
- Redest Du mit jemandem in der Hoffnung, dass er versteht, wie sehr er Dich leiden hat lassen und dass er sich dafür bei Dir entschuldigt, so klagst Du ihn in Wirklichkeit an. Wirf Dir das jedoch nicht zur Last, sondern finde Dich damit ab, dass Du noch etwas Zeit benötigst, bevor Du die zweite und dritte Etappe bewältigen kannst. Wahrscheinlich ist es Dir gelungen, mit Deinem Kopf, nicht jedoch mit Deinem Herzen, zu verzeihen. »Mit dem Kopf verzeihen« bedeutet, den anderen zu verstehen, ohne jedoch dabei dieses Gefühl der inneren Befreiung und Erleichterung zu erfahren. Das passiert sehr oft. Mit dem Kopf zu verzeihen ist jedoch ein ebenso guter Vorsatz wie Anfang.
- Vergiss nicht, dass es keineswegs heißt, mit dem anderen einverstanden zu sein, wenn Du ihm verzeihst. Du sagst vielmehr, dass es Dir mit den Augen des Herzens gelang, über den Dir zugefügten Schmerz hinweg in sein Inneres zu sehen.
- Dank dieses Verzeihens wird es Dir viel leichter fallen, Du selbst mit all Deinen menschlichen Gefühlen zu sein.

Nehmen wir nun die drei Emotionen unter die Lupe, die uns die größten Probleme bereiten: Angst, Zorn und Traurigkeit. Meist werden diese Gefühle geschluckt, kontrolliert oder versteckt. Kurz, wir setzen alles daran, sie nicht zu spüren, da sie uns an alte Kindheitswunden erinnern. Unter diesen sind die wichtigsten wohl *Zurückweisung, Vernachlässigung, Erniedrigung, Ungerechtigkeit und Verrat.*

Die meisten schieben die Schuld an ihren Ängsten, ihrer Wut oder ihrer Traurigkeit lieber weiterhin ihren Mitmenschen in die Schuhe, als sich selbst das Recht zu Wunden zuzugestehen, die noch nicht verheilt sind, da sie sich selbst und den anderen noch nicht verzeihen konnten. Das ist also der Grund, weshalb die Menschen so viele Emotionen durchzustehen haben, die sie krank machen.

Doch können diese Gefühle auch nützlich sein:

- Angst zeigt Dir, dass Du Dich zu schützen suchst. Sie ist dazu da, Dir bewusst zu machen, dass der wahre Schutz in Dir selbst liegt.

- Zorn dient dazu, Dir klarzumachen, dass Du Dich selbst behaupten, Deine Bedürfnisse klar formulieren und besser auf Deine Bedürfnisse achten solltest.
- Die Traurigkeit ist dazu da, Dir zu zeigen, dass Du glaubst, etwas verloren zu haben oder Angst hast, jemanden oder etwas zu verlieren. Sie sollte Dich das Loslassen lehren.

Nun weißt Du also, was es heißt, *Dich zu lieben*. Es heißt, Dein Leben selbst in die Hand zu nehmen, indem Du Dir das Recht zugestehst, die verschiedensten Erfahrungen zu machen, um das zu bewerkstelligen. So wird es Dir auch gelingen, gesund und voller Energie zu sein, um Dir ein Leben nach Deinen Wünschen zu gestalten.

Ich hoffe, dass Dir dieses Buch oft dabei hilft, bewusster zu leben, und dass es dazu beiträgt, Dein Leben zu verbessern und Dir zu zeigen, wie Du wahre Liebe leben kannst. Und vergiss nicht, dass Dein innerer GOTT sich (durch die Vermittlung Deines Körpers) aller möglichen Mittel bedient, um Dich daran zu erinnern:

»LIEBE DICH!«

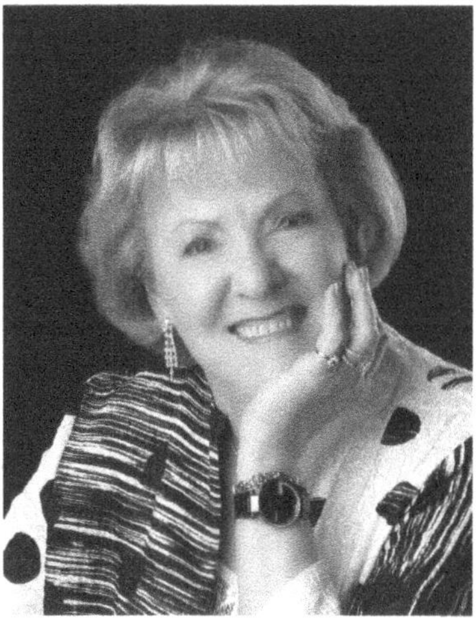

© Les Editions E.T.C

LISE BOURBEAU

Lise Bourbeau zählt zu den bedeutendsten spirituellen Lehrerinnen unserer Zeit. Die Kanadierin hat bisher 26 Bücher geschrieben – darunter zahlreiche ins Deutsche übersetzte Bestseller – die weltweit über 7,2 Millionen Mal verkauft wurden. Bereits 1982 gründete sie das heute größte Seminarzentrum Québecs: »Écoute Ton Corps« (Höre auf deinen Körper), das von Menschen rund um den Erdball besucht wird. Ihre Botschaft hat mehr als einer Million Besuchern geholfen, konkrete Veränderungen in ihrem Leben zu bewirken. Ebenso zupackend wie einfühlsam versteht es Lise Bourbeau, ihren Lesern zu zeigen, wie sie Grenzen, die das Leben zu setzen scheint, überschreiten können, um Lebensziele wie Glück, Frieden, Gelassenheit und Selbstverwirklichung zu erreichen.

Seminarhinweise und Termine finden Sie unter der angegebenen Internetadresse www.ecoutetoncorps.com.

Les Éditions ETC
1102 Boulevard La Salette
St-Jérôme (Québec)
J5L 2J7 CANADA